Anti-Aging Medical Treatment:
A New Frontier for Clinical Practice

Editor

Yoshikazu Yonei

Professor
Anti-Aging Medical Research Center
Graduate School of Life and Medical Science
Doshisha University

© First edition, 2010 published by
SHINKOH IGAKU SHUPPAN CO., LTD, TOKYO
Print & bound in Japan

Anti-Aging Medical Treatment

抗加齢医療
その最前線の実際

編集

同志社大学大学院 生命医科学研究科
アンチエイジングリサーチセンター 教授

米井嘉一

株式会社 新興医学出版社

執筆者一覧

□編集

米井　嘉一　　同志社大学大学院生命医科学研究科
　　　　　　　アンチエイジングリサーチセンター　教授

□分担執筆者（執筆順）

蒲原　聖可	健康科学大学　教授	
折茂　　肇	健康科学大学　学長	
渡邊　　昌	社団法人生命科学振興会　理事長	
中村　智子	NPO法人日本抗加齢協会　事務長	
古倉　　聡	京都府立医科大学消化器内科　准教授	
吉川　敏一	京都府立医科大学消化器内科　教授	
齋藤　英胤	慶應義塾大学医学部消化器内科 抗加齢消化器学　准教授	
三谷　和男	京都府立医科大学東洋医学講座　准教授	
森田　祐二	湘南健康管理センター　理事長	
石神　徳郎	防衛医科大学校内科1	
楠原　正俊	静岡がんセンター研究所地域資源研究部　研究部長	
板東　　浩	徳島大学／きたじま田岡病院	
谷川　　徹	三幸会北山病院	
永井　竜児	日本女子大学家政学部食物学科　講師	
島崎　智子	日本女子大学家政学部食物学科	
堀越　綾子	日本女子大学家政学部食物学科	
佐藤　香苗	天使大学看護栄養学部栄養学科　准教授	
知地　英征	藤女子大学人間生活学部食物栄養学科　教授	
戸苅　晴彦	東京大学名誉教授	
古賀　良彦	杏林大学医学部精神神経科　教授	
久保　　明	東海大学医学部抗加齢ドック　教授／ 高輪メディカルクリニック　院長	
内藤　裕二	京都府立医科大学消化器内科　准教授	
田中　　孝	田中消化器科クリニック　院長	
永田　善子	田中消化器科クリニック	
佐藤　敏彦	北里大学医学部附属臨床研究センター 副センター長／教授	
岡田　泰昌	慶應義塾大学月が瀬リハビリテーションセンター 内科部長	
光岡　知足	東京大学名誉教授	
杉本　利嗣	島根大学医学部内科学講座内科学第一　教授	
石谷　　健	東京女子医科大学産婦人科学教室　准講師	
岡野　浩哉	東京女子医科大学産婦人科学教室　非常勤講師	
太田　博明	東京女子医科大学産婦人科学教室　主任教授	
塚本　泰司	札幌医科大学医学部泌尿器科　教授	
舛森　直哉	札幌医科大学医学部泌尿器科　准教授	
石川　　治	群馬大学大学院医学系研究科皮膚科学　教授	
相馬　啓子	日本鋼管病院　耳鼻咽喉科部長	
中村　　巧	中村整形外科リハビリクリニック　理事長	
片桐　衣理	衣理クリニック表参道　院長	
西﨑　泰弘	東海大学医学部付属東京病院　副院長	
高橋　洋子	同志社大学大学院生命医科学研究科 アンチエイジングリサーチセンター　准教授	
梁　　洪淵	鶴見大学歯学部口腔病理学講座　助教	
斎藤　一郎	鶴見大学歯学部口腔病理学講座　教授	
池端　幸彦	社団法人福井県医師会　理事／池端病院　理事長	
川村　英伸	盛岡赤十字病院外科　第二外科部長	
若林　　剛	岩手医科大学外科学講座　教授	
城戸　牧子	我孫子ガーデンクリニック　院長	
大久保　毅	埼玉医科大学神経内科　准教授	
荒木　信夫	埼玉医科大学神経内科　教授	
堀江　重郎	帝京大学医学部泌尿器科学　教授	
新垣　　実	新垣形成外科　理事長	
青木　　晃	順天堂大学大学院加齢制御医学講座　准教授	
満尾　　正	満尾クリニック　院長	
山本　順寛	東京工科大学応用生物学部　学部長／教授	
伊藤　　光	ひまわりクリニック　院長	
蛯沢　克己	名古屋大学大学院医学系研究科細胞情報医学専攻 顎顔面外科学講座　助教	
加藤　竜司	名古屋大学大学院工学研究科化学・生物工学専攻 バイオテクノロジー講座　助教	
岡田　真衣	名古屋大学大学院工学研究科化学・生物工学専攻 バイオテクノロジー講座	
上田　　実	名古屋大学大学院医学系研究科細胞情報医学専攻 顎顔面外科学講座　教授	
大西俊一郎	千葉大学大学院医学研究院細胞治療学	
藤本　昌紀	千葉大学大学院医学研究院細胞治療学　助教	
横手幸太郎	千葉大学大学院医学研究院細胞治療学　教授	
服部　淳彦	東京医科歯科大学教養部生物学教室　教授	
本田　　宏	埼玉県済生会栗橋病院　副院長	
重久　　剛	元東京家政学院大学　教授	
山口　太一	酪農学園大学酪農学部食品流通学科 食・健康スポーツ科学研究室　講師	
石井好二郎	同志社大学スポーツ健康科学部　教授	

序　文

　抗加齢医学（アンチエイジング医学）がめざしているのは生活の質（Quality of Life：QOL）の向上と健康長寿です．あらゆる科学を結集して加齢や老化のメカニズムを究明し，老化の程度と危険因子を診断し，どうすれば健康長寿を達成できるかを考え，抗加齢医療を実践します．平均寿命をみると日本は世界に誇る長寿国ですが，健康寿命との差が7から8歳ほどあります．この健康寿命と平均寿命の差をなくすことが重要です．具体的目標を提示すれば，介護のいらない高齢者をつくる，寝たきりをつくらない，認知症を予防する，癌を予防することが目的となります．

　雑誌『Modern Physician』に「抗加齢医療～診断と治療の最前線」の特集が組まれたのは2006年のことです．"最前線"とタイトルにあるようにまだまだ医学的証拠（Evidence Based Medicine）が十分でない分野でありました．執筆者たちは，これまでのデータをもとにして将来の医療の方向性を提示するという使命を背負い，かなり苦労して原稿を書かれたことと思います．その勇気と開拓者精神に感謝しております．お蔭様をもちまして，抗加齢医療の特集号が大変好評だったということで，この度，単行本として再編集する運びとなりました．そして新分野を追加して良いとのこと．内容がさらにパワーアップされたと確信しております．

　日進月歩が早い医学領域で3年前の情報（予想？）が現在でも通用し，しかも進化し続けることは決して容易なことではありません．偶然とか，単に運が良いだけは決してないのです．日本抗加齢医学会に関わる多くの研究者，臨床家の皆様が，それぞれの領域のエキスパートであり，既存の医学データをもとに新たな領域を切り開くパイオニアであるからです．

　限られた紙面ですべての情報を提供するわけにはいきませんが，抗加齢医療の現場の息吹を感じていただけたらと願っております．

平成21年12月

同志社大学大学院 生命医科学研究科
アンチエイジングリサーチセンター 教授
米井　嘉一

目 次

第Ⅰ章 序 論
1. 健康食品・サプリメントの機能評価システム ……………………………… 3
2. NPO法人 日本抗加齢協会の倫理委員会の理念 …………………………… 10
3. アンチエイジング医療を実践する医療機関への支援システム …………… 15
4. アンチエイジングドックについて …………………………………………… 19
5. アンチエイジングにおける肝臓の役割 ……………………………………… 22
6. 東洋医学からみたアンチエイジング ………………………………………… 27

第Ⅱ章 診断法 — 総論
1. アンチエイジングドックの検査項目 ………………………………………… 33
2. 血管年齢の評価方法 …………………………………………………………… 37
3. ホルモン年齢の概念と評価方法 ……………………………………………… 39
4. 酸化ストレスマーカーの検査方法 …………………………………………… 46
5. 糖化と抗糖化 …………………………………………………………………… 51

第Ⅲ章 治療法 — 総論
1. 食生活のポイント ……………………………………………………………… 57
2. 抗加齢を考えた運動処方のポイント —— 基本運動のモデル ……………… 64
3. 精神療法のポイント …………………………………………………………… 70
4. サプリメントの選び方 ………………………………………………………… 73
5. 抗酸化サプリメントの選び方 ………………………………………………… 78
6. メラトニン，DHEAの処方 …………………………………………………… 82

第Ⅳ章 治療法 — 各論
1. 産業医からみたアンチエイジングのメリット ……………………………… 91
2. アンチエイジングとリハビリテーション …………………………………… 94
3. 肺年齢と呼吸器のアンチエイジング ………………………………………… 98
4. 腸年齢とアンチエイジング …………………………………………………… 103
5. 骨代謝とアンチエイジング …………………………………………………… 106
6. 婦人科医からのアンチエイジング・アドバイス …………………………… 110
7. 泌尿器科医からのアンチエイジング・アドバイス ………………………… 113
8. 皮膚科医からのアンチエイジング・アドバイス …………………………… 116

9. 耳鼻咽喉科医からのアンチエイジング・アドバイス ……………………………… 120
10. 整形外科医からのアンチエイジング・アドバイス ……………………………… 125
11. 内科医の実践する美容皮膚科療法 ………………………………………………… 132
12. 消化器内科医からのアンチエイジング・アドバイス …………………………… 134
13. 眼科医からのアンチエイジング・アドバイス …………………………………… 139
14. 歯科医からのアンチエイジング・アドバイス …………………………………… 143

第V章　トピックス

1. 地域医療としてのアンチエイジング —— 福井県の取り組み ………………… 149
2. QOL改善のための外科手術
　　—— からだにやさしい腹腔鏡下胆嚢摘出術とヘルニア修復術 ……………… 153
3. 動脈硬化の危険因子とその対策 …………………………………………………… 157
4. 脳の老化予防 ………………………………………………………………………… 160
5. EDからアンチエイジングを考える ……………………………………………… 164
6. 頭髪のためのアンチエイジング …………………………………………………… 169
7. アンチエイジングとダイエット …………………………………………………… 175
8. キレーション療法 …………………………………………………………………… 179
9. 内科医のためのコエンザイムQ10基礎知識 …………………………………… 182
10. アンチエイジングドック支援システム Age Management Check®の使用経験 …… 184
11. 再生医療とアンチエイジング ……………………………………………………… 188
12. 喫煙・タバコ ………………………………………………………………………… 192
13. 睡　眠 ………………………………………………………………………………… 197
14. 臨床現場のストレス ………………………………………………………………… 202
15. 筋におけるアンチエイジング ……………………………………………………… 206

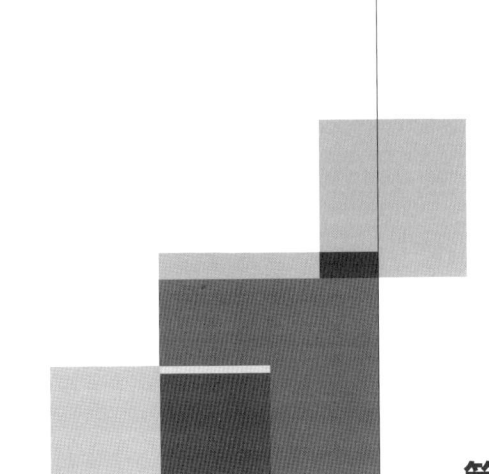

第Ⅰ章 序 論

1. 健康食品・サプリメントの機能評価システム
2. NPO法人 日本抗加齢協会の倫理委員会の理念
3. アンチエイジング医療を実践する医療機関への支援システム
4. アンチエイジングドックについて
5. アンチエイジングにおける肝臓の役割
6. 東洋医学からみたアンチエイジング

1. 健康食品・サプリメントの機能評価システム

健康科学大学 蒲原 聖可
同 折茂 肇

Key words	サプリメント，栄養補助食品，健康食品，個別化医療，米国国立補完代替医療センター，日本抗加齢協会
要 点	1．サプリメント（栄養補助食品，いわゆる健康食品）利用者が増加． 2．医療従事者を対象にした学術的な情報提供が十分とはいえない． 3．科学的根拠に基づくサプリメントの評価および安全性の担保が必須． 4．トランスレーショナル研究による科学的根拠の構築． 5．個別化医療としての抗加齢医学の臨床ではサプリメントの適正使用が必要．

現在，サプリメント（栄養補助食品，「いわゆる健康食品」）を利用する消費者が増加し，医療従事者の間でも，サプリメントの適正使用への関心が高まりつつある．一方，サプリメントに関して，医療従事者を対象にした学術的な情報提供が，質および量ともに十分ではないため，日常診療での的確な判断が容易ではないと推察される．そこで，サプリメントの現状と問題点を明らかにし，臨床的意義を検討する必要がある．一般に，有効性を示すための科学的根拠に関して，サプリメントは，医療用医薬品よりも十分ではないことが問題とされる．ただし，医薬品評価と同じ指標を用いてサプリメントの効能・効果を検証することは，必ずしも適切ではない．サプリメントの効能・効果を検証するための介入試験では，アウトカムについて適切な指標の設定が求められる．本稿では，サプリメントを臨床に応用するうえで必要となる，有効性の評価および安全性の担保について考察する．

A サプリメントの利用状況

近年，サプリメント利用者の増加が報告されてきた．例えば筆者らは，2002年に東京医科大学病院の健康診断受診者を対象にして，代替医療（CAM：complementary and alternative medicine；補完代替医療，相補代替医療）の利用状況を調査した．1530名の有効回答を解析した結果，42.7％がサプリメントを利用し，12.7％はハーブ（薬用植物）類を用いていることが明らかとなった．この調査では，病院を受診した際，利用しているサプリメントについて，医師に自己申告した人の割合は，ビタミン・ミネラルでは14.3％，それ以外では4.5％にしか過ぎないという結果が得られた．

また，山下らにより2002年に報告された全国調査でも，43.1％がサプリメントを利用していることが示された．

その後も各種の調査によって，一般消費者の間でサプリメント・健康食品が広く利用されていることが報告されている．例えば「平成15年国民健康・栄養調査」では，食生活や栄養素摂取の多様化に対応するためとして，「補助食品（顆粒，錠剤，カプセル，ドリンク状の製品からの摂取）」などからのビタミン・ミネラル（ビタミンB_1，ビタミンB_2，ビタミンB_6，ビタミンC，ビタミンE，カルシウムおよび鉄）の摂取状況が調べられた．その結果，20歳以上で，「補助食品」などからビタミン・ミネラルを摂取している人の割合を栄養素別にみると，最も多いビタミンB_1で

5.3％，ビタミン B_2 およびビタミン B_6 で5.2％，ビタミンCで4.1％，カルシウムで2.9％，ビタミンEで2.8％，鉄で1.3％であったという．

そのほか，三菱総合研究所によるインターネットアンケート調査（「健康食品」の利用に関する調査）では，2005年8月に東京都在住者530名からの有効回答を得た結果，約8割以上が「健康食品」の利用経験があり，33.0％が「ほとんど毎日利用している」というデータであった．

米国における最新の全国調査では，62％の人が過去1年間に何らかのCAMを利用していたという．これは，2002年にCDC (Center for Disease Control) と NCHS (National Center for Health Statistics) が，18歳以上の31044人を対象に行った研究である．この調査では，利用者の多い順に1位と2位が「祈り」であり，3位が「natural products」(18.9％) であった．別の調査によると，成人の48％がビタミンやミネラルといったサプリメントを利用しており，16〜18％はハーブサプリメントを用いている．また，親世代の18％が子供にサプリメントを与えているという．

B 「サプリメント」などの名称と定義

「サプリメント」という名称は，英語の「ダイエタリー・サプリメント (dietary supplements)」に由来し，「栄養補助食品」と訳されることが多い．また，「健康補助食品」という言葉も使われる．これらの「サプリメント」は，行政用語では「いわゆる健康食品」と総称される．「"いわゆる"健康食品」と呼ばれる理由は，「健康食品」という制度上の位置づけや定義が明確でないためである．

一般に，「健康食品」や「サプリメント（栄養補助食品）」は，「健康の維持増進を目的として利用される食品」をさす．つまり，これらは，制度上は「医薬品」ではなく「食品」に分類される．

「健康食品」という名称については，摂取すれば健康になるという安易な印象を消費者に与えるために問題であるという意見と，すでに広く浸透している名称を変えると混乱するという意見とがある．

サプリメントや健康食品など食品に関わる規制として，「食品衛生法」「健康増進法」「薬事法」「JAS法（農林物資の規格化および品質表示の適正化に関する法律）」などの法律がある．

C 医療関係者の「健康食品」への対応に関する調査

東京都福祉保健局は『医療関係者の「健康食品」への対応等に係る調査』を実施した．このアンケート調査は，2005年に医師および薬剤師を中心とした医療関係者を対象に行われ，健康食品に対する関心や制度の把握状況，健康被害症例の経験といった事柄が調査された．結果の概要は，以下の通りである．

・薬剤師は約9割，医師は約6割が「健康食品」への関心を持っている．
・「健康食品」に関する患者からの相談頻度に関して，開業医師，開業薬剤師から得た結果によると，「ほぼ毎日相談を受けている」と「週に1回相談を受けている」が開業医師は約3割，開業薬剤師が約4割であった．
・医師は約8割，薬剤師は約6割が，健康食品に関する制度について，「よく知らない」「名前は知っているが，内容については自信がない」という結果が示された．
・調査対象とした医療関係者の7割以上が，患者の「健康食品」の使用について，「場合によっては中止してもらう」ことを基本的な考え方としていた．

D 情報提供の問題点

現在，サプリメントに関して，医療従事者を対象にした学術的な情報提供が，質および量ともに十分ではないため，日常診療での的確な判断が容易ではないと推察される．そこで，サプリメントの現状と問題点を明らかにし，臨床的意義を検討する必要がある．具体的には，サプリメントの有効性および安全性に関する科学的根拠，用法・用量，有害事象といった情報を含むモノグラフの提

示が必要である．さらに，個別のサプリメント製品に関して，機能評価システムの確立も望まれる．

最近では医師や薬剤師向けの医学専門誌が，サプリメントや健康食品についての特集を掲載することも多くなった．しかし，それらの記事の中には，1次資料である原著論文の質（実験手法や評価法など）を十分に考慮せずに結果のみ紹介したり，出版バイアスを検討せずに論文を引用したりというケースが頻繁にみられる．また，メタ分析や総説を無批判に受け入れ，転載しただけの解説記事やコメントも散見される．我が国におけるサプリメントの情報には，知識不足や誤解に基づく記述が少なくない．

E 科学的根拠

サプリメントあるいは健康食品は，我が国の法制度では一般食品として扱われる．その範囲には，通常の食品・食材に由来する機能性成分から，ハーブ・薬草にいたるまで，さまざまな成分が含まれる．

一般に，有効性を示すための科学的根拠に関して，サプリメントは医療用医薬品よりも十分ではないことが問題となる．ただし，欧米では，多くのサプリメントが利用されており，一定の効能・効果が明らかになったサプリメントも存在する．これらのサプリメントの一部は，我が国では，「一般食品」である「いわゆる健康食品」に分類される．

現在，米国ではNIH（National Institutes of Health：国立衛生研究所）に設置されたNCCAM（National Center for Complementary and Alternative Medicine：国立補完代替医療センター）が中心となり，サプリメントの検証を目的とした大規模な臨床試験が進行中である．また，NCI（National Cancer Institute：国立癌研究所）では，OCCAM（Office of Cancer Complementary and Alternative Medicine）が設置され，NCCAMを上回る研究費が癌に関連する代替医療に利用されている．

今後，薬用植物の効能・効果や品質管理に関しては，新たなバイオマーカーの確立といった評価手法の検討が重要と考えられる．

F サプリメントの用法・用量と安全性

伝統医療で用いられてきたハーブや薬用植物に由来するサプリメントの場合，用法・用量は，伝統的な投与方法および臨床試験のデータから目安が決められている．しかし，天然成分に由来するサプリメントでは，効能・効果と安全性を均衡させたうえで，各個人の状態に最適な用法・用量を導き出すのは容易ではない．個別の製品の品質や用量が製造者によって異なることも少なくなく，天然物では製造ロットによるばらつきの可能性も考慮する必要がある．また，ハーブ・薬用植物では，有効成分の同定や作用機序の解明が十分ではない場合もある．したがって，有効成分の含有量や活性などに基づく製品の標準化規格も一部にしか適応できない．そのため，摂取目安量にしたがってサプリメントを利用しても，必ずしも期待される効能・効果が得られるとは限らない．

なお，安全性に関して，米国では「GRAS（generally recognized as safe）」とした食品成分やハーブが公開されている（http://www.cfsan.fda.gov/~dms/eafus.html）．

G サプリメントと有害事象報告

近年，サプリメント摂取に伴う有害事象が報告されるようになった．多くは，因果関係を問わないという報告であり，今後，実際の因果関係の有無，その作用機序などの解明が必要となる．

前述の東京都による『医療関係者の「健康食品」への対応等に係る調査』では，「健康食品」に起因する可能性があると推察される健康被害症例の経験についての回答がある．それによると，調査対象とした医療関係者の約2割が，これまでに「健康食品」に起因する被害症例の経験があるとした．しかし，調査対象区分によっては，経験がまったくないケースもあった．また，この調査での経験例とは，必ずしも因果関係を確認したものばかりではなく，疑いをもったり気になったりした事例も含まれている．具体的な被害の内容と

しては,「健康食品」そのものの有害性が疑われるもの,また相互作用や治療の中断による病気の悪化などが挙げられた.

H 有害事象の分類

一般に,サプリメントによる有害事象は,(1)製品の品質管理に問題がある場合,(2)宿主側・ホスト側に原因のある場合に大別できる.

現状では,サプリメントに関連して生じたとされる健康被害・有害事象の報告は,原因別に次のように分類できる.

① 因果関係がないケース(例えば臨床試験における副作用発生率に関して,偽薬群と有意差がない場合がある).
② 個別の製品の品質管理が不適切であるために(重金属や農薬の汚染などによって)生じた健康被害・有害事象.
③ 品質管理が不十分であるため,本来のハーブとは異なる種類の成分が製品化されている場合(外見上は区別のつきにくいハーブ類も少なくないため,実際に生じている問題である).
④ 個別の製品において表示ラベルよりも多い有効成分が入っているケース(米国などで回収例あり).
⑤ 個別の製品に対してラベルには記載されていない成分(未承認の医薬品など)が意図的に混入されていたケース(中国製の「いわゆる健康食品」に頻発している問題である).
⑥ 伝統医療や代替医療で用いられてきたハーブを,本来あるべき方法以外の処方(製法・用量)で製品化し健康被害を生じたケース(汚染や混入はない).我が国では,アマメシバ(学名:*Sauropus androgynus*, 別名:天芽芝,あまめ,てんめ)の例がある.
⑦ 医薬品や食品との相互作用によって生じた有害事象(つまり個別製品の品質管理の問題ではない).例えばセントジョーンズワート(St. John's wort, 学名:*Hypericum perforatum*, 和名:セイヨウオトギリソウ)と医薬品の相互作用による事例が知られている.
⑧ 個人の体質によるアレルギー反応の一つとして生じた症状(つまり個別製品の品質管理の問題ではない).例えば,発疹などの皮膚障害,悪心・嘔吐などの消化器障害がある.
⑨ サプリメントと医薬品の相互作用では,薬剤代謝酵素活性の個人差によるものもあると推察される.

サプリメント・健康食品に関連して報告される有害事象は,原因別に以上のように分類される.これらは,原因がまったく異なるため,医学的には明確に区別されるケースである.しかし,現時点での関係省庁の発表や我が国のマスコミではすべて同様に扱われ報道されている.消費者保護の視点からの情報提供が優先されるのはいうまでもないが,一方で,現状では情報がよく整理されず,専門家による十分な検討を経ずに公開されるために,臨床現場に混乱が生じている.

近年,サプリメントの普及に伴い,利用者が急増する一方,法的には食品扱いであるため,品質管理が十分になされていない製品が一部に流通し,健康被害を生じていると推定される.

一般に,ハーブサプリメントによる副作用報告では,重篤なケースは稀である.したがって,医師あるいは消費者が,厳密な品質管理のもとに調整・製品化されたハーブを利用する際,対象疾患や用法・用量を誤らない限り,問題は生じにくいであろう.一方,医薬品の場合は対象となる疾患が異なることもあり,死亡例を含む有害事象が多数報告されているのは周知の事実である.例えば,米国の報告によると,94年,処方箋約30億枚に対して,約200万人が副作用で入院,約10万人が死亡し,これは全米の死因の第4位に相当,副作用により派生した医療費は約8.4兆円に達するという.

I サプリメントと医薬品の相互作用

近年,医薬品・食品・(ハーブ)サプリメントの組み合わせによる相互作用に関して,理論上の可能性から実際の症例報告まで知られてきた.特に2000年頃から,欧米ではハーブサプリメントと医薬品との併用による相互作用が注目されるようになった.

相互作用に関して問題になるのは,サプリメント摂取の自己申告率の低さである.東京医科大学において著者らが行った研究では,何らかの代替

医療を利用していると答えた人が病院を受診した際，その代替医療について担当医に自己申告したかどうかを調査した．その結果，医師に申告した人の割合は，ビタミン・ミネラル類では14.3%，それ以外のサプリメントでは4.5%にしか過ぎなかった．また，病院を受診した理由として，35.5%の人は代替医療を利用しているのと同じ病気や症状を挙げた．

サプリメントと医薬品の相互作用メカニズムには，薬動態学的機序と薬力学的機序の二つが存在する．これらのうち，薬動態学的メカニズムにおける代謝への影響として，肝薬剤代謝酵素である肝チトクローム P450 酵素の阻害および誘導による相互作用が報告されてきた．チトクローム P450 を介して医薬品との相互作用を持つハーブとして，前でふれたセントジョーンズワートがよく知られている．セントジョーンズワートは，CYP450 のうち，いくつかの分子種の酵素を誘導し，併用薬の血中濃度を低下させる．

薬力学的機序による相互作用は，医薬品の血中濃度変化を伴わない作用である．例えば，受容体への結合阻害などが知られている．

J 機能評価システム

サプリメントでは，個別の製品の品質や用量が製造者によって異なる．天然物に由来する製品では，適正な品質管理も考慮する必要がある．薬用植物では，有効成分の同定や作用機序の解明が十分ではない場合もある．したがって，有効成分の含有量や活性などに基づく製品の標準化規格も一部にしか適応できない．そのため，臨床試験の結果から適正と考えられる用法・用量を守ってサプリメントを利用しても，必ずしも期待される効能・効果が得られるとは限らない．また，サプリメント利用に伴う有害事象や健康被害も数多く報告されてきた．さらに，未承認の医薬品成分を含む健康食品や，虚偽の製品表示を行う製品も知られている．

そこで，NPO法人日本抗加齢協会では，有効性と安全性に関する基準を設定し，一定の科学的根拠に基づく機能評価および安全性の担保を目的とするシステムを構築している．具体的には，GMP（good manufacturing product）認定や ISO 取得といった品質管理の目安，査読のある医学専門誌における報告といった基準を設け，それらを満たした個別の製品について，日本抗加齢協会として認定・認証を行うことを計画している．

K サプリメントの検証と Omics 研究

「Omics（オミックス）」とは，ゲノミクスやプロテオミクス，メタボロミクスなど「〜omics」を語尾に持つ医学・生物学研究を指す造語である．従来，遺伝情報の総体であるゲノム（genome）を対象とする研究はゲノミクス（genomics），蛋白質情報の総体であるプロテオーム（proteome）の研究はプロテオミクス（proteomics）と呼ばれてきた．近年，研究対象となる網羅的な生命分子が，メタボローム（metabolome）やトランスクリプトーム（transcriptome）などに広がるにつれて，それらを総称して Omics と呼ぶようになった．

近代西洋医学では，トランスレーショナルリサーチの一環として，ゲノム解析やプロテオーム解析で得られた研究成果が，個別化医療に応用される方向にある．

抗加齢医療における Omics 研究の例として，生薬を投与した臨床研究を紹介する．筆者らは，肥満・メタボリック症候群（内臓脂肪症候群）に対する統合医療的アプローチを検証する目的で，ヒト臨床研究として生薬投与群を用いたプロテオミクス解析を行った．

メタボリック症候群の病態解明においては，分子生物学の知見による寄与が大きい．特に，近年では体脂肪量調節に関与する分子の同定を介して，脂質・糖代謝における分子メカニズムの解明が進展してきた．また，肥満に関連する疾患感受性遺伝子変異の同定を目指した研究や，肥満関連遺伝子にコードされる蛋白質の機能解析および細胞内情報伝達機構の解析が進みつつある．これらの研究の進展に伴い，近代西洋医学では，ヒトの個体差に注目した個別化医療の重要性が認識されるようになった．

一方，伝統医療・代替医療では，「個体差」「健康—未病—疾病の連続性」「心身相関」といった点に注目し，独自の診断・予防・治療の体系を構築してきた．伝統医学における個人差の特徴分類では，メタボリック症候群の特徴に関して，①病因による分類（内因性・外因性・不内外因性，気・血・水の疾病），②病気による分類（太陽病，小陽病，陽明病，太陰病，小陰病，蕨陰病期）があり，③個体差を考慮した分類として，五感を使った方法（四診）を中心として，体質や証の分類（証：虚証・実証・寒証・熱証・温証など，体質：ヴァータ・ピッタ・カーパ）がある．ただし，これらの伝統医学は，経験的実証的に行われており，近代西洋医学とは別の医療体系として存在してきた．

　そこで筆者らは，トランスレーショナルリサーチの一環として，肥満に用いられる生薬の作用発現に関与する特異的なバイオマーカーを同定する目的で，血漿蛋白質を対象にした，網羅的プロテオーム解析を行った．

　一般に，プロテオミクス研究は，発現プロテオミクス（expression proteomics）と細胞マップ・プロテオミクス（cell map proteomics）に分けられる．前者は，異なった状態にある組織や細胞，血漿などにおいて発現している蛋白質群の量および種類を定量・比較する．これに対し，後者は，蛋白質相互作用の場所や時間変化に関する情報を得ることを目的とし，蛋白質複合体を系統的に研究する．

　臨床医学への応用のためのトランスレーショナルリサーチとしての臨床プロテオミクス研究は，発現プロテオミクスから開始される．つまり，さまざまな疾患・病態に由来する臨床試料において，発現量の異なる蛋白質の検出・同定のための群間比較が行われる．

　レスポンダーとノンレスポンダー間における血漿蛋白質の種類や発現量の差異を検証することで，生薬に対する感受性に関連するバイオマーカーを同定できるだけでなく，肥満およびメタボリック・シンドロームに関連するバイオマーカーの候補も検出できると推定される．筆者らは，ランダム化偽薬対照試験における生薬投与群より，レスポンダー（R）とノンレスポンダー（N）を選び，血漿蛋白質の網羅的解析を行った．その結果，R群とN群との間には血漿蛋白質における顕著な差異の存在が認められた．プロテオーム解析により，R群とN群の差異に関連したペプチド由来シグナルを同定した．このように，代替医療の検証や抗加齢医療における医学的根拠（evidence based medicine：EBM）の構築に際して，Omics研究の応用が可能である．

L サプリメントの適正使用への展望

　現在，サプリメントに関して，次のような問題が生じている．これらは，我が国だけの問題ではなく，欧米諸国でも議論されている事柄である．

1．製品の品質管理に対する規制について

　サプリメントについての規制は各国で統一されておらず，厳しい規制をもつ国もあれば，我が国や米国のように，不適切な品質の製品が市場に出回っている国もある（なお，日米ともに適切な品質管理のもとに製造された，優れたサプリメント製品も存在する）．

2．有害事象報告のシステムについて

　近年，サプリメント摂取に伴う健康被害・有害事象が報告されるようになった．サプリメントと有害事象との因果関係を問わない情報収集も重要であるが，因果関係を明らかにするための研究も必要である．また，有害事象を認めた症例について，因果関係を明確にするための医療情報の収集と分析がさらに求められている．

3．EBMの構築

　サプリメントの中には，たとえば *Ginkgo biloba*（イチョウ葉）や *Hypericum perforatum*（セントジョーンズワート St. John's wort），*E. purpurea / E. angustifolia / E. pallida*（エキナセア Echinacea），*Serenoa repens*（ノコギリヤシ）などのように多くのRCT（randomized controlled trial）によって有効性と安全性が示されている成分もある．しかし，一般に，医療用医薬品と比較すると，エビデンスが十分とはいえない．一方，各国の伝統医療の中で長期間にわたって利用されてきたハーブに関しては，RCTによ

るデータが十分ではなくても，一定の評価をすべきであるという意見もある．前述のように，プロテオミクスなどの先進技術を用い，新たなバイオマーカーの同定を介した評価手法の確立も重要である．

4．消費者に対する適切な情報伝達の不足

我が国では公的な研究機関が，消費者に対して，サプリメントについての信頼のできる適切な情報を伝達できていないという問題点がある．また，消費者向けの情報源として，複数のモノグラフが存在する欧米の場合も，モノグラフ・データベースの内容が玉石混淆であるという指摘がある．

5．医師・医療関係者にとって信頼のできる情報の不足

欧米では，医師・医療関係者を対象にしたサプリメントのモノグラフが複数存在し，EBMに関する最新情報にアクセスできる．一方，我が国では，まだ十分とはいえない．

まとめ

サプリメントの適正使用に向けて，有効性および安全性の検証には，従来からの指標に加えて，新たなバイオマーカーの確立や評価手法の検討が必要と考えられる．今後，ゲノムやプロテオームの研究といった"Omics"研究の成果を，サプリメントのEBMに応用することは必須である．これらの知見から，効能・効果および副作用・相互作用の予測を行い，適切なサプリメントを処方できることが期待される．

適切な製品を選択し，至適な用法・用量にて利用する場合，サプリメントは，抗加齢医学分野における健康増進や疾病予防に応用できる．サプリメントの第三者認証として，日本抗加齢協会による機能評価システムが，個別化医療としての抗加齢医療推進に利用されることを望む次第である．

文　献

1) 蒲原聖可：代替医療．中央公論新社，東京，2002
2) 蒲原聖可，渥美和彦：米国における補完・代替医療の現状．日本医師会雑誌 **132**：1095-1099，2004
3) Atsumi K & Kamohara S：Bridging Conventional Medicine and Complementary and Alternative Medicine. IEEE Eng Med Biol Mag **24**：30-34, 2005
4) Yamashita H, et al：Popularity of complementary and alternative medicine in Japan：a telephone survey. Complement Ther Med **10**：84-93, 2002
5) 蒲原聖可：EBMサプリメント事典―科学的根拠に基づく適正使用指針．医学出版社，東京，2008
6) 蒲原聖可：サプリメントと医薬品の相互作用診療マニュアル．医学出版社，東京，2006
7) 蒲原聖可：医療従事者のためのEBMサプリメント事典．医学出版社，東京，2006
8) 厚生労働省医薬局食品保健部：保健機能食品等に係るアドバイザリースタッフの養成に関する基本的考え方について．食発第0221002号　平成14年2月21日
9) 蒲原聖可：「統合医療」の現状と課題．日本医事新報 **4278**：80-83, 2006

2. NPO法人 日本抗加齢協会の倫理委員会の理念

社団法人 生命科学振興会　渡邊　昌
NPO法人 日本抗加齢協会　中村 智子
健康科学大学　折茂　肇

Key words ■ 臨床介入試験，倫理委員会，日本抗加齢協会，臨床試験ガイドライン

要　点
1. 日本抗加齢協会ではサプリメントなどの臨床介入研究の倫理審査をサポートしている．
2. 臨床試験では個人の尊厳と人権を守るために世界医師会によりヘルシンキ宣言の検討が重ねられ，最近は2008年のソウル総会でも修正された．
3. サプリメントの効能を証明するためにヒト臨床介入試験は欠かすことができず，今後の充実が望まれる．

　アンチエイジング医学では栄養学が非常に重要視されている．食と栄養は20年，30年という蓄積が長寿に影響してくるからである．近年は糖尿病，メタボリックシンドローム，肥満の増加が将来の破滅的医療費増加を招くとして予防医学の重要性が説かれている．また2005年，議員立法で食育基本法が成立した．日本の食文化を継承するとともに地産地消による自給率向上，栄養教諭による「食育」による教育によって，生活習慣病を予防できる習慣を早くから身に付けさせようというものである．これら対策はいままで薬に頼りがちな医療を，食生活をはじめとした生活習慣の変化にシフトさせようというものである．日本抗加齢協会の理念は自然の加齢を不自然に止めようというものではない．死の瞬間までできるだけ活動能力を保てるようにお手伝いしようというものである．例として老化現象を引き起こす原因にフリーラジカルによる生体分子の酸化があり，酸化防止作用をもつフィトケミカルは老化予防効果をもつ．このような背景から食品会社や最近では薬品会社も参入してサプリメントの開発が熱心に行われている．また，特定機能性食品の申請により疾病リスク低減効果をうたおうというサプリメントの開発も盛んである．

　問題は多くのサプリメントが試験管内や動物実験の結果をヒトに演繹解釈していることで，ヒトでの効果が確認されていない段階で過剰な広告宣伝を行い，フードフェティズムを起こしているという非難すらされている．

A 臨床試験・介入試験の意義と必要性

　薬剤で薬理効果をみる場合はヒトでの臨床試験が必須となった．効果や毒性をみる第1相試験，量効能関係をみる第2相試験，プラセボを対照として薬理効果をみる第3相試験が段階を踏んで実施される．疫学的研究の過程でリスク要因を修飾することによって疾病を予防できるかどうか，という疫学的実験を介入試験と呼ぶ．タバコを止めることによって肺癌予防ができたこと，米にビタミンB_1を添加して脚気が予防できたことなどは顕著な例といえよう．運動や栄養教育も介入の手段とできる．非観血的な方法の介入試験に加えて，臨床試験に近いデザインで血液生化学値の変化など生体指標を取り入れて行う試験を臨床介入試験と呼ぶ場合がある．

　いずれも実験デザインが疫学的観点からしっかり組まれている必要がある．よく不十分な対象者数で実験を行い，有意差がないから効果がない，といったり，多数の比較をして有意になった，と

2．NPO法人 日本抗加齢協会の倫理委員会の理念

表1　世界医師会の臨床試験ガイドライン（ヘルシンキ宣言2008年版）

WORLD MEDICAL ASSOCIATION
ヘルシンキ宣言
人間を対象とする医学研究の倫理的原則

A．序文

1. 世界医師会（WMA）は，個人を特定できるヒト由来の試料およびデータの研究を含む，人間を対象とする医学研究の倫理的原則として，ヘルシンキ宣言を発展させてきた．
本宣言は，総合的に解釈されることを意図したものであり，各項目は他のすべての関連項目を考慮に入れず適応されるべきではない．
2. 本宣言は，主として医師に対して表明されたものであるが，WMAは人間を対象とする医学研究に関与する医師以外の人々に対しても，これらの原則の採用を推奨する．
3. 医学研究の対象となる人々を含め，患者の健康を向上させ，守ることは，医師の責務である．医師の知識と良心は，この責務達成のために捧げられる．
4. WMAジュネーブ宣言は，「私の患者の健康を私の第一の関心事とする」ことを医師に義務づけ，また医の国際倫理綱領は，「医師は医療の提供に際して，患者の最善の利益のために行動すべきである」と宣言している．
5. 医学の進歩は，最終的に人間を対象とする研究を要するものである．医学研究に十分参加できていない人々には，研究参加への適切なアクセスの機会が提供されるべきである．
6. 人間を対象とする医学研究においては，個々の研究被験者の福祉が他のすべての利益よりも優先されなければならない．
7. 人間を対象とする医学研究の第一の目的は，疾病の原因，発症，および影響を理解し，予防，診断ならびに治療行為（手法，手順，処置）を改善することである．現在最善の治療行為であっても，安全性，有効性，効率，利用しやすさ，および質に関する研究を通じて，継続的に評価されなければならない．
8. 医学の実践および医学研究においては，ほとんどの治療行為にリスクと負担が伴う．
9. 医学研究は，すべての人間に対する尊敬を深め，その健康と権利を擁護するための倫理基準に従わなければならない．研究対象の中には，特に脆弱で特別な保護を必要とする集団もある．これには，同意の諾否を自ら行うことができない人々や強制や不適切な影響にさらされやすい人々が含まれる．
10. 医師は，適用される国際的規範および基準はもとより，人間を対象とする研究に関する自国の倫理，法律および規制上の規範ならびに基準を考慮するべきである．いかなる自国あるいは国際的な倫理，法律，または規制上の要請も，この宣言が示す研究被験者に対する保護を弱めたり，撤廃するべきではない．

B．すべての医学研究のための諸原則

11. 研究被験者の生命，健康，尊厳，完全無欠性，自己決定権，プライバシーおよび個人情報の秘密を守ることは，医学研究に参加する医師の責務である．
12. 人間を対象とする医学研究は，科学的文献の十分な知識，関連性のある他の情報源および十分な実験，ならびに適切な場合には動物実験に基づき，一般的に受け入れられた科学的原則に従わなければならない．研究に使用される動物の福祉は尊重されなければならない．
13. 環境に悪影響を及ぼすおそれのある医学研究を実施する際には，適切な注意が必要である．
14. 人間を対象とする各研究の計画と作業内容は，研究計画書の中に明示されていなければならない．研究計画書は，関連する倫理的配慮に関する言明を含み，また本宣言の原則にどのように対応しているかを示すべきである．計画書は，資金提供，スポンサー，研究組織との関わり，その他起こり得る利益相反，被験者に対する報奨ならびに研究に参加した結果として損害を受けた被験者の治療および/または補償の条項に関する情報を含むべきである．この計画書には，その研究の中で有益であると同定された治療行為に対する研究被験者の研究後のアクセス，または他の適切な治療あるいは利益に対するアクセスに関する取り決めが記載されるべきである．
15. 研究計画書は，検討，意見，指導および承認を得るため，研究開始前に研究倫理委員会に提出されなければならない．この委員会は，研究者，スポンサーおよびその他のあらゆる不適切な影響から独立したものでなければならない．当該委員会は，適用される国際的規範および基準はもとより，研究が実施される国々の法律と規制を考慮しなければならないが，それらによってこの宣言が示す研究被験者に対する保護を弱めたり，撤廃することは許されない．この委員会は，進行中の研究を監視する権利を有するべきである．研究者は委員会に対して，監視情報，とくに重篤な有害事象に関する情報を提供しなければならない．委員会の審議と承認を得ずに計画書を変更することはできない．
16. 人間を対象とする医学研究を行うのは，適正な科学的訓練と資格を有する個人でなければならない．患者あるいは健康なボランティアに関する研究は，能力があり適切な資格を有する医師もしくは他の医療専門職による監督を要する．被験者の保護責任は常に医師あるいは他の医療専門職にあり，被験者が同意を与えた場合でも，決してその被験者にはない．
17. 不利な立場または脆弱な人々あるいは地域社会を対象とする医学研究は，研究がその集団または地域の健康上の必要性と優先事項に応えるものであり，かつその集団または地域が研究結果から利益を得る可能性がある場合に限り正当

化される.

18. 人間を対象とするすべての医学研究では，研究に関わる個人と地域に対する予想しうるリスクと負担を，彼らおよびその調査条件によって影響を受ける他の人々または地域に対する予見可能な利益と比較する慎重な評価が，事前に行われなければならない．
19. すべての臨床試験は，最初の被験者を募集する前に，一般的にアクセス可能なデータベースに登録されなければならない．
20. 医師は，内在するリスクが十分に評価され，かつそのリスクを適切に管理できることを確信できない限り，人間を対象とする研究に関与することはできない．医師は潜在的な利益よりもリスクが高いと判断される場合，または有効かつ利益のある結果の決定的証拠が得られた場合は，直ちに研究を中止しなければならない．
21. 人間を対象とする医学研究は，その目的の重要性が研究に内在する被験者のリスクと負担に勝る場合にのみ行うことができる．
22. 判断能力のある個人による，医学研究への被験者としての参加は，自発的なものでなければならない．家族または地域社会のリーダーに打診することが適切な場合もあるが，判断能力のある個人を，本人の自由な承諾なしに，研究へ登録してはならない．
23. 研究被験者のプライバシーおよび個人情報の秘密を守るため，ならびに被験者の肉体的，精神的および社会的完全無欠性に対する研究の影響を最小限にとどめるために，あらゆる予防策を講じなければならない．
24. 判断能力のある人間を対象とする医学研究において，それぞれの被験者候補は，目的，方法，資金源，起こりうる利益相反，研究者の関連組織との関わり，研究によって期待される利益と起こりうるリスク，ならびに研究に伴いうる不快な状態，その他研究に関するすべての側面について，十分に説明されなければならない．被験者候補は，いつでも不利益を受けることなしに，研究参加を拒否するか，または参加の同意を撤回する権利のあることを知らされなければならない．被験者候補ごとにどのような情報を必要としているかとその情報の伝達方法についても特別な配慮が必要である．被験者候補がその情報を理解したことを確認したうえで，医師または他の適切な有資格者は，被験者候補の自由意思によるインフォームド・コンセントを，望ましくは文書で求めなければならない．同意が書面で表明されない場合，その文書によらない同意は，正式な文書に記録され，証人によって証明されるべきである．
25. 個人を特定しうるヒト由来の試料またはデータを使用する医学研究に関しては，医師は収集，分析，保存および/または再利用に対する同意を通常求めなければならない．このような研究には，同意を得ることが不可能であるか非現実的である場合，または研究の有効性に脅威を与える場合があり得る．このような状況下の研究は，研究倫理委員会の審議と承認を得た後にのみ行うことができる．
26. 研究参加へのインフォームド・コンセントを求める場合，医師は，被験者候補が医師に依存した関係にあるか否か，または強制の下に同意するおそれがあるか否かについて，特別に注意すべきである．このような状況下では，インフォームド・コンセントは，そのような関係とは完全に独立した，適切な有資格者によって求められるべきである．
27. 制限能力者が被験者候補となる場合，医師は，法律上の権限を有する代理人からのインフォームド・コンセントを求めなければならない．これらの人々が研究に含まれるのは，その研究が被験者候補に代表される集団の健康増進を試みるためのものであり，判断能力のある人々では代替して行うことができず，かつ最小限のリスクと最小限の負担しか伴わない場合に限られ，被験者候補の利益になる可能性のない研究対象に含まれてはならない．
28. 制限能力者とみなされる被験者候補が，研究参加についての決定に賛意を表することができる場合には，医師は，法律上の権限を有する代理人からの同意のほか，さらに本人の賛意を求めなければならない．被験者候補の不同意は尊重されるべきである．
29. 例えば，意識不明の患者のように，肉体的，精神的に同意を与えることができない被験者を対象とした研究は，インフォームド・コンセントを与えることを妨げる肉体的・精神的状態が，その対象集団の必要な特徴である場合に限って行うことができる．このような状況では，医師は法律上の権限を有する代理人からのインフォームド・コンセントを求めるべきである．そのような代理人が存在せず，かつ研究を延期することができない場合には，インフォームド・コンセントを与えることができない状態にある被験者を対象とする特別な理由を研究計画書の中で述べ，かつ研究倫理委員会で承認されることを条件として，この研究はインフォームド・コンセントなしに開始することができる．研究に引き続き参加することに対する同意を，できるだけ早く被験者または法律上の代理人から取得するべきである．
30. 著者，編集者および発行者はすべて，研究結果の公刊に倫理的責務を負っている．著者は人間を対象とする研究の結果を一般的に公表する義務を有し，報告書の完全性と正確性に説明責任を負う．彼らは，倫理的報告に関する容認されたガイドラインを遵守すべきである．消極的結果および結論に達しない結果も積極的結果と同様に，公刊または他の方法で一般に公表されるべきである．刊行物の中には，資金源，組織との関わりおよび利益相反が明示される必要がある．この宣言の原則に反する研究報告は，公刊のために受理されるべきではない．

C. 治療と結びついた医学研究のための追加原則

31. 医師が医学研究を治療と結びつけることができるのは，その研究が予防，診断または治療上の価値があり得るとして正当化できる範囲内にあり，かつ被験者となる患者の健康に有害な影響が及ばないことを確信する十分な理由を医師がもつ場合に限られる．
32. 新しい治療行為の利益，リスク，負担および有効性は，現在最善と証明されている治療行為と比較考慮されなければならない．ただし，以下の場合にはプラセボの使用または無治療が認められる．

- ・現在証明された治療行為が存在しない研究の場合，または，
- ・やむを得ない，科学的に健全な方法論的理由により，プラセボ使用が，その治療行為の有効性あるいは安全性を決定するために必要であり，かつプラセボ治療または無治療となる患者に重篤または回復できない損害のリスクが生じないと考えられる場合．この手法の乱用を避けるために十分な配慮が必要である．
33. 研究終了後，その研究に参加した患者は，研究結果を知る権利と，例えば，研究の中で有益であると同定された治療行為へのアクセス，または他の適切な治療あるいは利益へのアクセスなどの，研究結果から得られる利益を共有する権利を有する．
34. 医師は，治療のどの部分が研究に関連しているかを患者に十分に説明しなければならない．患者の研究参加に対する拒否または研究からの撤退の決定は，決して患者・医師関係の妨げとなってはならない．
35. ある患者の治療において，証明された治療行為が存在しないか，またはそれらが有効でなかった場合，患者または法律上の資格を有する代理人からのインフォームド・コンセントがあり，専門家の助言を求めた後であれば，医師は，まだ証明されていない治療行為を実施することができる．ただし，それは医師がその治療行為で生命を救う，健康を回復する，または苦痛を緩和する望みがあると判断した場合に限られる．可能であれば，その治療行為は，安全性と有効性を評価するために計画された研究の対象とされるべきである．すべての例において，新しい情報は記録され，適切な場合には，一般に公開されるべきである．

(日本医師会訳[3])

したりすることがある．有意差がなくても検出力がないために実際には差があっても有意にならない場合もある．また意味がなくても多数の比較をすると偶然に100回に5回ほどは有意にでる場合もあるので，有意差にだまされることがあるかもしれない．統計処理はあくまで数値のばらつきを扱っているのみなので，その意味付けには慎重にならざるを得ない．解釈に洞察力や経験がいる理由である．特定保健用食品の申請でもプロトコールに問題のみられる例があり，専門家によるプロトコールのチェックが行われていればこのような無駄はしなくても良かったのに，と思うことがしばしばある．

Ⓑ 対象者の人権

最近は臨床試験を専門とする会社に臨床介入試験を委託する例が増えているようである．対象者の一般集団からのずれにより代表性が問題となる場合もある．対象者がフリーターや主婦のバイトとして選ばれるのは人権の面から疑問な場合もある．

臨床試験では，研究対象者の個人の尊厳と人権を守るとともに，研究者などがより円滑に研究を行うことができるよう，倫理指針が定められている．この指針は，世界医師会（World Medical Association：WMA）によるヘルシンキ宣言とそれ以後数回の修正により多くの国で受け入れられる形になった．我が国の個人情報保護に係る論議などを踏まえ，研究対象者に対して説明し，同意を得ることを原則とする．ヒトを対象とする医学研究の倫理的原則は1964年6月，フィンランド，ヘルシンキの第18回WMA総会で採択され，1975年10月，東京の第29回WMA総会で修正，1983年10月，イタリア，ベニスの第35回WMA総会で修正，1989年9月，香港，九龍の第41回WMA総会で修正，1996年10月，南アフリカ共和国，サマーセットウエストの第48回WMA総会で修正，2000年10月，英国，エジンバラの第52回WMA総会で修正，2002年10月，WMAワシントン総会で第29項目明確化のための注釈が追加され，2004年10月，WMA東京総会で第30項目を明確化のための注釈が追加，そして2008年10月，WMAソウル総会で修正されてきたものである（**表1**）．

厚生労働省は平成16年12月28日の官報で臨床研究に関する倫理指針を改定し告示した．これには用語の定義を含めた基本的考え方，研究者の責務，倫理審査委員会の設置，インフォームド・コンセントなどについて述べられている．疫学研究にきわめて多様な形態があることに配慮して，平成14年から文部科学省厚生労働省合同で疫学研究に関する倫理指針を作成し，改正して，平成17年4月1日から適用するように告示した．これは疫学の用語の定義に加え，個人情報保護に関する規定が細かい．しかし，この指針においては

基本的な原則を示すにとどめており，研究者などが研究計画を立案し，その適否について倫理審査委員会が判断するにあたっては，個々の研究計画の内容等に応じて適切に判断することが求められている．

Ⓒ 日本抗加齢協会の倫理審査委員会

日本抗加齢協会では，アンチエイジング医学の社会的認知度が広まるにつれ，平成16年に倫理委員会を設立し，「アンチエイジング」と謳われる食品や，健康器具などについての審査を実施する枠組みを作成した．その目的としては，日本抗加齢協会の目的に沿った人々の生活の質（quality of life：QOL）改善のために有効であると考えられる食品や，健康器具などについての，①臨床試験，②介入試験，③臨床介入試験の計画の妥当性を検討し，評価することである．この実施の際には，個人の尊重，人権の尊重などに十分に配慮し，また抗加齢医学はまだ新しい医学であるため，その倫理的観点や科学的観点から遵守すべき事項を検討したうえで，社会の理解と協力を得て，①臨床試験，②介入試験，③臨床介入試験の適正な推進が図られることに配慮するものとしている．

倫理委員会でこの審査を実施するにあたっては，アンチエイジング医学に基づき，人々のQOLの改善に役立つと考えられる，①臨床試験，②介入試験，③臨床介入試験を対象とし，これに携わるすべての関係者は，目的に記載された遵守すべき内容の把握および，実行を求められる．

また，日本国外で実施される，①臨床試験，②介入試験，③臨床介入試験を対象とする場合においても，これに携わるすべての関係者は，当該実施地の法令，指針などを遵守しつつ，目的を理解し実行しなければならない．

構成メンバーは委員長として，渡邊　昌（社団法人生命科学振興会理事長），金野志保（八重洲法律事務所・早稲田大学大学院法務研究科教授），戸松義晴（浄土宗総合研究所），米井嘉一（同志社大学アンチエイジングリサーチセンター教授），中村智子（NPO法人日本抗加齢協会事務長）で必要に応じ専門委員を依頼することになっている．審査料として会員は10万円，非会員は30万円程度が基準であるが，従来の疫学介入試験，臨床試験にあてはまらないような効果を実証しようとするようなとき，あるいは多施設共同研究のプロトコール審査などに役立っている．

まとめ

日本抗加齢協会の倫理委員会の構成と理念について簡単に説明した．基本的スタンスはヘルシンキ宣言の精神に則り，ユーザーの利益を第一に考えようというものである．

特に科学的エビデンスのないもの，不十分なものに関しては長期の使用によっても安全性が保証され，メリットが大きいということを証明できるような臨床介入試験が必要である．適切なバイオマーカーの選択も対象者の負担軽減に役立つかもしれないが，エンドポイントを意識しておくことは必要であろう．この分野の研究は日本でまだ少なく，専門家も少ないので日本抗加齢協会として応分の支援体制を整えたことは評価し得ると考えられる．

文　献

1) 厚生労働省告示第四百五十九号，臨床研究に関する倫理指針，官報号外291号，平成16年12月28日
2) 文部科学省厚生労働省告示第1号，疫学研究に関する倫理指針，官報号外291号，平成16年12月28日
3) 日本医師会ホームページ：http://www.med.or.jp/wma/helsinki08_j.html
4) 日本抗加齢協会ホームページ：http://www.ko-karei.com/

3. アンチエイジング医療を実践する医療機関への支援システム

京都府立医科大学消化器内科　古倉　聡
同　吉川　敏一

Key words　骨年齢, 筋年齢, 血管年齢, 神経年齢, ホルモン年齢, 酸化ストレス, 予防医療

要点
1. アンチエイジング医療では, 健康な人のさらなる健康の維持を目指す.
2. 骨年齢, 筋年齢, 血管年齢, 神経年齢, ホルモン年齢のバランスが大切.
3. アンチエイジングドックでは, 各臓器年齢や酸化ストレス度を評価する.
4. 病気になる前にその危険度をバイオマーカーで測定し, 専門医の指導を受けることが大切.

A アンチエイジングとは？

アンチエイジング医療とは, 従来の医療が対象にしてきた「病気の治療」から「健康な人のさらなる健康」の維持を指導する, 究極の予防医学である. では,「健康な人のさらなる健康」の維持には何が必要か？ 100歳以上の超高齢者の機能的・形態学的研究から, 諸臓器のバランスの良い生理的変化（衰え）は, 多くの人にみられる病的な老化に比べて, 老化の進行が穏やかであることがわかってきた. つまり老化現象のかなりの部分が諸臓器の生理的変化のアンバランスから引き起こされている. このようなアンバランスで病的な老化の個々の原因と考えられる「ホルモン低下」「酸化ストレス」「免疫力低下」などを防ぐために, 今まで医療として積極的に介入してこなかったサプリメント指導を含む栄養指導や, 運動, ストレスケアなどをも含めて対処していくことがアンチエイジング医療には求められている.

B アンチエイジングドックの目的

従来の人間ドックや検診は, 主に癌や生活習慣病の早期発見が目的であるが, アンチエイジングドックではさらに老化や生活の質の劣化についても早期に発見して, 予防と早期治療を目指してい

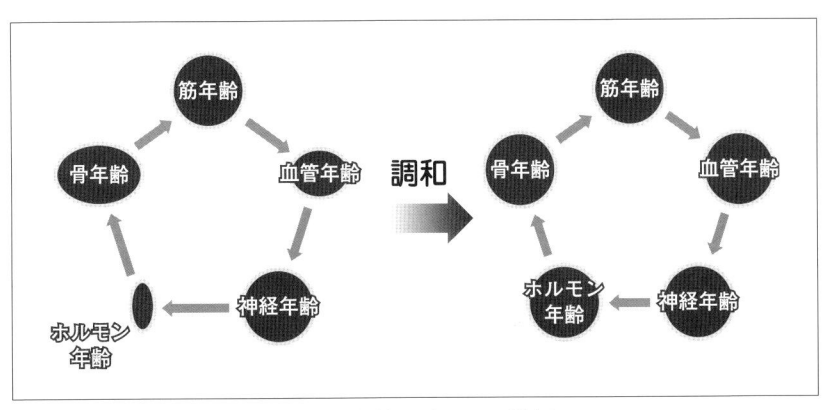

図1　各年齢のバランスが大切

第Ⅰ章 序論

表1 医療機関で行う検査項目

	検査項目		Aコース	Bコース	Cコース
基本	抗加齢QOL共通問診票,身長,体重,血圧,握力		○	○	○
院内測定	Wisconsin card Sorting test		○	○	○
	体脂肪率		○	○	○
	動脈硬化度測定		○	○	○
	骨密度測定		○	○	○
	ウォーキング年齢				(○)
	糖代謝検査	空腹時血糖	(○)*	○	○
		ヘモグロビンA_{1C}	(○)*	○	○
		インスリン(IRI)精密測定	(○)*	○	○
	脂質・コレステロール代謝	LDLコレステロール	(○)*	○	○
	腎臓・尿路系	尿中一般(蛋白,糖)	(○)*	○	○

※IRI : immuno reactive insulin　　　　　　　　＊実施可能時

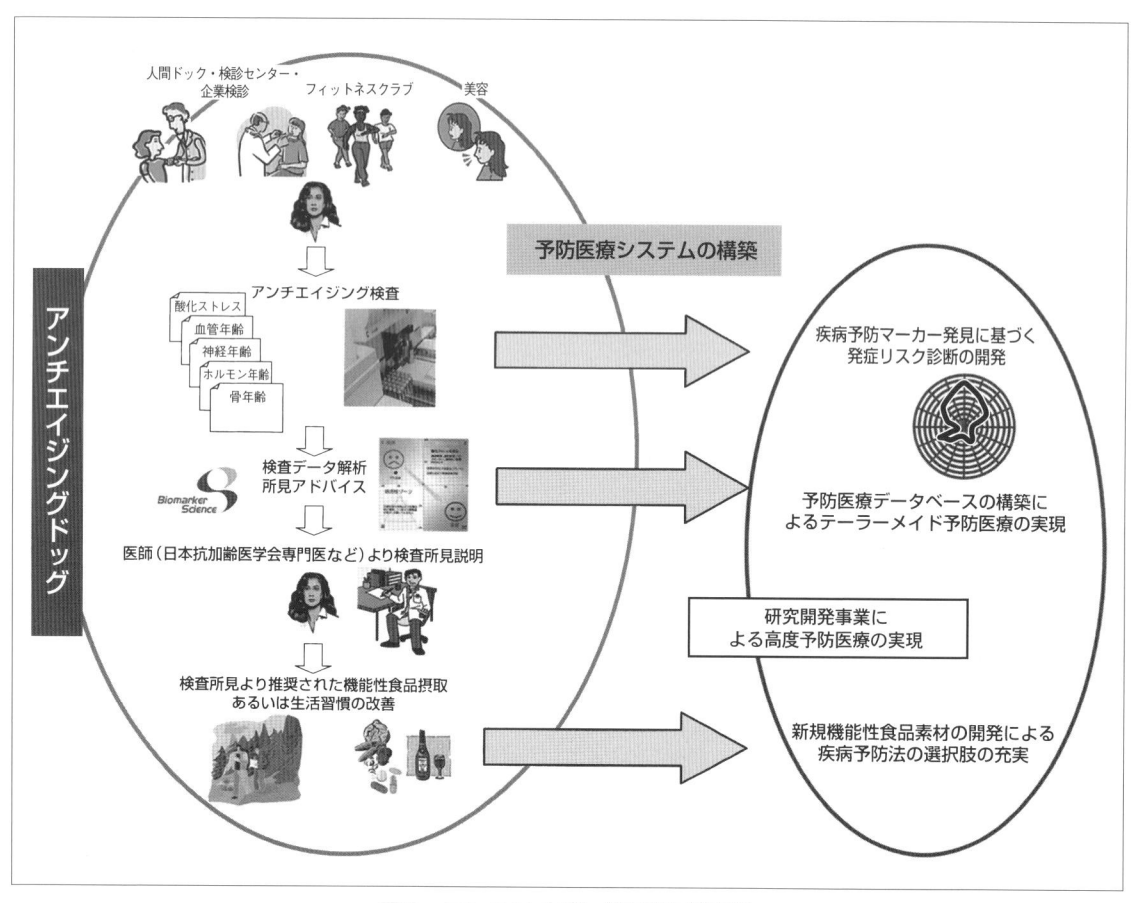

図2　アンチエイジング医療支援事業

3．アンチエイジング医療を実践する医療機関への支援システム

表2　パッケージ化された検査項目

		検 査 項 目	Aコース	Bコース	Cコース
酸化ストレス関連因子	酸化損傷	尿中 8-OHdG	○	○	○
		尿中イソプラスタン	○	○	○
		過酸化脂質（LPO）	○	○	○
		CoQ10 酸化率		○	○
		ヘキサノイルリジン（HEL）			○
	酸化前駆因子	鉄		○	○
		銅		○	○
		フルクトサミン		○	○
		コレステロール		○	○
		中性脂肪		○	○
	水溶性抗酸化物質	STAS（総抗酸化能）		○	○
		PAO（抗酸化能）		○	○
		ビタミン C		○	○
		葉酸		○	○
		ビタミン B_{12}		○	○
		尿酸		○	○
	脂溶性抗酸化物質	PAO（抗酸化能）			○
		ルテイン＋ゼアキサンチン		○	○
		β-クリプトキサンチン		○	○
		リコペン		○	○
		α-カロテン		○	○
		β-カロテン		○	○
		ビタミン A		○	○
		α・δ・γ-トコフェロール（ビタミンE）		○	○
		ユビキノール		○	○
尿中重金属（6項目）		水銀，鉛，砒素，アルミニウム，カドミウム，ベリリウム			○
肥満関連因子		アディポネクチン		○	○
		レプチン		○	○
		カルニチン			○
動脈硬化関連因子		コルチゾル精密測定	○	○	○
		総ホモシステイン		○	○
		高感度 CRP		○	○
骨粗鬆症関連因子		骨型 AL-p			○
		血清オステオカルシン（非カルボキシル型）			○
		尿中デオキシピリジノリン			○
		尿中Ⅰ型コラーゲンN末端架橋（NTx）			○
ホルモン		IGF-Ⅰ（ソマトメジンC精密測定）	○	○	○
		DHEA-s			○
		TSH			○
		FT_3			○
		FT_4			○
		エストラジオール（E2精密測定）			○
		プロゲステロン精密測定			○
		テストステロン	○	○	○
		遊離テストステロン			○

※HEL：hexanoyl-lysine／STAS：serum total antioxidant status／PAO：potential antioxidant／NTx：N-telopeptide

る．通常の検診項目に加え，骨年齢，血管年齢，ホルモン年齢，精神神経年齢，酸化ストレス度などを評価することが特徴である．その結果より，受診者の実年齢と各検査項目から導き出される年齢を比べ，実年齢より高いと判定された項目に注意して病気の予防につなげることができる．従来は加齢に伴って老化するのは当然と考えられていたが，より健康な生活を送ったり治療を受けたりすることで適切な年の取り方ができるという抗加齢医学の考え方が背景にある（**図1**）．

C アンチエイジング医療支援事業

バイオマーカーサイエンス社（Biomarker Science：BMS）は，京都府立医科大学発のベンチャー企業（CSO：吉川敏一）として2002年12月に設立された．このBMSは，その事業目標の一つとして，予防医学分野で脚光を浴びている「アンチエイジング医療支援事業」に取り組んでいる．特に，アンチエイジングドック支援については，明確な方向性を示し，すでに2005年9月より支援事業を開始している．具体的には，ドックにおける検査支援，所見アドバイス，健康改善支援などである．検査支援としては，各医療機関で抗加齢QOL共通問診票（Anti-Aging QOL Common Questionnaire：AAQOL）や通常血液・尿検査のほかに，体脂肪率，動脈硬化度測定，骨密度測定など（**表1**）を実施するのに加えて，それ以外に酸化ストレス関連因子（25項目），肥満関連因子（3項目），動脈硬化関連因子（3項目），骨粗鬆症関連因子（4項目），ホルモン（9項目），尿中重金属（6項目）など多くの評価系（**表2**）をパッケージ化したサービス（検体をBMSへ外注）を提供している．また，筆者らが開発中の新たな疾病予防バイオマーカーを取り入れた新しい予防医療システムも提供する予定である．所見アドバイスや健康改善支援などは，日本抗加齢医学会専門医による支援を行う．すなわち，血管年齢や骨年齢といった老化度の検査データをもとに適切なサプリメント，食事（例えば，抗酸化食品を含む食事メニュー），運動などの生活習慣改善指導の支援を行う（**図2**）．

D 今後の展望

20世紀の医療が「早期発見・早期治療」に焦点があてられたとすれば，21世紀になった今，今後の医療の方向性は「予防医療」にあると考える．すなわち，予防医学・予防医療のなかで，いまだ完成された形ではないにしても2次予防が広く浸透した現在でも，癌をはじめさまざまな生活習慣病の罹患率が増加している現状を考えると，1次予防が今まで以上に重要になってくると思われる．それも従来型の漠然とした健康志向型の1次予防ではなく，病気になる前にその危険度をバイオマーカーで測定し，予防効果のある適切な食品やサプリメントの摂取によって，個人個人に応じたテーラーメード予防を行うことが必要である．BMSのアンチエイジング医療支援システムは，これまでに医学が踏み込んでこなかった領域にあえてチャレンジし，QOLを高く保ちつつ寿命を全うするという予防医療の究極の目標を実践しようとするものである．

4. アンチエイジングドックについて

同志社大学大学院生命医科学研究科
アンチエイジングリサーチセンター
米井 嘉一
よねい よしかず

Key words	人間ドック，生活の質（QOL），老化，酸化ストレス，動脈硬化
要 点	1．癌・生活習慣病に加えて病的老化についても早期発見・予防・早期治療につなげる． 2．健康増進して最も理想的な健康状態（オプティマルヘルス）をめざす． 3．老化度と老化を促進する危険因子（老化危険因子）に分けて考える． 4．老化の仕方は個々により異なり，抱えている老化危険因子もさまざまである． 5．最も大きな老化の弱点を是正して，全体のバランスをとることが重要である．

　抗加齢医学の目指すところはQOLの向上と健康長寿である[1~3]．すべての科学を結集して老化のメカニズムの究明，アンチエイジングドックにより病的な老化を診断し，どうすれば健康長寿を達成できるかを考え，抗加齢医療を実践する．具体的目標は，介護のいらない高齢者を創る（介護予防），寝たきりの予防，認知障害の予防，癌を予防することにある．しかし老化の仕方は個人により異なる．脳神経が老化する人，骨や血管が老化する人など部位による差ばかりでなく，老化を促進させる危険因子もそれぞれ異なるのである．

A アンチエイジングドック

　抗加齢療法に入る前には，老化の程度やQOLの劣化具合を判定する必要がある．通常の人間ドックは癌や生活習慣病の予防と早期発見・治療に主眼を置くが，アンチエイジングドックでは病的老化とQOL低下の発見・予防・治療がこれに加わった近未来型人間ドックである[4]．身体はさまざまな組織・器官・臓器から構成されるが，それらが一様に老化するわけではない．30代後半から身体の一部に加齢による病的退行変化が生じ（老化の弱点），それが疾患につながり，またほかの健常部にも悪影響を及ぼす．全身が均一にバランス良く，老化していくことが健康長寿への王道なのである．

　抗加齢医療は，厚生労働省「健康日本21」が掲げる健康増進を実現させる実践的医療といえる．健康増進した行き先がオプティマルヘルス（optimal health），すなわち「それぞれの年齢における心身ともに最もイキイキとした理想的な状態」である．血液検査などではオプティマルヘルスを保つための目標値をオプティマル値（optimal range）と呼ぶ．

　医学的証拠に基づく日本人のオプティマル値については現在のところ完全に確立されたわけではない．欧米の医療施設で用いられている値や30歳の健康な男女の値が代用されているのが実情である．

　アンチエイジングドックでは，老化の指標として骨年齢・血管年齢・筋年齢・神経年齢・ホルモン年齢を評価し，最も衰えた部位を最重点治療対象として，全体のバランスを計るべく治療を行う．また，老化を促進する危険因子（老化危険因子）として，免疫機能・酸化ストレス・心身ストレス・生活習慣・代謝機能についても評価していく．各項目と代表的な検査方法（バイオマーカー）について図1に示した．そして身体の症状，心の症状についても抗加齢QOL共通問診票[5~7]の使

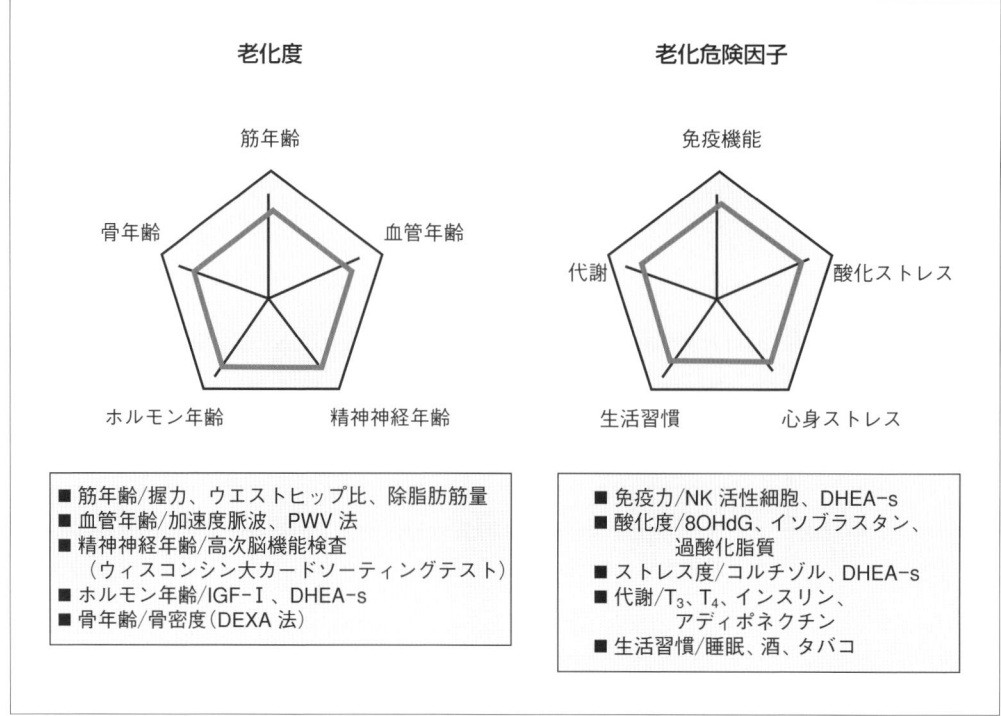

図1　老化度と老化危険因子

用を，NPO 法人日本抗加齢協会（理事長：折茂肇）として推奨している（日本抗加齢医学会ホームページ〈http://www.anti-aging.gr.jp/〉よりダウンロード可能）．

抗加齢医療は食事・運動・精神療法の生活指導が基本であり，必要に応じてサプリメント療法・薬物療法（ホルモン補充療法など）を行う．生活指導の主眼は，老化危険因子のうち最も大きな要因を是正して，老化度が最も進行した項目，すなわち老化の弱点を克服することにある．老化の診断が的確になされれば，その後のアンチエイジング医療は医師の裁量にゆだねられる．

B 現状と展望

日本の抗加齢医療はまだまだ創生期にある．抗加齢医学（アンチエイジング）を謳っている医療施設であっても検査項目・検査方法（機器）は統一されておらず，検査成績の評価方法・指導方法に大きな格差がある．ホルモン測定や酸化ストレスマーカーの検査費用が高く，医学的データは不足しているといわざるを得ない．今後は日本抗加齢医学会の指導のもとに検査機種のしぼりこみ，企画化・標準化を行っていくべきであろう．抗加齢QOL共通問診票の推奨なども一つの例である．高額な検査費用については，検査会社を集約して大量一括受注により経費を節減する方法がある．抗加齢医学に関する医学的データが不足しているのは現時点では当然であるが，大切なことは将来にわたりデータを適切に積み上げていく体制作りである．

同志社大学アンチエイジングリサーチセンターとしては，これらの問題を解決しアンチエイジングドック設立支援のために，産学連携プロジェクトとして Age Management Check®システムを開発した．システムについては（株）バイオマーカーサイエンス（http://www.biomarker.co.jp/anti-aging/index.html），（株）銀河工房（http://www.antiaging-system.net/）の情報を参照して欲しい．

まとめ

巷には大量の健康情報が溢れている．患者どこ

ろか医師でさえも，健康増進のために自分が今何をなすべきか判断に苦慮している．アンチエイジングドックの評価結果に基づいて，個々の抗加齢医療が計画され，オプティマルヘルスを目指して実践されるべきである．

文　献

1) 米井嘉一：抗加齢医学入門．慶應義塾大学出版会，東京，2004
2) 米井嘉一：老化と寿命のしくみ．日本実業出版，東京，2003（老化與壽命的機制．世茂出版，台湾，2005）（老化与寿命．世界图书出版，上海，2007）
3) 日本抗加齢医学会専門医・指導士認定委員会：アンチエイジング医学の基礎と臨床（改訂第2版）．メジカルビュー社，東京，2008
4) Yonei Y, Mizuno Y：The human dock of tomorrow：annual health check-up for anti-aging. Ningen Dock **19**：5-8, 2005
5) 米井嘉一，稲垣恭孝，祝田　靖，他：老化度判定ドックに関する報告．川崎市医師会医学会誌 **20**：65-71, 2003
6) 米井嘉一：プライマリケアのための検診・人間ドックの構築のコツ．人間ドックでしかできないオリジナルな自費検査項目と評価．治療 **85**：2426-2429, 2003
7) Yonei Y, Mizuno Y, Togari H, et al：Muscular resistance training using applied pressure and its effects on the promotion of GH secretion. Anti-Aging Medical Research **1**(1)：13-27, 2004（http://www.aofaam.org）

5. アンチエイジングにおける肝臓の役割

慶應義塾大学医学部消化器内科抗加齢消化器学
齋藤　英胤
さいとう　ひでつぐ

Key words	糖代謝，エネルギー代謝，IGF-I，非アルコール性脂肪性肝炎（NASH），ビタミン代謝
要　点	1．肝臓は体内で最も大きなエネルギー産生臓器で多くの代謝を行っている． 2．肝臓は内分泌ホルモンの活性化・不活化などに深く関与している． 3．肝臓は糖代謝・成長ホルモンなどエイジングに深く関わるホルモン代謝の中心となる． 4．肝臓は生活習慣により障害され病的老化を起こすが，逆に障害された肝臓は生活習慣病の原因となりQOLを損なう． 5．肝臓をいたわるためにはビタミン類を含め適切な食習慣と運動が重要である．

「老化」は年齢を重ねるうちに生ずる「防ぎようのない現象」なのか，今のところ不明だが，老化の進行が人によって違うのは，遺伝的要因，ホルモン環境，生活習慣による細胞傷害などに個人差があるためと考えられる．近未来に超高齢社会を迎える日本においては高齢者の健康が，政治・経済面を含め重要問題であり，高齢者の医療費負担を含め「公」からの抗加齢の宣伝も「民」へ行き届きはじめている．若々しさを保持したいという欲求は誰もが持つ願望であり，巷には「アンチエイジング」なる言葉が溢れ，老化を防ぐ手段を積極的に実践する「抗加齢医学」に注目が集まりつつある．しかし学問としての抗加齢医学は始まりから日が浅く，いまだ不明の問題も多く残されており，今後早期の発展が期待されている．

こうした状況を踏まえ，本稿では，ホルモン環境を整え，生活習慣による障害を極力防ごうとするアンチエイジングのなかで，肝臓の果たす役割について概説したい．

A 代謝障害は老化につながる

健康に生きるということは長寿とは別で，知的活動が保たれ，気力・体力的にも活動性が高い状態で自分の思うことが不自由なく実践できる状態と考えられる．活動性を保つには若い頃から体を使って将来に備えなければならない．こうした知的，体力活動を行うにはエネルギーを使って必要な出力に変換しているわけで，このようなエネルギー変換を総称して代謝と呼んでいる．

ヒトのエネルギー源は飲食による補給から始まる．最近の老化研究では補給するカロリーを制限すると寿命が延びることが明らかとされたが[1]，知的，体力活動を行うにはカロリー補給は必要である．摂取カロリーの問題は単純化すると，寿命をとるか活動をとるかで相反するが，どこがベストの点か見極めるのは困難である．例えば酸化ストレスの問題でも，運動すればそれだけ活性酸素が生じ細胞傷害を高めるが，運動不足は糖尿病，肥満，筋力減退につながり健康生活の障害となる．

このような代謝過程では，摂取した原料が効率よく消費されること，あるいは不要となった老廃物が円滑に無毒化され体外に排泄されることが重要である．代謝が障害されると，生体の維持に必要なエネルギーや物質が不足し，逆に過剰なエネルギー蓄積や毒性物質の蓄積が生じ老化を促進す

る．つまり，円滑な代謝の障害は栄養失調，糖尿病，肥満などの原因になり老化を促進する．

B 肝臓は代謝の要

　肝臓は元来，再生能力の強い臓器であるが，他臓器と同様に加齢とともに生理的再生能力が次第に弱くなり，失われた細胞数に見合った細胞が生理的に再生されなくなり総細胞数が減少する．すなわち加齢に伴い肝重量が減少するが，個々の細胞は機能を補うための代償性肥大を起こし肝容積の変化はみられない．これにより肝臓は生涯，生体を保持するに十分な機能を営む．
　肝は腸で吸収された各種栄養成分を原料にして体に必要な物質に合成する働き，エネルギー源として糖からグリコーゲンに貯蓄する働き，逆にグリコーゲンや脂肪から糖新生しエネルギーを産生する働き，薬物など人体に有害な物質を酸化，還元する働き，不要な体内物質を排泄する働きなど，生体活動の根源に関わる働きを持ち，代謝の要である．肝細胞内では多くのエネルギー産生が行われ，肝は体内で熱を発生する最大の臓器である．例えばブドウ糖は解糖系でピルビン酸から4分子のアデノシン三リン酸（ATP）が産生され，ミトコンドリア電子伝達系で酸化的リン酸化を受けると34分子のATPが産生される．これら物質代謝は昼夜を問わず行われ，この反応に伴い活性酸素が常に産生される．こうして肝臓は常に活性酸素にさらされるため細胞死の危険が高い臓器であるが，グルタチオンやカタラーゼ，SOD（superoxide dismutase）に代表される活性酸素に対抗する消去系も極めて発達してバランスを保っている[2]．肝臓が障害されるとエネルギー産生不足や活性酸素の消去に支障が出てさらに他臓器へ影響が波及する．

C 内分泌と肝臓

　老化防止には円滑なホルモン代謝が必要である．肝臓は内分泌・代謝ホメオスタシスを維持するために必須の臓器で，相互に影響を及ぼしている．特定の臓器で産生されたホルモンの不活性化はほとんど肝臓で行われる．肝臓はステロイド，甲状腺ホルモンの代謝には特に重要で，またその結合蛋白を作っている．ステロイド骨格はコレステロールから作られるが，コレステロールは肝で合成され，ステロイドホルモンのほとんどが肝で代謝され胆汁や尿へ排泄される．甲状腺ホルモンのうちサイロキシン（T_4）の70％は肝でトリヨードサイロニン（T_3）へ変換される．またT_4の約30％，T_3の約50％は肝細胞内に貯蔵されている．
　肝臓はまた膵臓とともに糖代謝の中心的役割を果たす．飢餓状態では糖新生によりホメオスタシスを保ち，飢餓でないときにはインスリンが糖の利用と貯蔵を制御し，肝からの糖新生を抑制する．低血糖状態では，今度はエピネフリンの肝への作用，グルカゴンの作用，肝臓の直接作動の三つの作用により血糖を上げるように働く．慢性肝疾患では肝での糖代謝障害によりインスリン抵抗性，耐糖能異常，糖尿病を起こしやすい．また逆に糖尿病になると脂肪性肝疾患が形成されやすく，栄養過多は肝と糖尿病の両者を相乗的に障害する因子として問題である．インスリンの分子機構も次第に明らかになってきた（図1）．インスリンは肝細胞，筋肉細胞，脂肪細胞へのグルコースの取り込みを促進するが，筋肉，脂肪ではインスリンシグナルにより糖輸送担体であるGLUT4が細胞内から細胞膜表面に移行して，初めてグルコースの取り込みが行われる．一方，肝細胞では常に糖輸送担体が発現しているためにいつでもグルコースの細胞内外への通過が可能で，肝臓は即時に血糖の調節を行うために重要な器官となっている．インスリンはまた，肝臓からのグルコースの放出を抑制する．肝臓ではインスリン濃度が上昇すると，アミノ酸や脂肪酸からのグルコース合成が瞬時に抑制される．このように肝臓はグルコースの取り込み促進と放出抑制という二つの作用で血糖値の維持に極めて重要な働きをしている．
　成長ホルモン（growth hormone：GH）は成人においても正常のエネルギー代謝，精神活動，蛋白質・脂質代謝，免疫機構の維持に必要とされ，アンチエイジングでは重要なホルモンとして認識されている．下垂体から分泌されたGHは肝細胞膜に存在する受容体に結合し，IGF-I（insu-

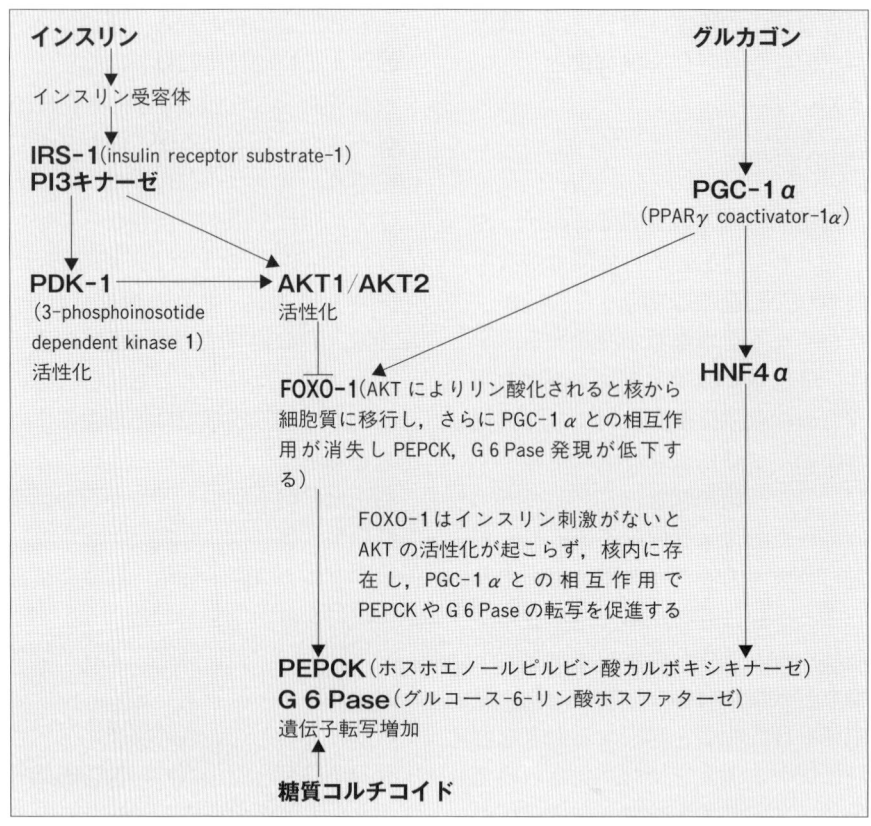

図1 インスリンシグナルとグルカゴンシグナルによる糖新生の制御

lin-like growth factor-I；インスリン様成長因子I，別名：ソマトメジンC）の産生と分泌を促す．多くの細胞膜上にはIGF-I受容体があり，特に骨髄や骨端では多く，IGF-Iの結合により細胞周期のG1期からS期への移行を促し細胞増殖を刺激する．すなわちGH作用の本体は肝細胞で作られるIGF-Iの作用による．肝臓はIGF-I，IGF-IIおよびその結合蛋白の産生臓器であるが，肝不全ではクリアランスの低下からGH濃度が高い．肝不全では低栄養と産生細胞の破壊からIGF-I濃度が低くなるが，肝炎ではIGF-I濃度は高くなるといわれている．最近では肝硬変の治療面にIGF-I投与の試みがなされた[3]．老化・寿命の制御にもIGF-Iシグナルは重要な役割を果たしていることがわかっている[4]．

一方，IGFシグナルは肝発癌に関与する可能性もいわれている．また，寿命との関係では，IGF-Iシグナルのノックアウトにより寿命が延びることが下等動物からマウスまでわかっており，IGF-Iシグナルは成熟期までの活動や生殖には重要であるが，それ以降はむしろ寿命や老化に負の働きをするのではないかと考えられている．

なお，近年長寿遺伝子としてKlothoという遺伝子が報告されているが，この発現を失ったマウスは老化に伴うさまざまな症状が早まり，マウスにKlothoを過剰に作らせると寿命を延ばすことができる[5]．Klothoは体内を循環するホルモンであり，細胞表面のレセプターに結合し，細胞内のインスリンとIGF-Iのシグナルを抑制する．逆にKlotho欠損マウスでは老化が特徴であり，インスリン/IGF-Iシグナルの異常でも確認されることで，Klothoによるインスリンや IGF-I シグナルの抑制が老化防止に役立つことが示唆されている．

D 生活習慣と肝臓

生活習慣による肝臓障害の最たるものはアル

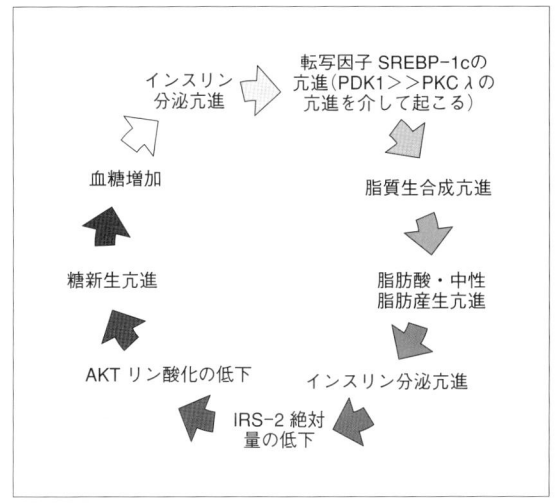

図2 インスリン抵抗性に引き続いて起こる代謝悪循環

コール性肝障害である．1日に日本酒換算で3合を続けると，10～15年で肝硬変になるといわれる．常習飲酒による初めの変化は脂肪肝であるが，その後，線維が溜まりアルコール性肝線維症と呼ばれる状態になる．飲酒量が多く酸化ストレスの影響で炎症が伴うと脂肪性肝炎(steatohepatitis)となり最終的な結末は肝硬変である．

現代人の生活はストレスの増加，カロリー摂取の増加，運動量の減少，と老化を加速する環境にある．ストレス増加は交感神経を刺激し，肝における糖新生，分泌を増やす．日本人は飢餓に強いとされるが，この倹約(節約)体質はカロリー負荷に対し弱く，摂取したカロリーを蓄積しやすく内臓脂肪を増加させる．運動量の低下はこれらをさらに悪化させ，血糖の恒常的上昇に対してインスリンは恒常的に分泌され，次第にインスリン抵抗性ができ上がる．インスリン抵抗性はまた脂肪細胞の大型化を促し，各種悪玉アディポサイトカインの産生を起こし，悪性サイクルを形成すると思われる(図2)．

以上の経路は肝臓自体へも悪い作用を起こす．過剰のカロリー摂取は脂肪肝の原因となり，そこに酸化ストレスなどのセカンドヒットにより炎症とそれに引き続く線維化が起こり，近年話題の非アルコール性脂肪性肝炎(non-alcoholic steatohepatitis：NASH)なる病態が生ずる．欧米人の

高度肥満に伴うものと日本人のNASHは病態が異なると推定されるが，いずれにせよ過剰カロリー摂取と運動不足によるインスリン抵抗性の発現が発端と考えられる．肝線維化に関係する伊東細胞(星細胞)はレプチンの産生源として重要と考えられる[6]．核内受容体であるPPAR-α刺激によるβ酸化の促進やPPAR-γ経路の活性化によるアディポネクチンの増加は糖尿病治療とともに脂肪性肝炎の治療にも有用である．

E 肝臓とビタミン

ビタミンは老化を防ぐ補酵素として重要な成分である．多くのビタミンは食物から供給されるため小腸からの吸収と門脈を介した肝内への流入が必要である．肝臓と特にゆかりの深いビタミンはA，D，Kである．ビタミンAはリポ糖蛋白複合体の形で肝内の伊東細胞に蓄えられる．ビタミンDとKは肝内で合成される．また水溶性ビタミンのB_{12}や葉酸などは肝に蓄えられる．いくつかのビタミンの輸送には肝で産生されるアルブミンが必要である．このように肝とビタミンの関係は重要であるが，さらに微量元素も重要である．例えば肝硬変などの慢性肝疾患では亜鉛により線維化が改善することが示唆されている[7]．

F 肝機能とQOL

肝臓の病的老化は，ウイルス性慢性疾患によることが多いが，NASHのような現代病は肝臓の病的老化を加速する原因である．肝臓は再生能力の旺盛なことや細胞数の絶対量が多いことから，臓器としての機能低下まで相当の障害がないと症状が起こらないばかりか，症状の発現は，移植が必要とされる段階まで障害がないと生じないため「沈黙の臓器」といわれている．全身倦怠感，嘔気，浮腫，腹水，黄疸と症状が出て慢性肝不全となる．この時点では健康な生活は望めない．

慢性肝不全では肝臓でエネルギーが産生できない代わりに，筋肉でエネルギーが産生される．そのため慢性肝不全になると次第に筋肉が萎縮して手足は細いがお腹だけ膨れるという体型になる．

肝臓の病的老化が進んだ人は筋肉量を付けるべくトレーニングが必要である．

まとめ

アンチエイジングにおける肝の役割は大きいと思われ概説した．個々の現象や病態は次第に解き明かされているが，それぞれのパズルを一つに統合する作業が今後必要と考えられる．

文 献

1) Grossman T：Latest advances in antiaging medicine. Keio J Med **54**：85-94, 2005
2) 齋藤英胤，横山裕一，日比紀文：肝における酸素ストレスとレドックス制御．日本消化器病学会雑誌 **103**：15-22, 2006
3) Conchillo M, de Knegt RJ, Payeras M, et al：Insulin-like growth factor I (IGF-I) replacement therapy increases albumin concentration in liver sirrhosis：results of a pilot randomized controlled clinical trial. J Hepatol **43**：630-636, 2005
4) Grimm A, Moynihan K, 今井眞一郎：哺乳類におけるSir2の機能とカロリー制限のメカニズム．実験医学 **22**：831-836, 2004
5) Kurosu H, Yamamoto M, Clark JD, et al：Suppression of Aging in Mice by the Hormone Klotho. Science **309**：1829-1833, 2005
6) 池嶋健一，佐藤信紘：メタボリックシンドロームと肝臓―特にレプチンの役割―．日本消化器病学会雑誌 **102**：1392-1397, 2005
7) Takahashi M, Saito H, Higashimoto M, et al：Possible inhibitory effect of oral zinc supplementation on hepatic fibrosis through downregulation of TIMP-1：A pilot study. Hepatol Res **37**：405-409, 2007

6. 東洋医学からみたアンチエイジング

京都府立医科大学東洋医学講座
三谷　和男
（みたに　かずお）

Key words　黄帝内経，天台烏薬，腎，五臓，五行，相生相克，未病

要　点
1. 加齢は生物にとって衰退と成熟双方の意味をもつ．
2. 東洋医学におけるアンチエイジングの基本的な考え方は，黄帝内経（素問・上古天真論）における黄帝と岐伯との対話から読み取ることができる．
3. 秦の始皇帝が徐福に求めさせた不老長寿の薬草は天台烏薬であるといわれており，そのSOD除去能は非常に優れていることが明らかにされた．
4. 黄帝内経には，人の一生を女子は七の倍数，男性は八の倍数を一つの単位として捉えており，その中核をなすのは五臓のなかの「腎」である．
5. 五臓（腎，肝，心，脾，肺）には相生相克の関係が成立しており，相互にバランスをとることが肝要であることが述べられている．
6. アンチエイジングの考え方は，生体のバランスを重視した五臓の考え方に通じるものがあり，今後も「未病」の研究に活かしていきたい．

　加齢（aging）は，生物にとって普遍的であり，臓器・組織の衰退の経過だけではなく，成熟の意味も含まれているが，一般的には生体内に種々の変化が起こり，機能は低下し，疾病の罹患率も増加すると考えられている．加齢についての東洋医学な考え方の基礎となるのは，前漢期（BC200年頃）に成立した黄帝内経（素問・上古天真論篇）における黄帝と岐伯とのやりとりである．本稿では，加齢についての東洋医学的な考え方が抗加齢医学にどのように活かされるのかをみていきたい．

A　徐福伝説

　古来より，不老不死への憧れは人類にとって永遠のテーマであった．司馬遷の『史記』によると，秦の始皇帝は，徐福に「はるか東の海上にある蓬莱・方丈・瀛洲の三神山には，不老不死の薬を知る仙人が住んでいるという．是非，その薬草を求めたい」と命じた（徐福自らが申し出たという説もある）．徐福は早速旅立ったが，鯨（おそらく台風）に阻まれて到達できなかった．しかしその後大旅団を結成し，目的を成就，「平原広沢」（日本？）の王となったとある．この徐福が到達したという場所が日本各地にあり，歴史家にとっては興味深い伝説となっているが，なかでも和歌山県新宮市では財団法人徐福協会が設立され，不老長寿の薬草をこの地に自生する天台烏薬と考え，新宮駅前の徐福公園を整備し栽培している．天台烏薬はクスノキ科の常緑の低木で，薬用部位は数珠状の肥厚した根である．近年の研究で，天台烏薬は活性酸素除去能が非常に高いことがわかり，また肺癌細胞の生育抑制効果や虚血性心疾患への応用の可能性も示唆されており，今後の研究に期待がかけられている．

B　加齢と東洋医学

　加齢についての基本的な考え方は，黄帝内経（素問・上古天真論篇）に天子である黄帝と侍医

第I章 序論

表1 女性の加齢について

| 女子七歳：腎氣盛，齒更髮長．二七而天癸至：任脈通，太衝脈盛，月事以時下，故有子．三七：腎氣平均，故真牙生而長極．四七：筋骨堅，髮長極，身體盛壯．五七：陽明脈衰，面始焦，髮始墮．六七：三陽脈衰於上，面皆焦，髮始白．七七：任脈虛，太衝脈衰少，天癸竭，地道不通，故形壞而無子也 |

表2 男性の加齢について

| 丈夫八歲：腎氣實，髮長齒更．二八：腎氣盛，天癸至，精氣溢寫，陰陽和，故能有子．三八：腎氣平均，筋骨勁強，故真牙生而長極．四八：筋骨隆盛，肌肉滿壯．五八：腎氣衰，髮墮齒槁．六八：陽氣衰竭於上，面焦，髮鬢頒白．七八：肝氣衰，筋不能動，天癸竭，精少，腎藏衰，形體皆極．八八：則齒髮去，腎者主水，受五藏六府之精而藏之，故五藏盛，乃能寫．今五藏皆衰，筋骨解墮，天癸盡矣．故髮鬢白，身體重，行步不正，而無子耳 |

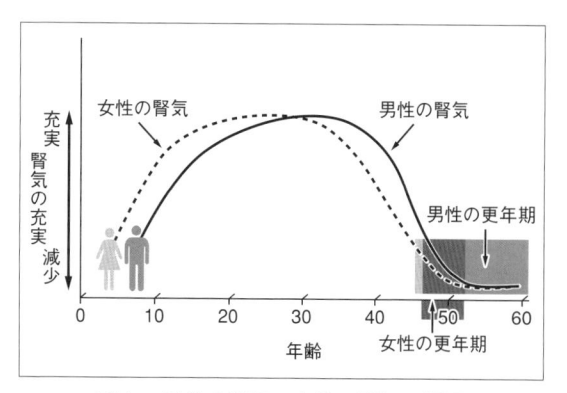

図1 男性の腎気，女性の腎気の経過
〈(株)ツムラより提供〉

岐伯との問答形式で述べられている．「余（黄帝）が上古の人のことを聞くと，皆百歳までも生き，しかも動作は衰えなかったが，現代の人は五十歳前後で皆衰えている．これは時代（環境）が異なっているためなのか，それとも人々が養生ができていないためなのか？」岐伯は「上古の人は，道を理解し，陰陽にのっとり，術数の和を図り，節度ある飲食をとり，決まった時間に起き，働き，労働と休息にリズムがあった．その結果，形（肉体）と神（精神）は健やかで，天年（天寿）を全うして，百歳を過ぎて世を去った．現在の人は，酒を飲み，いつもの自分を失い，房事を欲し，自らの精気を枯渇させ，散逸させてしまっている．精を保たず，快を貪り，楽な方に流れている．労働と休息にもリズムがなく，五十歳になる前に衰えてしまう」さらに，人間の一生についても岐伯はこう語っている．まず女性についてであるが，「女性は七歳になると，腎気が盛んになり，乳歯が永久歯に生え替わり，髪の毛も伸びる．十四歳になると天癸（腎気）が充実し，（腹部正中線の）任脉が通じ，（奇経八脈の一つである）太衝の脈

が充実し，生理が始まり，子どもを産むことができるようになる．二十一歳になると，腎気が安定し，親しらずが生えて，身長も伸びるところまで伸びる．二十八歳になると，筋骨はしっかりして，毛髪も十分に伸びる．身体が最も丈夫な時期である．三十五歳になると，陽明経の脈が衰えはじめ，顔の表情はやつれ始め，頭髪も抜け始める．四十二歳になると，三つの陽経の脈はすべて衰える．皆顔面はやつれ，頭髪も白くなりはじめる．四十九歳になると，任脉は虚し，太衝の脈は衰え，天癸は尽きて生理がなくなる．身体は衰え，もう子どもを産むことはできない」（表1）これに対し，男性については，八の倍数で六十四歳までの記述がある（表2）．このように，アンチエイジングを東洋医学の観点では，長寿と養生の関係，とりわけ腎精（気）を保つことを重視している．腎気の加齢による経過を図1に示す．

C 五行説と五臓

さて，加齢において腎精（気）が深く関わっていることを述べたが，では腎とはどういう概念であろう．東洋医学では，生体内の臓器組織を臓腑といい，実質臓器を五臓（心・肺・脾・肝・腎），管腔臓器を六腑（小腸・大腸・胃・胆・膀胱・三焦）として，生体のアンバランスを臓腑の不具合からみてきた．この考え方は，古代中国における五行説に基づく．五行説とは，自然界に存在する物質は，「木（もく），火（か），土（ど），金（こん），水（すい）」の五つの要素によって構成されているという考え方である．そして，我々が認識する自然界の現象は，すべてこの五つの要素の運動・変化によって説明が可能，とされた．五行の

6．東洋医学からみたアンチエイジング

表3　五行の考え方（黄帝内経／素問・陰陽応象大論篇）

木	東方生風，風生木，木生酸，酸生肝，肝生筋，筋生心，肝主目．其在天為玄，在人為道，在地為化，化生五味，道生智，玄生神．神在天為風，在地木，在体為筋，在蔵為肝，在色為蒼，在音為角，在声為呼，在変動為握，在竅為目，在味為酸，在志為怒．怒傷肝，悲勝怒．風傷筋，燥勝風．酸傷筋，辛勝酸．
火	南方生熱，熱生火，火生苦，苦生心，心生血，血生脾．心主舌．其在天為熱，在地為火，在人為脈，在蔵為心，在色為赤，在音為徴，在声為笑，在変動為憂，在竅為舌，在味為苦，在志為喜．喜傷心，恐勝喜．熱傷気，寒勝熱．苦傷気，鹹勝苦．
土	中央生湿，湿生土，土生甘，甘生脾，脾生肉，肉生肺．脾主口．其在天為湿，在地為土，在体為肉，在蔵為脾，在色為黄，在音為宮，在声為歌，在変動為噦，在竅為口，在味為甘，在志為思．思傷脾，怒勝思．湿傷肉，風勝湿．甘傷肉，酸勝甘．
金	西方生燥，燥生金，金生辛，辛生肺，肺生皮毛，皮毛生腎．肺主鼻．其在天為燥，在地為金，在体為皮毛，在蔵為肺，在色為白，在音為商，在声為哭，在変動為咳，在竅為鼻，在味為辛，在志為憂．憂傷肺，喜勝憂．熱傷皮毛，寒勝熱．辛傷皮毛，苦勝辛．
水	北方生寒，寒生水，水生鹹，鹹生腎，腎生骨髄，骨髄生肝．腎主耳．其在天為寒，在地為水，在体為骨髄，在蔵為腎，在色為黒，在音為羽，在声為呻，在変動為慄，在竅為耳，在味為鹹，在志為恐．恐傷腎，思勝恐．寒傷血，燥勝寒．鹹傷血，甘勝鹹．

表4　五行の概念

五行	五臓	五腑	五体	五官	五華	五神	五志	五声	五労
木	肝	胆	筋	眼	爪	魂	怒	呼	歩
火	心	小腸	血脈	舌	面色	神	喜	笑	視
土	脾	胃	肌肉	口	唇	意	思	歌	坐
金	肺	大腸	皮毛	鼻	体毛	魄	憂	哭	臥
水	腎	膀胱	骨	耳	髪	志	恐	呻	立

「行」は，運動・変化の規律である．そして，宇宙を大宇宙，人間を小宇宙として，生命現象も五行説の応用で説明することが可能と考えた．この基本要素を黄帝内経（素問・陰陽応象大論篇）より表3にまとめる．次に，この五行の考えを生命現象（活動）応用した分類が，表4である．五臓の発想は，解剖生理学の知識のない時代のものであり，西洋医学的な臓器の認識とはまったく別個のものとしてとらえる必要がある．まず肝は自律神経系の働きを調整し，血を貯蔵（蔵血）し，筋骨格系のトーヌスを保持，全身の新陳代謝活性化と解毒（疏泄）を受けもっている．心は，肝と協同して精神活動を司り，血液循環を保ち，体温の調節に関わる．脾は，主に消化機能全般の調整を受けもち，血液循環がスムーズにいくようにし，筋肉の安定化を図る．肺は，呼吸により取り入れられた気を全身の流れの中で調整し，皮膚の防御力を保持する．そして腎は，人間の成熟と老化を司り，腎尿路系よりの水分の排泄を調整し，ホルモンのバランスに深く関わり，思考力（判断力）の安定化も図る，とされている．具体的な訴えからみていくと，肝は自律神経症状全般，月経困難症，頭痛・肩こり・めまい・筋けいれんなどであり，心は精神神経症状（焦り，易興奮性，不眠），循環器症状（動悸，息切れ，不整脈），およびホットフラッシュなどの自律神経症状，脾は消化器症状全般に加え，四肢の脱力，抑うつ症状として発現する．また，肺は呼吸器症状全般に加え，

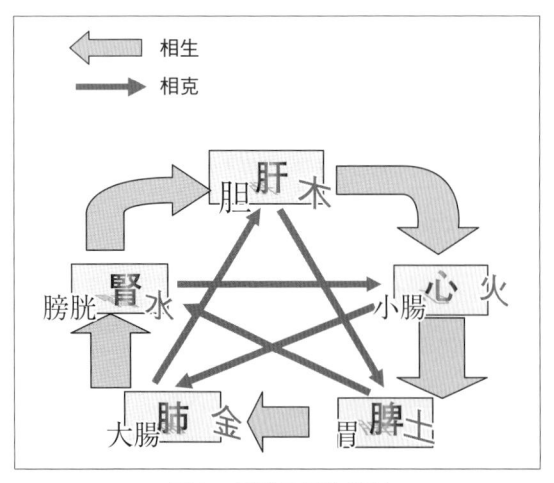

図2　五臓の相生相克

発汗の異常，皮膚の痒み，物憂げな気分などであり，腎は，不妊，性的欲求の低下，骨粗鬆症，夜間頻尿，浮腫，乾燥症状，耳鳴り，白内障まで広い概念でみていく必要があるが，加齢に伴う症状の大半はここに入ると考えられる．また五臓の働きは，陽気（気のめぐり）と陰液（血・水の流れ）という二元論でとらえ，治療の方向は常に調和を意識して進むことになる．

D 五行・五臓の相生相克について

先に述べた五行の概念は，一つ一つが独立した概念ではなく，相互の関係が構築されている．一つは相生（そうせい）でありこれは一つの概念が今ひとつの概念に対して促進的に働くという意味である．五行にあてはめると，木が火を生み，火が土を生み，土が金を生み，金が水を生み，水が木を生む，となる．これに対し相克（そうこく）は，一つの概念に対し今ひとつの概念が抑制的に働くという意味をもつ．これを五行にあてはめると木は土に克ち，土は水に克ち，水は火に克ち，火は金に克ち，金は木に克つ．この二つの概念が同時に存在することにより，東洋医学の考え方が，常に生体全体のバランスを重視して考えていくことが理解される．これを五臓に応用したものを図2に示す．

まとめ

アンチエイジングの考え方は，決して不老長寿を目標とするものではなく，健康長寿，つまりすべての臓器がバランスよく年輪を重ねることを目指すものである．この考え方は，まさしく東洋医学における加齢の概念と一致する．筆者は，純粋に西洋医学的な発想であるアンチエイジングの概念が，実は東洋医学の相生相克を背景とした五臓の考え方に通じるものと考えている．今後も，このアンチエイジングの考え方を東洋医学的な加齢への理解とともに，メタボリックシンドロームを代表とする老化の研究に活かすとともに，東洋医学的診察のうえで重要な目標となる「未病」の研究に活かしたいと考える．

文　献

1) 大塚敬節，矢数道明，清水藤太郎：漢方診療医典．南山堂，東京，1972
2) 長濱善夫：東洋医学概説．創元社，大阪，1975
3) 細野史郎：漢方医学十講．創元社，大阪，1982
4) 寺澤捷年：症例から学ぶ和漢診療学（第2版）．医学書院，東京，1998
5) 喜多敏明：やさしい漢方理論．医歯薬出版，東京，2001
6) 藤平　健，小倉重成：漢方概論．創元社，大阪，1988
7) 日本東洋医学会学術教育委員会編集：入門漢方医学．南山堂，東京，2002
8) 小曽戸洋：漢方の歴史．大修館書店，東京，1999
9) （財）日本漢方医学研究所編集：新版漢方医学．東京，1990
10) 矢数道明：漢方後世要方解説．医道の日本社，神奈川，1959
11) 矢数道明：臨床応用漢方処方解説．創元社，大阪，1966
12) 印会河，張伯訥：中医基礎理論．上海科学技術出版，中国，1985

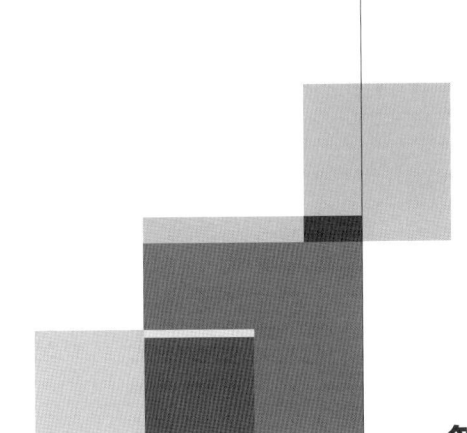

第Ⅱ章　診断法 ─ 総論

1. アンチエイジングドックの検査項目
2. 血管年齢の評価方法
3. ホルモン年齢の概念と評価方法
4. 酸化ストレスマーカーの検査方法
5. 糖化と抗糖化

1. アンチエイジングドックの検査項目

湘南健康管理センター
森田　祐二
もり　た　　ゆう　じ

Key words	アンチエイジングドック，病的老化度，老化危険因子，超早期発見，オプティマル・ヘルス，体内年齢
要　点	1．若々しく生き生きとした生活を送り健康長寿を享受するためには，体内の諸臓器や器官がそれぞれ必要以上に老化が進むことなく，相互の調和がとれていることが求められる． 2．アンチエイジングドックは，最適とはいえないライフスタイルによりもたらされる，バランスの悪い老化の度合い（病的老化度）と老化の危険因子を調べることを目的としている． 3．アンチエイジングドックは，「未病」あるいは「病気の芽」を見極める超早期発見の検査といえる． 4．抗加齢医学では，暦の年齢（実年齢）の7～8掛け相当の心身を目標にしている． 5．血管，ホルモン，筋，骨，神経系のほか，免疫機能，酸化ストレスおよび抗酸化力，代謝機能などが評価対象となる．

　従来とは異なる新たな視点の予防医学として注目を集めつつある抗加齢医学は，その目的が健康日本21の理念である生活の質（QOL）の向上と健康寿命の延伸に合致することもあり，遺伝子治療，再生医療とともに21世紀医療の3本柱として今後の発展が期待されている．

　若々しく生き生きとした生活を送り健康長寿を享受するためには，体のなかの血液や血管，ホルモンバランス，神経系，骨格や筋肉，免疫システム，抗酸化システムなどがそれぞれ必要以上に老化が進むことなく相互の調和がとれていること，すなわち，これといった弱点のないバランスの良いエイジングが求められる．

　本稿では，最適とはいえないライフスタイルによりもたらされる，バランスの悪い老化の度合い（病的老化度）と老化の危険因子を，さまざまな角度から総合的に評価するアンチエイジングドックについて概説する．

A 一般検査項目

　従来の人間ドックは，臓器や器官の病気や生活習慣病の有無・程度を調べることを目的としている．一方アンチエイジングドックは，病気として認識される前段階の不健康状態や一般的な検査ではとらえることのできない病的状態，すなわち，東洋医学でいうところの「未病」あるいは「不調」，「病気の芽」を見極める超早期発見の検査である．したがって，予防医学的には従来のドックよりも一次予防寄りに位置付けられるが，健康評価の視点や診断方法が違うことから，アンチエイジングドックのなかに可能な限り一般的な検査項目を盛り込み広い視野で評価することが望ましい．

B 血管年齢

　William Osler博士の「A man is as old as his

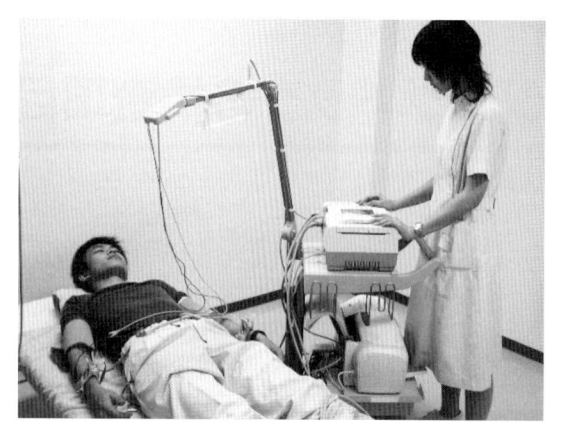

図1 CAVIを指標とする血圧脈波検査装置（フクダ電子：VaSera VS-1000）

arteries：ヒトは血管とともに老いる」という言葉に示されるように，加齢とともに硬化性変化を来すことは避けられないことから，アンチエイジングドックでは血管は最も重要な検査対象の一つである．

動脈硬化度を調べる方法として，脈波の波形や伝搬速度から評価する方法や，超音波やCT（computed tomography）などの画像診断などが用いられている．加速度脈波は元波形の指尖容積脈波を微分し，波形の変曲点を明瞭化し認識しやすくしたものであり，その波形パターンから器質的および機能的な血管年齢を知ることができる（フクダ電子：ダイナパルスSPD-100）．また，脈動が動脈壁を伝わる速度（脈波伝搬速度 pulse wave velocity：PWV）を調べる方法も広く用いられている．動脈壁が硬いほど衝撃吸収が低下するため，加齢とともに速く伝搬するようになることから，各年齢の平均伝搬速度との比較により血管年齢の推定が可能である（日本コーリン：フォルム）．脈波伝搬速度は血圧の影響を受けるため，血圧に依存しない動脈硬化指標である cardio ankle vascular index（CAVI）で評価する方法も近年使われるようになってきている（フクダ電子：VaSera VS-1000：図1）．

頸動脈超音波検査は，動脈壁の内膜中膜複合体厚（intima-media thickness：IMT）の計測による形態的な評価のみならず，血流動態をリアルタイムで見ることができるため，被検者の視覚に訴える効果は大きい．上腕動脈の血流依存性血管拡張反応（flow-mediated dilatation：FMD）は，血管内皮機能の評価法として有用である．

ほかにも，人体で唯一非侵襲的に血管を直視可能な眼底検査や，動脈硬化の進展・抑制に関与するホモシステイン，アディポネクチン，動脈の炎症を鋭敏にとらえる高感度CRP（C-reactive protein）などの測定も行われている．

C ホルモン年齢

IGF-Ⅰは，成長期以降も若さを保つホルモンとして働いている成長ホルモンの主要なメッセンジャーホルモンである．成長ホルモンは血中半減期が短く日内変動が大きいため，血中濃度が安定しているIGF-Ⅰを成長ホルモン分泌状況の指標としている．

DHEA（dehydroepiandrosterone）は主に副腎で産生されるステロイドホルモンであり，これから50種類以上ものホルモンが作られさまざまな回路に関与することから，「ホルモンの母」あるいは「万能ホルモン」といわれる．成長ホルモンとともにアンチエイジングライフを送るためのキーホルモンとしてその重要度や注目度は高い．DHEAは血中では微量なため，豊富に存在する硫酸エステル型のDHEA-s（DHEA-sulfate）を測定することが多い．

これらのほかに，性ホルモン〈エストラジオール，プロゲステロン，総・遊離テストステロン，黄体ホルモン（LH），卵胞ホルモン（FSH）〉，甲状腺ホルモン（FT_4，FT_3，TSH），内分泌学的ストレスマーカーの一つであるコルチゾル，メタボリックシンドロームのリスクをみるインスリンなどが測定項目として挙げられる．

抗加齢医学では，それぞれの年齢において心身が最も生き生きとした状態であるオプティマルヘルス（最適な健康）を目標とするが，実際には暦年齢（実年齢）の7～8掛け相当の年齢を目指すことになる（例えば60歳なら42～48歳）[1,2]．ホルモン分泌機能についても，何歳相当の平均値であるかが推定可能である[2]．

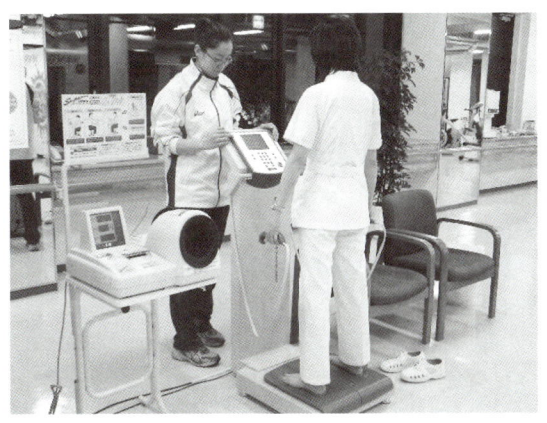

図2 体組成計（バイオスペース：InBody）

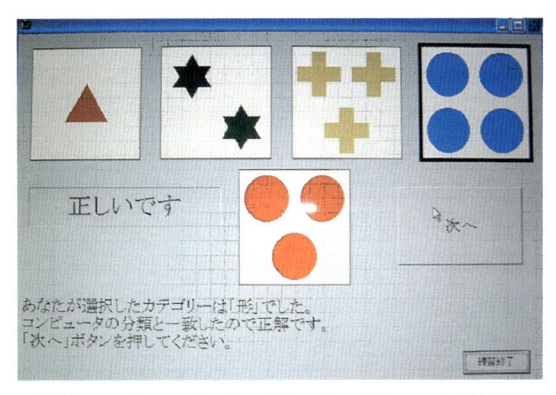

図3 Wisconsin Card Sorting Test―慶応-FS version

D 筋年齢

体重や体脂肪のみならず，四肢や体幹の筋肉の量や分布などを詳細に測定可能な体組成計が広く用いられている（バイオスペース：InBody：**図2**，フィジオン：physion MD など）．

握力は上肢筋のみならず全身の筋力のおおまかな指標になることから，簡易的な筋力検査法として有用であるが，体重で補正した握力指数で評価することが望ましい．各年齢の指数との照合により握力年齢を知ることができる．

下肢の筋力については，高さの違う台を用いた坐位からの立ち上がりテスト[3]によって得られる体重支持指数（weight bearing index：WBI）を指標とする方法のほかに，一定時間内での椅子からの立ち上がり回数で簡易的に評価する方法などがある．

E 骨年齢

更年期を過ぎ老年期に入る頃には，骨量減少抑制作用のある女性ホルモンの分泌量は男性を下回るほどになり，骨粗鬆症による骨折のリスクが高まることから，特に女性では骨密度の測定は重要である．日本骨代謝学会では，精度が高く治療モニターが可能な腰椎または大腿骨頸部のDEXA（dual energy X-ray absorptiometry）法による測定を推奨している．評価については，若年成人の平均値との比較（% Young Adult Mean：%YAM，T-score）でなされている．

骨粗鬆症関連マーカーの血中オステオカルシン，尿中デオキシピリジノリン（D-Pry）やⅠ型コラーゲンN末端架橋（NTX）などの測定も有用である．

F 神経年齢

脳の前頭葉機能（高次脳機能）については，Wisconsin Card Sorting Test（WCST）を簡略化しコンピューターソフトにしたWCST-慶応-FS version（**図3**）が広く使われている（http://cvddb.med.shimane-u.ac.jp からダウンロード可能）．また，パソコン画面上にランダムに分布する数字や平仮名を順に押していく視覚探索課題により評価する機器（脳年齢計ATMT：Advanced Trail Making Test；elk社）や[4]，ランダム打点で脳年齢をみる機器（健康年齢計AMTHAT；日本システム開発）なども用いられている．

自律神経，特に交感神経の興奮状態をみる良導絡自律神経測定はアンチエイジングドックの付加的な神経系検査として考慮される（ノイロメーター MD-21：マルタカ・パルス）．

G その他の検査（老化の危険因子の検査）

その他の老化に関わる因子の検査として，NK（natural killer）細胞活性，IL-6 などの測定（免疫機能），d-ROM（diacron-reactive oxygen metabolites)・BAP（biological antioxidant potential）テスト（酸化ストレス・抗酸化力），8-OHdG（8-hydroxy-deoxyguanosine），イソプラスタン，過酸化脂質（lipid peroxide：LPO），コエンザイムQ10（CoQ10）酸化率などの測定（酸化ストレス度），レプチン，カルニチン測定（肥満関連因子），血液流動性検査（いわゆる血液さらさら度検査），有害重金属検査，ビタミン・ミネラル測定などがあり，ドックの検査項目として可能な限り用いることが望ましい．

まとめ

本稿ではアンチエイジングドックの対象となる主要な臓器・器官の年齢評価について述べたが，体内の老化状況をトータルでみる体内年齢（生物学的年齢）を算出する方法の研究も進められており[5,6]，より精度の高い老化状況の評価のもとに抗加齢医療が施されることが期待される．

アンチエイジングドックは，それぞれの医療機関の施設事情に応じてさまざまな形で実施されているのが現状である．ほかの稿で紹介されているアンチエイジングドック支援システムの導入から始めるのも一つの有力な方法であろう．このシステムの導入施設の増加は，標準化されたデータが大量に集積されるため，エビデンスに基づく抗加齢医学・医療の確立と普及に貢献することになるであろう．

文 献

1) 日本抗加齢医学会専門医・指導士認定委員会編集：アンチエイジング医学の基礎と臨床（改訂第2版）．メジカルビュー社，東京，158-163，2008
2) 米井嘉一，高橋洋子：ホルモンからみたアンチエイジング．JOHNS **23**(10)：1489-1492，2007
3) 村永信吾：立ち上がり動作を用いた下肢筋力評価とその臨床応用．昭和医学会雑誌 **61**(3)：362-367，2001
4) 梶本修身，山下 仰，高橋清武，他：Trail-Making-Testを改良した「ATMT脳年齢推測・痴呆判別ソフト」の臨床的有用性．新薬と臨床 **49**(4)：104-115，2000
5) 中村榮太郎：老化は測れるか？―ヒトの生物学的年齢の推定．基礎老化研究 **27**(3)：108-115，2003
6) Ueno LM, Yamashita Y, Moritani Y, et al：Biomarkers of Aging in Women and the Rate of Longitudinal Changes. J Physiol Anthropol **22**：37-46, 2003

2. 血管年齢の評価方法

防衛医科大学校内科1 石神　徳郎
静岡がんセンター研究所地域資源研究部 楠原　正俊

Key words　血管年齢，メタボリックシンドローム，脈波伝搬速度，頸動脈エコー

要　点
1. 加齢によりメタボリックシンドロームの罹患率が増加する一方，加齢そのものが独立した心血管系疾患発症の危険因子である．
2. 血管年齢に関する検査の目的は，症状出現以前に動脈硬化度の評価を行い血管変化の進展を阻止するところにあり，その評価が重視されている．
3. 動脈硬化の機能的評価方法として脈波伝搬速度があり，血管壁の硬化度を測定するスクリーニングとして注目されている．
4. 動脈硬化の量的・質的評価方法として頸動脈エコー・X線CT・MRIなどがあり，臨床応用が進んでいる．

　虚血性心疾患，脳卒中，閉塞性動脈硬化症などの動脈硬化性疾患は日本に限らず世界的に増加しその対策が重視されている．高血圧症，高脂血症，糖尿病といった心血管系疾患発症の危険因子が複数集積した病態がメタボリックシンドロームとして注目されている[1]．

　従来，動脈硬化の評価方法は危険因子の有無または重症度により間接的に行われてきた．動脈硬化に関する検査の目的は，症状出現以前での動脈硬化度の評価をより直接的かつ非侵襲的に行うところにあり，その評価が重視されている．

A　機能的評価

1. 脈波伝搬速度（PWV）

　血管は加齢に伴いNO（nitric oxide）産生の減少やエンドセリン産生の増加を起こし，柔軟性や弾力など機能的な変化を来す．動脈硬化の機能的評価方法として脈波伝搬速度（pulse wave velocity：PWV）があり，血管壁の硬化度の測定による血管硬化のスクリーニングとして注目されている．四肢に血圧計を巻き上腕動脈-足関節動脈間のPWV（ba-PWV）など2部位間で測定される脈波を簡便に測定することができ，2ヵ所の動脈から測定した脈波の時間差と距離をもとにPWV値が測定される．また，圧波のaugmentation index（AI）は脈動負荷の非侵襲的パラメータで，左室肥大の同定要因とされている[2]．

　PWV値は年齢，喫煙といった環境因子や高血圧，高脂血症，糖尿病といった疾患因子により増大し，動脈硬化度が高いほど増大する．PWVにより測定される動脈の硬化度は心血管系疾患による死亡の独立した危険因子となることなども報告されている（図1）[3]．

　PWVでは同時に足関節上腕動脈血圧比（ankle-brachial index：ABI）を測定することができる．ABIの正常範囲は0.9〜1.3であり，0.9以下は閉塞性動脈硬化症の存在を示唆するため間欠性跛行などの自覚症状を伴わないような場合でも早期診断に至ることがある．閉塞性動脈硬化症はほかの心血管系疾患との合併率も高く，ABIの測定によりほかの動脈硬化性疾患の存在のスクリーニングとしても利用されている．

第Ⅱ章　診断法—総論

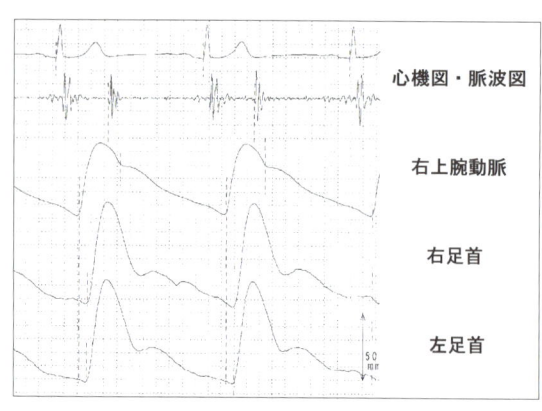

図1　脈波伝搬速度（PWV）
61歳，男性．ba-PWV 1684 cm/s（右）・1815 cm/s（左）と増大．危険因子として糖尿病と高脂血症を有していた．

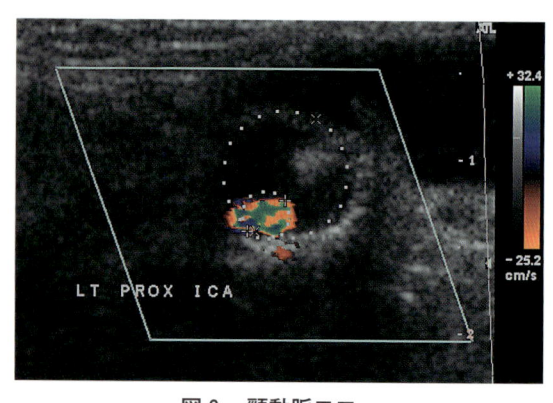

図2　頸動脈エコー
74歳，男性．全身麻酔下手術の術前検査のため頸動脈エコーを施行．左内頸動脈に90％の狭窄を認めた．

B 器質的評価

1．頸動脈エコー（頸動脈IMT）

頸動脈エコーでは動脈硬化，頸動脈疾患，脳血管疾患を評価できる．動脈が体表面に近く繰り返し定量的な評価が可能である．動脈の肥厚度や狭窄度の評価に限らず，プラークの輝度の評価による質的診断に優れている（図2）．

頸動脈エコーは全身の動脈硬化の程度の大まかな指標となり得る．特に，動脈壁の内膜表面から外膜面までを内膜中膜複合体厚（intima-media thickness：IMT）とし，1.1 mm以上の場合は動脈硬化の存在を示唆する．

2．マルチスライスCT

冠動脈疾患に対する非侵襲的な検査方法としてマルチスライスCTによる3次元血管造影法の開発が進んでおり，多くの施設で臨床応用され始めている．冠動脈造影検査と対比した診断精度では，現在のところ感度・特異度ともに90％以上といわれ診断精度はさらに向上するものと思われる．放射線被爆や造影剤の使用などの問題もあり狭心症状のないものに対する検査としてはいまだ一般化されていないが，スクリーニング検査をはじめとしてその普及がまたれる．

3．磁気共鳴画像法（MRI）

磁気共鳴画像法（magnetic resonance imaging：MRI）による心血管系の検査は多岐にわたる．MRAにおいては血管壁の性状・内膜変化・プラーク性状の診断が可能であり，構造変化を深部・体表に限らず血管全体を立体的に描出することが可能である．プラークの質的診断において優れる一方，設備と設置費用やMRI診断技術の普及の問題などがある．

まとめ

血管年齢に関する代表的な検査方法をあげた．心血管系危険因子の加療によりPWVやIMTの改善または進行阻止が報告されており，動脈硬化の早期発見または加療の効果判定として各検査方法が利用されている．これらの検査により動脈硬化を早期に評価し，禁煙や食事など生活習慣の改善に努めることが重要である．

文献

1) Park YW, Zhu S, Palaniappan L, et al：The metabolic syndrome. Arch Intern Med **163**：427-436, 2003
2) Snieder H, Hayward CS, Perks U, et al：Heritability of central systolic pressure augmentation：a twin study. Hypertension **35**：574-579, 2000
3) Lakatta EG, Levy D：Arterial and cardiac aging：major shareholders in cardiovascular disease enterprises：Part Ⅰ：aging arteries：a "set up" for vascular disease. Circulation **107**：139-146, 2003

3. ホルモン年齢の概念と評価方法

徳島大学／きたじま田岡病院
板東　浩
ばんどう　ひろし

Key words	ホルモン年齢，オプティマル値，IGF-I，DHEA，メラトニン，更年期障害，加齢男性性腺機能低下症，late-onset hypogonadism（LOH）
要　点	1．血液検査の項目では，正常値よりも加齢を考慮し目標とするオプティマル値を重要視する． 2．IGF-Iは健康観の維持に重要．オプティマル値は200〜350 ng/mlで，GHの補充療法を施行できる． 3．メラトニンは良い質の睡眠に有効で，濃度よりも患者の評価を参考に調節するとよい． 4．DHEA-s濃度の測定は今後の抗加齢医学に重要で，DHEAの補充療法で効果が期待される． 5．男性更年期としてlate-onset hypogonadism（LOH）が注目され，適切に診断を行う．

　抗加齢医学の幕開けは，1990年のThe Rudman Studyである．ウィスコンシン州立大学のRudmanが健康な高齢者に成長ホルモン（GH）を連日注射してプラセボ群と比較し，明らかに除脂肪体重，骨密度，皮膚厚の有意な増加と体脂肪の有意な減少を明らかにした．その後，米国でアンチエイジング医学が展開し，我が国でも日本抗加齢医学会による大きなうねりが認められる[1]．

　抗加齢医療は21世紀に飛躍していく体系である．従来の診断と治療と比較して，血管や神経，筋，ホルモン，骨などの側面からの研究が特徴的といえる．このなかでホルモン年齢は，濃度を測定して加齢で不足する該当ホルモンの補充が可能であり，すでにhormone replacement therapy（HRT）が施行されている．

　内分泌的環境の改善によってQOL/ADL（activity of daily living）が改善し，総合的に動脈硬化も抑制され，アンチエイジングに導かれていく[2]．

　本稿では，GH/IGF-IやDHEA-s，性ホルモン，メラトニンなどについて概説し，ホルモン年齢の概念と評価方法についても解説を行う．

表1　加齢によるホルモンの低下に伴う症状

1）エネルギーの低下
2）運動能力や筋力の弱体化
3）性的ときめきや，精力の低下
4）意欲・精神的な鋭さの低下
5）視覚能力の低下
6）除脂肪筋肉量の減少
7）骨粗鬆症の進行
8）皮膚のツヤ・ハリ，柔軟性の低下

（米井嘉一．現代のエスプリ 430：178-187, 2003[3]より）

A 加齢とホルモンの概説

　一般に，加齢によって人にはさまざまな症状がみられるようになる．そのなかで，ホルモンの低下に関わる症状を表1に示した．これらには，加齢に伴う4つのpauseが関与している．つまり，次の①〜④のようにまとめられる．

① somatopause　GH/IGF-Ⅰ　下垂体/肝
② adrenopause　DHEA　副腎
③ andropause　テストステロン　精巣
④ menopause　エストロゲン　卵巣

これらを踏まえたうえで，アンチエイジングを考えていきたい．問診と検査で評価し，治療や対処には，食事療法（サプリメント療法を含む），運動療法，精神療法の三本柱がある．これらに加えて，必要時にはホルモン補充療法を含む薬物療法なども行いうる．

各年齢で心身ともにイキイキとした理想的な健康状態が望ましい．これをオプティマル・ヘルス（optimal＝最適の）と呼ぶ．血液検査で各項目には基準値（参考値，標準値）が設定されている．しかし，その範囲内にあればよいのではなく，年齢や対象者に応じた目標値として「オプティマル値の概念」が重要となる[3]．

これらに加え，将来的には体格指数（body mass index：BMI）を算出し，医学的根拠に基づいた方法での設定が望まれる．さらに，各人のライフスタイルを加えて評価し，アドバイスや治療を行っていくのが理想であろう[4]．

B GH/IGF-Ⅰ系

下垂体から分泌される成長ホルモン（GH）は，肝臓で作られるIGF-Ⅰとの相互作用によって，さまざまな組織や器官，臓器の成長に関わっている．GHの分泌は，視床下部の成長ホルモン放出ホルモン（GRH）とソマトスタチン（GIH）から二重支配を受けている．GHの分泌はepisodicであるので，GHの血中濃度の値だけから評価は難しい．代わりにGH分泌レベルの平均的指標であるIGF-Ⅰ濃度は変動が少ないため，評価に適している．

GH/IGF-Ⅰは成長が止まった後も分泌が継続し，役割として細胞のアミノ酸の受け渡し，取り込み，同化などがある．抗加齢の立場からは，若く厚い皮膚の形成，骨の強化，性的能力の維持，免疫の強化，心臓の拍出力の強化，視力の改善，健康観や意欲，記憶力の改善などが挙げられる．

GH/IGF-Ⅰは若さや健康の維持に関与し，

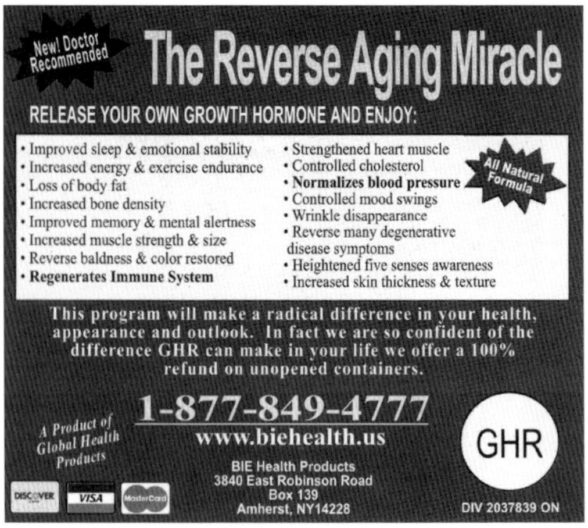

図1　米国におけるGH治療の例

GH/IGF-Ⅰレベルは30歳頃から明らかに低下する．同レベルを下げる因子は運動不足，ストレス，睡眠不足，過労，高炭水化物食，合成エストロゲン製剤の内服などである．逆に上げる因子は運動療法（負荷トレーニング），精神療法（ストレス回避，高い質の睡眠），食事療法（高蛋白，高アミノ酸）などがある．GHの補充療法は，冠血管機能，脂質レベル，血圧に有効とされる[1]．

IGF-Ⅰのオプティマル値は200〜350 ng/mlである．高値が良いのではなく，500 ng/ml以上が長期に続くと心臓肥大や癌の頻度が上昇する[3]．

なお，最近米国では，GH治療の展開がみられてきており（図1），今後は我が国でもさらなる進展が予想される．

C メラトニン

メラトニンは松果体から分泌され，その役割は体内時計として睡眠と覚醒のリズムを調節し，睡眠の質を高める．また，免疫力を高めるなど強い抗酸化作用が認められ，高い質の睡眠に伴ってGH/IGF-Ⅰ分泌を刺激するという．

メラトニン濃度は小児期に最も高く，成人後に低下してくる．これが加齢に伴って頻度が高くなる睡眠障害に関与しているという．また，同濃度は大きく変動する日内変動を示すので，メラトニン濃度の数値だけで評価するのは難しい．

臨床的に，さまざまな睡眠障害の症例にメラト

ニンの投与が試みられている．約25時間の周期で睡眠覚醒リズムを繰り返す「非24時間睡眠覚醒症候群」に対するメラトニン投与により，リズムの改善が認められた自験例も認められる．

通常の投与量は，0.5～10 mg/日と幅が大きい．投与量で判断するのではなく，患者の評価を参考にし，増減しながら適量を決めていくとよい．今後の課題としては，睡眠時無呼吸症候群におけるメラトニンの効果や，睡眠薬と同薬の選択の判断などが挙げられる．

D DHEA および DHEA-s

下垂体―副腎皮質系やDHEAについて，加齢に伴う変化や特性のポイントを示す[4]．

① 下垂体からのACTH分泌は，若年者と高齢者との間で差異はなく，コルチゾルの合成，分泌にも大きな変化はない．
② DHEAの90％が副腎由来で，血中DHEAはDHEA-sの0.1～1％と微量なので，血中アンドロゲンのほとんどはDHEA-sである（図2）．
③ DHEA-sの血中濃度は，加齢に伴って大きく低下する[4]（図3）．DHEAの分泌量は，青年期にピークに達してその後減少し，70歳でピークの20％，85歳では5％となる．その原因は，17,20-lyse活性の相対的な低下による．
④ DHEA-sのアンドロゲン活性はテストステロンの約5％ほどと低い．
⑤ 「若さの泉」として知られるDHEAは人の体内で産生されるステロイドのなかで最も多い[1]．歴史的には1934年に日本人が発見し，1996年にはRegelsonが「DHEAはスーパーホルモン中のスーパースターである」と述べた．福岡県における27年間におよぶ住民追跡研究で，男性ではDHEA-s高値群（200 μg/dl以上）で生存率が高く，長生き指標として有用となる可能性がある[5]．
⑥ DHEAは，天然型の経口内服により，DHEAおよび性ステロイドが速やかに血中濃度上昇するという利点がみられ，補充ホルモン製剤として比較的，理想的といえる[4]．50 mgのDHEA服用で血中IGF-Iの上昇が報告され，加齢によるソマトポーズの治療にも，一石二鳥の薬剤として期待される[6]．

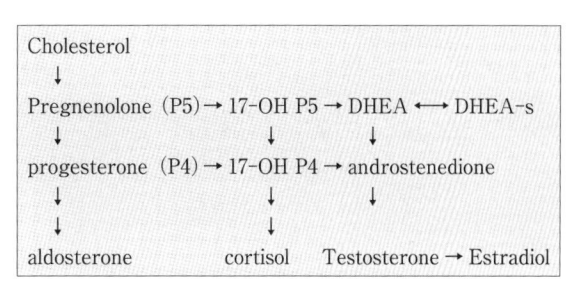

```
Cholesterol
    ↓
Pregnenolone (P5) → 17-OH P5 → DHEA ⟷ DHEA-s
    ↓                 ↓           ↓
progesterone (P4) → 17-OH P4 → androstenedione
    ↓                 ↓           ↓
aldosterone        cortisol    Testosterone → Estradiol
```

図2 DHEAとDHEA-sの合成経路

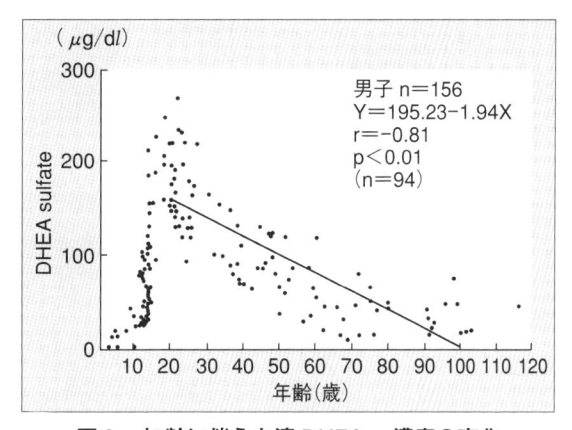

図3 加齢に伴う血清DHEA-s濃度の変化
(柳瀬敏彦．日本抗加齢医学会専門医・指導士認定委員会編集．アンチエイジング医学の基礎と臨床（改訂2版）．メジカルビュー社，2008[4]より)

表2 年齢と更年期障害の諸症状

年齢	症状
40～50	月経異常，月経不順，不正出血（女性ホルモンの不足が始まる）
45～55	ほてり，のぼせ，発汗，動悸，めまい（自律神経失調症の多数を含む）
50～60	頭重感，不眠，不安，憂うつ（精神神経症状などを含む）
55～	高血圧，脂質異常症，心臓病，脳卒中（動脈硬化に関わる疾病を含む）
60～	骨粗鬆症，骨折，腰痛（骨代謝に関わる疾病を含む）

E 女性の更年期障害

女性は45～55歳頃に閉経（menopause）を迎え，更年期が訪れる．更年期障害はエストロゲン分泌の低下が主因であり，さまざまな症状が現れる．年齢と症状のおおよその目安を表2に示す．
問診票として広く用いられているのが，女性の

表3 女性更年期に対する自己診断票

複数の症状がある項目は，いちばん強い症状で判断する．

症　状	強	中	弱	無	点数
1　顔がほてる	10	6	3	0	
2　汗をかきやすい	10	6	3	0	
3　腰や手足が冷える	14	9	5	0	
4　息切れ，動悸がする	12	8	4	0	
5　寝つきが悪い，眠りが浅い	14	9	5	0	
6　怒りやすく，すぐイライラする	12	8	4	0	
7　くよくよしたり，ゆううつになる	7	5	3	0	
8　頭痛，めまい，吐き気がよくある	7	5	3	0	
9　疲れやすい	7	5	3	0	
10　肩こり，腰痛，手足の痛みがある	7	5	3	0	
合　計　点					

【問診表の合計点に関するおおむねの評価】
・ 0～ 25 点――――異常は認められず
・26～ 50 点――――食事や運動，日常生活に注意する．特に治療必要なし
・51～ 65 点――――ホルモン補充療法により，早期に症状改善の見込み
・66～ 80 点――――やや長期の計画的なホルモン補充療法が必要
・81～100 点――――心療内科など専門的治療が必要な場合もある

更年期に対する自己診断票であり，臨床の場で活用できる（表3）．

更年期障害に対する HRT は，我が国においても多数の経験例がある．研究の継続により，更年期障害の原因として，エストロゲン不足のみならず，DHEA や GH/IGF-I の加齢に伴う分泌低下の関与が示唆されている．

近年，DHEA-s 濃度が低い場合に，加齢に伴う諸症状が DHEA の補充療法で改善するエビデンスが蓄積しつつある．DHEA の補充療法後に HRT を行う方法も報告されており，そのポイントを簡潔に示す[3]．

① 必要な診察とホルモン測定を行う．
② DHEA-s 濃度がオプティマル値より顕著に低値の場合，DHEA 補充が有効と考えられる．投与量は 5～100 mg/日であり，25 mg から開始し，2～3ヵ月ごとに濃度をチェックして，DHEA-s 濃度のオプティマル値（200～350 μg/dl，女性で 200 μg/dl）を目安とする[1,3]．
③ エストロゲン濃度および臨床症状をみて判断し，天然型エストロゲン製剤を経皮的に投与できる．血清エストラジオール濃度が 20～100 pg/ml を目安とし調節する方法が推奨される．
④ 経口投与の合成エストロゲン製剤の場合，天然型よりも，血栓や静脈炎，腫瘍の発生，肥満などの副作用の頻度が高い．その一因として，経口では消化管から吸収されて門脈から肝に運ばれ，肝での IGF-I 産生を阻害する可能性が指摘されている．一方，経皮では直接血流に入るため，肝での代謝の影響が少ないと考えられる．
⑤ 上記に加えて，補足的にインドール3カルビノールやテストステロン，甲状腺ホルモンを投与する場合もあり，詳細を表4に示した．

なお，HRT の評価について，WHI（Women's Health Initiative）の中止勧告が 2002 年に出され問題点が浮き彫りになった[7]．WHI のサブ解析[8]や，WHI 以外の臨床試験[9]で benefit と risk が明らかになりつつあり，新臨床試験（KEEPS/ELITE）が計画実施されている．

3．ホルモン年齢の概念と評価方法

表4　中高年女性のアンチエイジング

1）共通問診票・各種ホルモンの測定
2）DHEA経口投与
3）天然型エストロゲン経皮投与
4）補足療法
　・インドール3カルビノールの投与
　　（乳癌・子宮癌の予防）
　・テストステロン経皮投与
　　（意欲低下・抑うつ状態・骨粗鬆症）
　・甲状腺ホルモン測定
　　（甲状腺ホルモン低下症・相対的不足状態）
5）治療効果の判定
　　（共通問診票・各種ホルモン測定）
6）定期的検査
　　（年1回の人間ドック・癌検診など）
7）推奨される検査項目
　　IGF-I，DHEA-s，総テストステロン，エストラジオール，プロゲステロン，TSH，free T$_4$，free T$_3$

（米井嘉一．現代のエスプリ430：178-187，2003[3]）を改変）

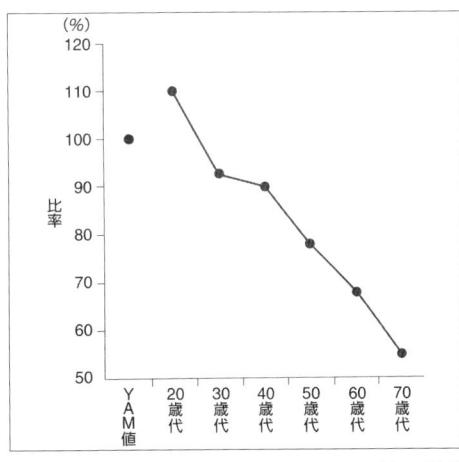

図4　加齢による遊離テストステロン値の推移
（岩本晃明，柳瀬敏彦，高　栄哲，他：日本人成人男子の総テストステロン，遊離テストステロンの基準値の設定．日本泌尿器科学会雑誌 95：751-760，2004 より）

若年成年男子（young adult male：YAM）の値を100％とし，各年代の平均値を示す．遊離テストステロン値は，年齢とともに，直線的に低下がみられる．

F　男性における更年期障害

男性の更年期という概念は，欧米から始まり，我が国でも広く認知されてきている．その原因は，加齢による男性ホルモンの不足である．検査としては，血清中の総テストステロン濃度や遊離テストステロン濃度があり，遊離テストステロン濃度は加齢とともに減少してくる（図4）[4,10]．

現在我が国で，統一的な見解はみられないが，近年，遊離テストステロン濃度が8.5 pg/ml未満を，低アンドロゲン血症（加齢男性性腺機能低下症候群，late-onset hypogonadism）と呼ぶ．臨床的には，ADAM（androgen decline in the aging male）またはPADAM（partial androgen deficiency of the aging male）との間で，明確な区別は難しい．

症状としては，身体や心の症状，自律神経症状など多岐にわたる．性欲や勃起の質の低下に加えて，疲労感，筋力低下，体毛や骨密度の低下などもみられる．

LOHに対するガイドラインとして，「加齢男性性腺機能低下症候群（LOH症候群）診療の手引き（2007）」が活用できる[11]．評価法としては，Aging Male Symptom（AMS）scoreが汎用さ

表5　Aging Male Symptom Score

1）肉体的・精神的健康状態の低下を感じる
2）関節痛・筋肉痛がある（腰痛，手足，背中など）
3）汗をよくかく（思いがけず/突然に発汗）
4）睡眠障害がある（寝つけない，睡眠不足）
5）睡眠の欲求が強く，しばしば疲労感がある
6）怒りっぽく，イライラする
7）神経過敏である（緊張感，落ち着かない）
8）不安・心配しやすい（パニックになりやすい）
9）身体的疲労感・活力不足である（能力全般の低下）
10）筋力が低下してきた（弱くなってきたと感じる）
11）憂うつ気味である（落ち込む，気分の浮き沈み）
12）自分のピークは過ぎたと感じる
13）燃え尽きたと感じる（どん底状態にある）
14）あごひげの伸びが遅くなってきた
15）性的活動，頻度が低下した
16）朝だちの回数が減少した
17）性欲や性的衝動が減少した

● なし1，軽度2，中等度3，重度4，極めて重度5と，5段階評価を総計する．
● ～26は正常，27～36は軽度，37～49は中等度，50以上は重症と判断する．
● 診断のみならず，テストステロン補充の効果をみる指標としても優れる．

（日本泌尿器科学会，日本Men's Health医学会「LOH症候群診療ガイドライン」検討ワーキング委員会編集．日本泌尿器科学会雑誌98(1)：巻末1-22，2007[11]）を改変）

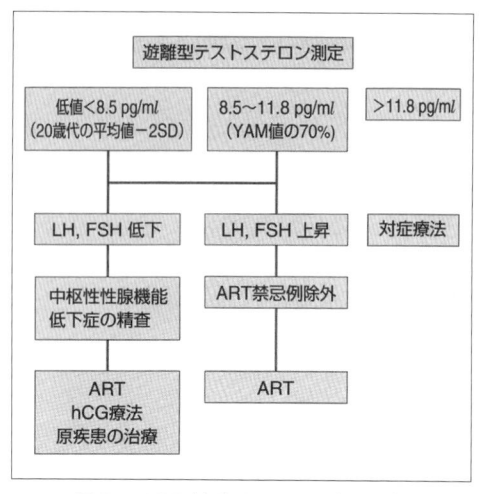

図5　ART 適応のフローチャート
（日本泌尿器科学会，日本 Men's Health 医学会「LOH 症候群診療ガイドライン」検討ワーキング委員会編集．日本泌尿器科学会雑誌 98(1)：巻末 1-22，2007[11] より）

テストステロン補充（androgen replacement therapy：ART）については，ガイドラインに沿って判断する．

れている（表5）．テストステロン補充（androgen replacement therapy：ART）については，フローチャートに従って判断するとよい（図5）．

なお，注意すべき点がある．頻度が高い症状として，意欲の低下やうつ症状などがみられるため，しばしば抗うつ薬が投与される．この場合，性欲低下や勃起不全（erectile dysfunction：ED）を来すので，抗うつ作用を有するテストステロン投与を考慮するなど，症例に応じて対応すべきであろう．

G　ホルモン年齢

アンチエイジングドックが次第に広まっており，一例として筆者のデータを表6に示す．IGF-I および DHEA-s 濃度はオプティマル値の範囲で，遊離テストステロンはやや低値である．国体のスケート代表選手（42～46歳）というアスリートの生活習慣を有する48歳男性のデータとして問題はないと思われる．

なお，テストステロン濃度の測定は最近研究が進んできた．血液中の総テストステロン，遊離テ

表6　アンチエイジングドック結果の一例

・free T$_4$	1.44 ng/dl	（0.90～1.70）
・IGF-I	160 ng/ml	（106～398）
・cortisol	11.8 μg/dl	（4.0～18.3）
・DHEA-s	1280 ng/ml	（830～3960）
・free testosterone	12.3 pg/ml	（14～40）

ストステロン，活性テストステロン，唾液中テストステロン濃度が臨床応用され，近年簡易法として唾液中のテストステロン濃度測定が普及している[12]．

以上のように，DHEA-s と IGF-I 血中濃度を基準としたホルモン年齢の概念が今後広く適用されるであろう．中高年にとって大問題の更年期に対して，現状を把握し対処が可能となる．その際には，抗加齢 QOL 共通問診票（AAQOL）を活用できる．筆者らがカテゴリー分類を行った方法で，身体的，精神的，心理的な側面からの検討も有用と思われる（表7）[13]．

まとめ

本稿では，アンチエイジングにおけるホルモン年齢の関連事項について解説した．臨床の現場における問診票や検査の提出項目，解釈や指導についても記載したので，実際に役にたてば幸いである．この領域は，現在さらに展開しており，さらなる今後の発展に期待していきたい．

文　献

1) Grossman T：Current Thoughts on Hormone Replacement—Human growth hormone, DHEA, melatonin—. 日本抗加齢医学会雑誌 1(1)：111-115, 2004
2) 三木哲郎監修：抗加齢ドックの実際～動脈硬化と闘うために～．メディカルビュー社，東京，2009
3) 米井嘉一：抗加齢医学に基づくホルモン補充療法．アンチエイジングの科学．現代のエスプリ 430：178-187, 2003
4) 日本抗加齢医学会専門医・指導士認定委員会編集：アンチエイジング医学の基礎と臨床（改訂2版）．メジカルビュー社，東京，86-121, 316-327, 2008
5) Enomoto M, Adachi H, Fukami A, et al：Serum DHEA-S levels predict longevity in men：27-year follow up study in a community-based cohort (Tanushimaru study). J Am Geriat Soc 56：994-998, 2008
6) 柳瀬敏彦：誌上ディベート　DHEA は摂取すべきか否

3．ホルモン年齢の概念と評価方法

表7 抗加齢QOL共通問診票（AAQOL）のカテゴリー化における検討

	Category	Symptom		Category	Symptom
a	VDT-related symptoms	tired eyes blurry eyes eye pain stiff shoulders muscle pain/strain lethargy headache	e	Loss of self-confidence	loss of motivation no feeling of happiness nothing to look forward to daily life is not enjoyable loss of confidence pessimism anxious before sleeping
b	Fatigue-related symptoms	shortness of breath overweight lethargy no feeing of good health appetite loss early satiety epigastralgia	f	Anxiety-related symptoms	lapse of memory inability to concentrate inability to solve problems inability to decide a sense of tension anxiety without reasons vague feeling of fear
c	Persistent neurological symptoms	palpitation thirst headache dizziness tinnitus lumbago arthralgia	g	Autonomic nerve-related symptoms	dizziness tinnitus edema sweating frequent urination hot flush cold sensation
d	Depression-related symptoms	irritability short temper reluctance to talk depression feeling of uselessness shallow sleep difficulty falling asleep	h	Fragile constitution	weight loss skin problems weak chest coughing and sputum diarrhea constipation cold sensation

(Bando H, Nakamura T, Yonei Y, Yoshioka T. Primary Care 4(1)：47-51, 2006[13]）より）
AAQOLには，身体的・精神的・心理的な評価項目がある．これらを各項目ごとに評価するよりも，グループとして捉えて比較すると，複数の対象群の間で有意差が認められ，臨床的有用性が認められた[13]．

か？ 日本抗加齢医学雑誌 4：61-64，2008
7) Rossouw JE, Anderson GL, Prentice RL, et al：Writing Group for the Women's Health Initiative Investigators. Risks and benefits of estrogen plus progestin in healthy postmenopausal women：principal results from the Women's Health Initiative randomized controlled trial. JAMA 288(3)：321-333, 2002
8) Hsia J, Langer RD, Manson JE, et al：Conjugated equine estrogens and coronary heart disease：the Women's Health Initiative. Arch Intern Med 166(3)：357-365, 2006
9) Salpeter SR, et al：Coronary heart disease events associated with hormone therapy in younger and older women. A meta-analysis. J Gen Intern Med 21(4)：363-366, 2006

10) 久保 明：ホルモン．アンチエイジング・未病医学検査テキスト．南江堂，東京，89-108, 2008
11) 日本泌尿器科学会，日本Men's Health医学会「LOH症候群診療ガイドライン」検討ワーキング委員会編集：加齢男性性腺機能低下症候群（LOH症候群）診療の手引き．日本泌尿器科学会雑誌 98(1)：巻末1-22, 2007
12) 坂口菊恵，長谷川寿一：唾液中testosteroneの液体クロマトグラフィー・タンデム型質量分析による測定．臨床病理 53(5)：388-394, 2005
13) Bando H, Nakamura T, Yonei Y, Yoshioka T：Investigation of quality of life in athletes from an anti-aging perspective. Primary Care 4(1)：47-51, 2006
14) 岩本晃明，柳瀬敏彦，高 英哲，他：日本人成人男子の総テストステロン，遊離テストステロンの基準値の設定．日本泌尿器科学会雑誌 95：751-760, 2004

4. 酸化ストレスマーカーの検査方法

三幸会 北山病院
谷川 徹
たにがわ とおる

Key words	酸化ストレス，フリーラジカル，活性酸素，8-OHdG，イソプロスタン，コエンザイム Q10（CoQ10）
要 点	1. 酸化ストレスは疾病の原因となる一次的ストレスと，疾病により生じる二次的ストレスに分けられ，酸化ストレスマーカーはこれらの総合結果を測定している． 2. 抗酸化物質の変化，酸化傷害分子，生体のストレス応答が酸化ストレスマーカーとなる． 3. 8-OHdG，過酸化脂質，イソプロスタン，CoQ10 の酸化などがよく用いられる臨床指標である．

　生体内は全体として還元的な環境であり，酸素に電子を渡すことにより自由エネルギーを獲得してホメオスタシスを維持している．このコントロールされた過程の一定範囲からの逸脱を酸化的ストレスと考えることができる．酸化反応という化学反応の定義に限定されない生物学的な言葉である．

　酸化ストレスは一次的ストレスと二次的ストレスに分けて考えることができる．原因によらず疾病状態では炎症や遷移金属の遊離により酸化ストレスが生じる．このような結果としてのストレスは悪循環を形成して一次的なストレスともなり得る．

　酸化ストレスマーカーはいずれの場合でも変動する．したがって，値を解釈する場合，それが原因か，結果か，またはその両方かを常に念頭におく必要がある．しかし，現実にはその区別は難しい．

　酸化ストレス下では，生体の抗酸化物がまず働き，次に傷害分子が生じ，同時に防御機構の応答が起こる．酸化ストレスマーカーはこれらの区分により抗酸化物の変動，傷害分子の検出，生体応答に分けることができる．

　臨床マーカーは疾病感受性，病態解析，種々介入の効果判定に有用でなければならない．多くの指標が酸化ストレスマーカーとして報告されている（表 1）なかで，臨床応用の可能性の高いものいくつかについて述べる．

A 酸化的傷害分子の検出

1. 8-OHdG

　DNA（deoxyribonucleic acid）はヒドロキシルラジカルなどの活性種による攻撃を受けて，2本鎖の切断や塩基の修飾を常時受けている．その多くは修復機構により復元されるが，その結果として酸化修飾されたヌクレオチドが生じ，その一部は組織から出て血液中や尿中に観察されると考えられている．グアニンの酸化修飾で生じた 8-OHdG は量的に多く，また測定法が早くに確立されたものであり，DNA の酸化傷害指標としてもっともよく利用されている（図 1）[1]．高速液体クロマトグラフィ-電気化学検出器（high performance liquid chromatography-electrochemical detector：HPLC-ECD）が標準法であるが，より臨床で用いやすい ELISA（enzyme-linked

4．酸化ストレスマーカーの検査方法

表1　主な酸化ストレスマーカー

I　抗酸化物の変動
　・血清総抗酸化能（FRAP，ORACなど）の低下
　・各抗酸化物の減少（αトコフェロール，ビタミンCなど）
　・酸化体：還元体比の上昇
　　　　　　デヒドロアスコルビン酸：アスコルビン酸比
　　　　　　GSSG：GSH比
　　　　　　コエンザイムQ10のキノン体：ヒドロキノン体比
　　　　　　アラントイン：尿酸比
II　酸化生成物の増加
　A　脂質関連
　　・TBARS（チオバルビツール酸反応物質）
　　・脂質ヒドロペルオキシド
　　・イソプロスタン類
　　・HODE（ヒドロキシリノール酸）
　　・HODE異性体比（EE/ZE）
　　・アルデヒド（MDA, HNE, アクロレインなど）
　　・酸化LDL
　B　蛋白質関連物質
　　・カルボニル化合物
　　・SH酸化物
　　・ニトロチロシン
　　・クロロチロシン
　C　核酸関連物質
　　・8-OHdG
III　生体反応
　・転写因子活性化
　・抗酸化酵素誘導
　　MnSOD
　　HO-1
　・血清尿酸値上昇
　・8-OHdG上昇（修復？）

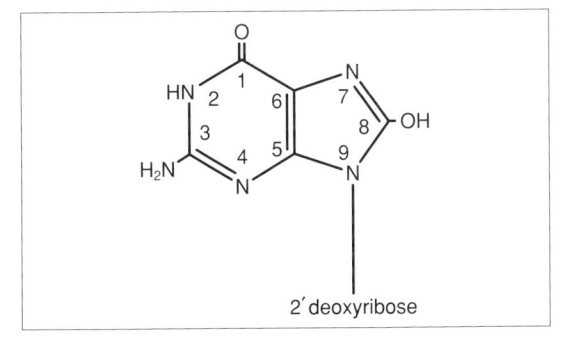

図1　8-OHdG

immunosorbent assay）のキットが発売されている．血中尿中での結果はDNA傷害以外にヌクレオチドレベルでの酸化や修復機構の働きに左右される可能性がある．癌，肝炎，アルツハイマー病，糖尿病などで増加し，糖尿病ではコントロール状態で増減するといわれる．癌組織では8-OHdGが増加している．癌患者での血液・尿中の増加は主にホスト細胞でなく，主に癌細胞由来と考えられている．

2．過酸化脂質

脂質の過酸化はリポキシゲナーゼによるほか，コントロールされないラジカル反応により生じる．生じた過酸化脂質は新たなラジカルの発生源ともなる．HPLC-化学発光法などで，リン脂質，コレステロールエステル由来の各種の過酸化脂質を分離して測定することができる．チオバルビツール酸（thiobarbituric acid：TBA）反応物質は古くより過酸化脂質量の指標として用いられてきた．マロンジアルデヒドなどの過酸化脂質由来のアル

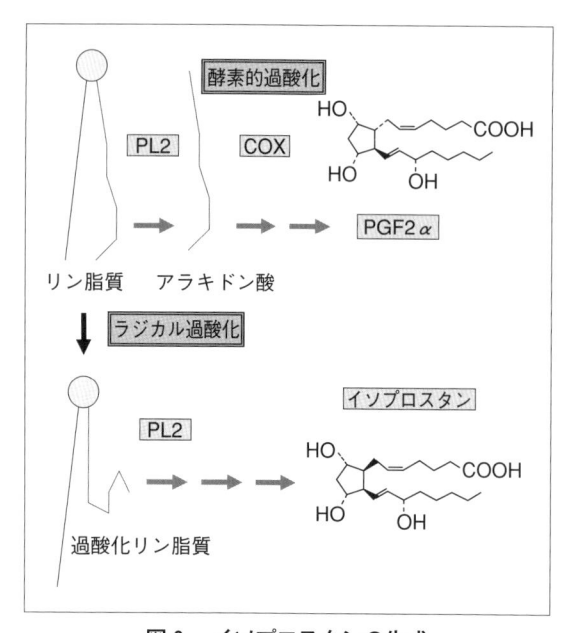

図2　イソプロスタンの生成
PL2：phospholipase2, COX：cyclo-oxigenase

デヒドが反応主体と考えられている．血清サンプルに対してはTBA法は疑問視されている．

3．イソプロスタンなど

プロスタグランディン合成はアラキドン酸をホスホリパーゼAによって切り出した後，シクロオキシゲナーゼを経る．リン脂質の状態でアラキドン酸が酸化されると総称してイソプロスタンと呼ばれるいくつかの類似化合物が生じる（**図2**）．生体内脂質過酸化の鋭敏な指標として測定されている．ガスクロマトグラフィ/質量分析法（gas chromatography/mass spectrometry：GC/MS）が標準的測定法であるが，ELISAによっても測定される．リノール酸は血液中ではアラキドン酸よりもともと高濃度に存在し，リノール酸の過酸化物が還元されて生じるヒドロキシリノール酸はイソプロスタンに比して3桁多く存在するといわれる．GC/MCでの測定であり，簡便性には欠けるが，有用な指標になると期待されている[2]．イソプロスタンより反応経路がストレートであること，異性体を区別して測定することにより，酵素的な過酸化とラジカル反応による過酸化を区別できるなどの利点もある．

図3　コエンザイムQ10の酸化還元

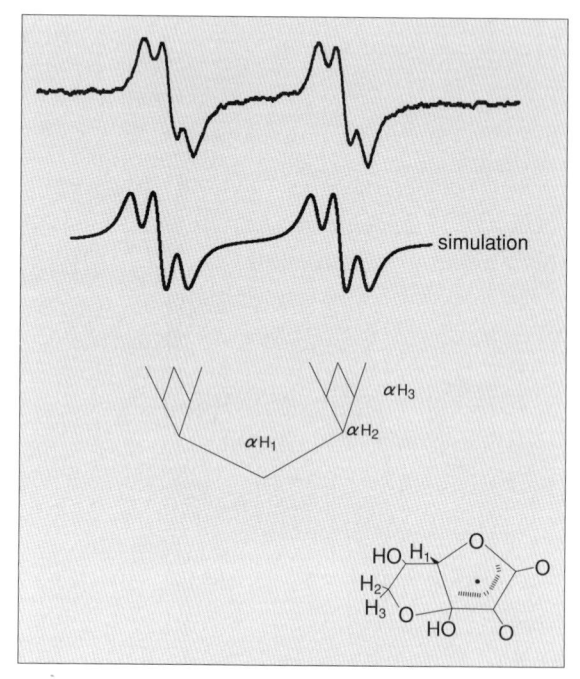

図4　アスコルビルラジカルの電子スピン共鳴（electron spin resonance：ESR）スペクトル
酸化ストレスとなる鉄イオンの指標となる．

B　抗酸化防御系の変動

1．コエンザイムQ10（CoQ10）

ミトコンドリアの電子伝達にかかわるほか，リポ蛋白中に存在するCoQ10は抗酸化的な役割があるのではと考えられている．還元型（ヒドロキノン型）のユビキノールにもチェインブレイカーとしての役割が考えられている．還元型はセミキノンラジカルを経て酸化型（キノン型）のユビキノンになる（**図3**）．インビトロの血清酸化系で

4．酸化ストレスマーカーの検査方法

表1　主な酸化ストレスマーカー

Ⅰ　抗酸化物の変動
　・血清総抗酸化能（FRAP, ORACなど）の低下
　・各抗酸化物の減少（αトコフェロール，ビタミンCなど）
　・酸化体：還元体比の上昇
　　　　　　デヒドロアスコルビン酸：アスコルビン酸比
　　　　　　GSSG：GSH比
　　　　　　コエンザイムQ10のキノン体：ヒドロキノン体比
　　　　　　アラントイン：尿酸比
Ⅱ　酸化生成物の増加
　　A　脂質関連
　　　・TBARS（チオバルビツール酸反応物質）
　　　・脂質ヒドロペルオキシド
　　　・イソプロスタン類
　　　・HODE（ヒドロキシリノール酸）
　　　・HODE異性体比（EE/ZE）
　　　・アルデヒド（MDA, HNE, アクロレインなど）
　　　・酸化LDL
　　B　蛋白質関連物質
　　　・カルボニル化合物
　　　・SH酸化物
　　　・ニトロチロシン
　　　・クロロチロシン
　　C　核酸関連物質
　　　・8-OHdG
Ⅲ　生体反応
　・転写因子活性化
　・抗酸化酵素誘導
　　MnSOD
　　HO-1
　・血清尿酸値上昇
　・8-OHdG上昇（修復？）

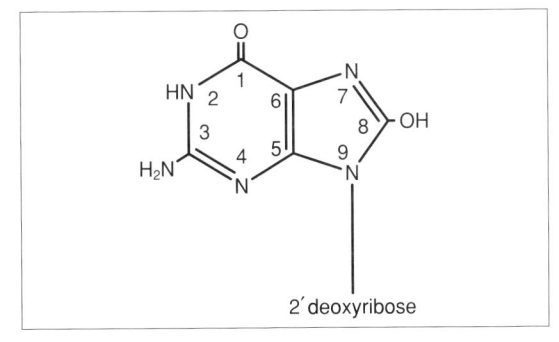

図1　8-OHdG

immunosorbent assay）のキットが発売されている．血中尿中での結果はDNA傷害以外にヌクレオチドレベルでの酸化や修復機構の働きに左右される可能性がある．癌，肝炎，アルツハイマー病，糖尿病などで増加し，糖尿病ではコントロール状態で増減するといわれる．癌組織では8-OHdGが増加している．癌患者での血液・尿中の増加は主にホスト細胞でなく，主に癌細胞由来と考えられている．

2．過酸化脂質

脂質の過酸化はリポキシゲナーゼによるほか，コントロールされないラジカル反応により生じる．生じた過酸化脂質は新たなラジカルの発生源ともなる．HPLC-化学発光法などで，リン脂質，コレステロールエステル由来の各種の過酸化脂質を分離して測定することができる．チオバルビツール酸（thiobarbituric acid：TBA）反応物質は古くより過酸化脂質量の指標として用いられてきた．マロンジアルデヒドなどの過酸化脂質由来のアル

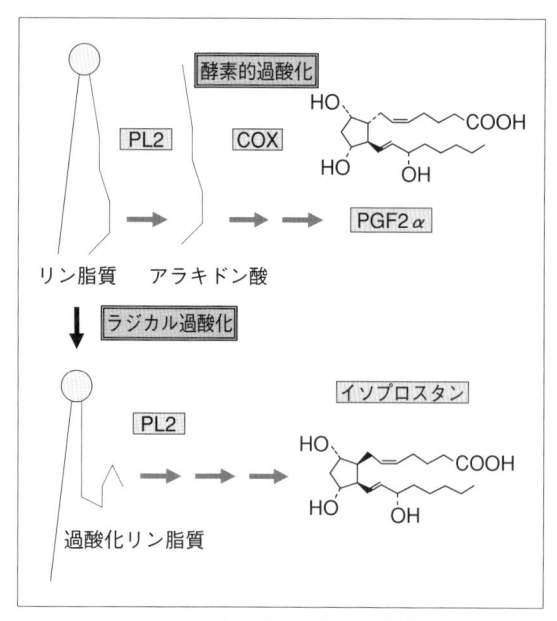

図2　イソプロスタンの生成
PL2：phospholipase2, COX：cyclo-oxigenase

デヒドが反応主体と考えられている．血清サンプルに対してはTBA法は疑問視されている．

3．イソプロスタンなど

プロスタグランディン合成はアラキドン酸をホスホリパーゼAによって切り出した後，シクロオキシゲナーゼを経る．リン脂質の状態でアラキドン酸が酸化されると総称してイソプロスタンと呼ばれるいくつかの類似化合物が生じる（**図2**）．生体内脂質過酸化の鋭敏な指標として測定されている．ガスクロマトグラフィ/質量分析法（gas chromatography/mass spectrometry：GC/MS）が標準的測定法であるが，ELISAによっても測定される．リノール酸は血液中ではアラキドン酸よりもともと高濃度に存在し，リノール酸の過酸化物が還元されて生じるヒドロキシリノール酸はイソプロスタンに比して3桁多く存在するといわれる．GC/MCでの測定であり，簡便性には欠けるが，有用な指標になると期待されている[2]．イソプロスタンより反応経路がストレートであること，異性体を区別して測定することにより，酵素的過酸化とラジカル反応による過酸化を区別できるなどの利点もある．

図3　コエンザイムQ10の酸化還元

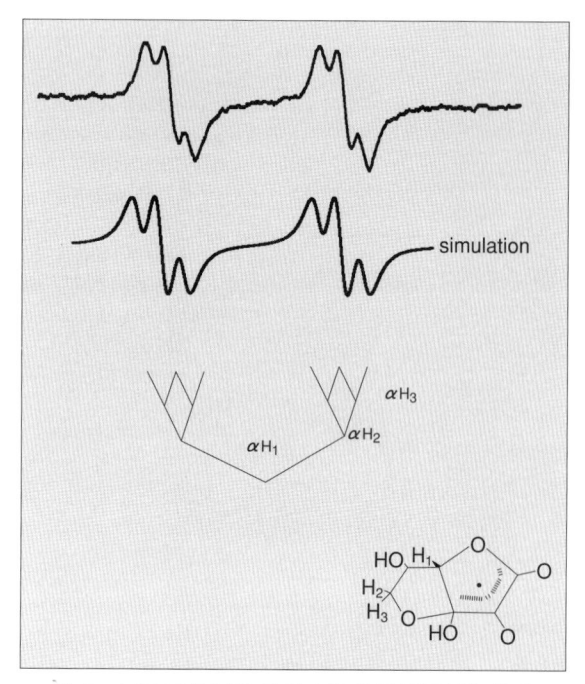

図4　アスコルビルラジカルの電子スピン共鳴（electron spin resonance：ESR）スペクトル
酸化ストレスとなる鉄イオンの指標となる．

B　抗酸化防御系の変動

1．コエンザイムQ10（CoQ10）

ミトコンドリアの電子伝達にかかわるほか，リポ蛋白中に存在するCoQ10は抗酸化的な役割があるのではと考えられている．還元型（ヒドロキノン型）のユビキノールにもチェインブレイカーとしての役割が考えられている．還元型はセミキノンラジカルを経て酸化型（キノン型）のユビキノンになる（**図3**）．インビトロの血清酸化系で

アスコルビン酸に引き続き，トコフェロールの酸化に先立ち CoQ10 が酸化されるという報告がある．肝炎やアプガーの低い新生児で酸化型が増加すると報告されていて，酸化体/還元体比が酸化的ストレスのマーカーとして利用できるかも知れない[3]．健常人のようにビタミン C がふんだんにある状態で変化するかどうか，またその変化に意義があるかどうかは定かでない．

2．アスコルビン酸

アスコルビン酸総量や酸化型/還元型比などが考えられるマーカーである．総量，還元/酸化比も喫煙で低下することが知られている．血液中では常時アスコルビン酸は酸化され，赤血球酵素などによりリサイクルされており，定常的な濃度として還元型，酸化型（デヒドロアスコルビン酸）の濃度が決まっている．採血分離した状態ではそのサイクルが停止することもあり，有用なマーカーにはなりにくい．血液中の総濃度の低値は摂取不足や酸化ストレスが考えられる．しかし，血中濃度の増加は細胞内濃度が細胞外濃度より数桁高いため，組織傷害が原因でも生じることに注意が必要である．中間的酸化体であるアスコルビルラジカルは鉄イオン濃度に左右されるため，遊離鉄測定にも用いられる[4]（図 4）．

3．ビタミン E

ビタミン E は α トコフェロールを中心として数種類あり，生体脂質中の重要なチェインブレーカーである．激しい酸化ストレス状態では消費されて減少する．血液中ではリポ蛋白中にあるので，高脂血症では増加する．生体利用性を考え，通常血清総脂質量や総コレステロール量で補正して考える．γ トコフェロールやトコトリエノールは少量しか存在しないが，それぞれ特有の生理的意義があるとされる．α トコフェロールのみをサプリメントで補充するとこれらが逆に低下するので，注意する必要がある．

4．血液チオール

血液中にはグルタチオン（glutathione：GSH），システインなどの小分子スルフヒドリル（sulfhydryl：SH）化合物は低濃度でしか存在せず，全体の SH 量は多くアルブミンによっている．アルブミンは表面に 1 個の SH 基をもっていて，各種の酸化ストレスで酸化される．グルタチオンは細胞内濃度が高く，血清では微量しか存在しないが，酸化型グルタチオン（glutathione disulfide：GSSG）との比率である酸化比（GSSG/GSH 比）は疾患で増加することが報告されている．

5．尿　酸

尿酸は酸化されるとアラントインになり，ウリカーゼを欠損する霊長類ではアラントイン/尿酸比を酸化ストレスマーカーと考えることができる．酸化ストレス下に尿酸成生が増すのが適応的かどうかには議論があるが，そうであれは尿酸値そのものもマーカー的意味合いが生じる．尿酸は強い抗酸化物質とされながら，その血清高値は痛風を起こすため治療対象になっており，一方，低値の場合の臨床的意義は明らかでない．強い酸化的ストレス下に置かれていると考えられる腎不全患者で FRAP（ferric reducing antioxidant potential）などの血清総抗酸化能が高くなるという一見矛盾した現象は尿酸高値のためである．このように血清尿酸値は多義的であり，簡単な指標ではないが，ほかのマーカーと常に合わせて見る必要のある因子であることには間違いない．

6．血清の全抗酸化能

すでにキット化されているものを含め，いくつかの方法が提供されている．鉄（Ⅱ）イオンの還元能力を見る FRAP，ペルオキシルラジカルの消去活性を見る TRAP（total radical-trapping antioxidant parameters）や ORAC（oxygen radical absorbance capacity），フェリルミオグロビンラジカルから ABTS$^+$・ラジカルの発生に対する抑制を見る TEAC（trolox equivalent antioxidant capacity）などがある．ABTS は発色剤 2,2′-azinobis（3-ethylbenzothiazoline-6-sulfonic acid）である．水溶性の α トコフェロール類であるトロロックスの抗酸化力に比較して表現されることが多い．抗酸化食品の摂取後，これらの値は増加するが，食品の組み合わせや個人差も大きく，単純に抗酸化物の吸収と血中濃度の上昇を見ているのではなさそうである．これらの測定法は血清のみならず，食品に対しても応用でき，摂取食品（野菜・果物）の総抗酸化能が高ければ，喫煙者の胃癌リスクが減少するとする報告などがある．

C 生体応答

酸化ストレスにより，Nrf2 や腫瘍壊死因子 α（tumor necrosis factor α：TNFα）などの転写因子が活性化され，抗酸化酵素や HO-1 などの種々の蛋白合成誘導が起こる．傷害分子検出より鋭敏なバイオアッセイとなる可能性がある反面，シグナル伝達では化学物質によるストレスとのオーバーラップもあり，適切な酸化ストレスマーカーとなるかどうかは今後の課題である．

まとめ

多くの酸化ストレスマーカーが提案されていて，病態と酸化ストレスの関連が示されている．個々のマーカーがヒトで未病時にリスクを判定する指標となるか，介入の効果判定に有用かは今後の課題である．また，まったく新たなマーカーがプロテオミクスなどの手法を通じて得られることを期待したい．

文献

1) Kasai H：Chemistry-based studies on oxidative DNA damage：formation, repair, and mutagenesis. Free Radic Biol Med **33**(4)：450-456, 2002
2) Yoshida Y, Hayakawa M, Niki E：Total hydroxyoctadecadienoic acid as a marker for lipid peroxidation in vivo. Biofactors **24**(1-4)：7-15, 2005
3) Yamamoto Y, Yamashita S：Ubiquinol/ubiquinone ratio as a marker of oxidative stress. Methods Mol Biol **186**：241-246, 2002
4) Buettner GR：Ascorbate oxidation：UV absorbance of ascorbate and ESR spectroscopy of the ascorbyl radical as assays for iron. Free Radic Res Commun **10**(1-2)：5-9, 1990
5) 二木悦雄，野口範子，内田浩二編集：酸化ストレスマーカー．学会出版センター，東京，2005

5. 糖化と抗糖化

日本女子大学家政学部食物学科　永井　竜児
同　島崎　智子
同　堀越　綾子

Key words　メイラード反応，糖化反応後期生成物（AGEs），翻訳後修飾，生活習慣病，抗AGE抗体，酸化ストレス

要点
1. 糖化は翻訳後修飾反応の一つであり，様々な蛋白に進行する．
2. 糖化反応後期生成物であるAGEsは単一構造ではなく，現在までに30種類以上のAGE構造体が報告されている．
3. 蛋白のわずかなAGE化が細胞機能に影響を及ぼす場合がある．
4. AGE生成阻害剤は糖尿病合併症の発症を抑制することが報告されている．
5. 血糖値マーカーであるヘモグロビンA_{1c}（メイラード反応前期生成物）のみならず，糖尿病合併症のマーカーとなるAGEsの探索が行われている．

　生体には様々な翻訳後修飾機構が存在するが，例えばリン酸化，アセチル化，糖鎖の付加などは修飾を受ける蛋白とその時期が酵素的に制御されているため，「秩序ある翻訳後修飾」といえる．これに対して，エネルギー代謝異常によってグルコースなどが有するカルボニル濃度が上昇すると，非酵素的・非特異的な蛋白の修飾・変性反応が進行するが，本現象は「無秩序な翻訳後修飾」といえる（図1）．後者は脂質の過酸化反応やメイラード反応などに起因する．特にメイラード反応の後期生成物であるAGEs（advanced glycation end products：糖化反応後期生成物）は，蛋白の種類よりも存在する時間（加齢）や糖濃度に依存して進行することが特徴として挙げられ，生活習慣病などの加齢に依存した疾患で顕著に増加することが明らかとなっている（図2）．本稿では，現在まで報告されているAGEs生成の分子機序ならびに，AGE生成阻害剤も含めて紹介したい．

A　AGEs生成経路

　糖化反応は還元糖に存在するカルボニルと蛋白のアミノ基との非酵素的な反応が初期段階である

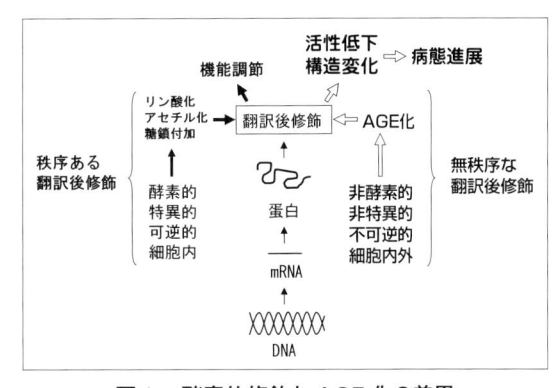

図1　酵素的修飾とAGE化の差異

ため（図1），グルコースに限らずカルボニルを有する物質であれば同様な反応が進行する．グルコース以外の，蛋白を修飾する作用を有するカルボニルの生成経路には，非酵素的生成経路と酵素的生成経路が挙げられる（図3）．非酵素的経路で生成されるカルボニルとしては，グルコースの自己酸化から生成するグリオキサール，アマドリ転位物の分解で生成する3-デオキシグルコソンなどが挙げられる[1]．酵素的経路では，活性化されたマクロファージなどの炎症細胞が発現するミエロペルオキシダーゼが次亜塩素酸を産生し，それ

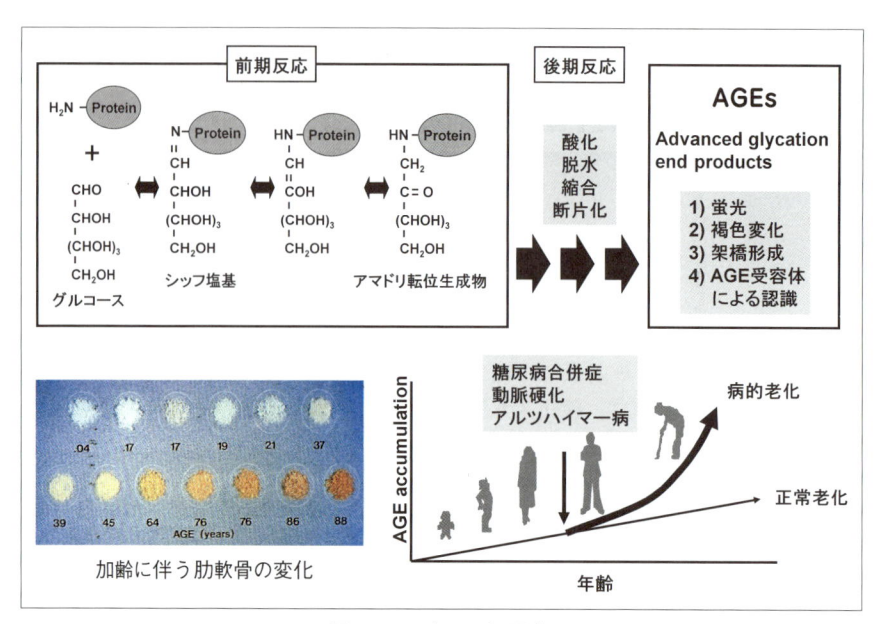

図2　メイラード反応

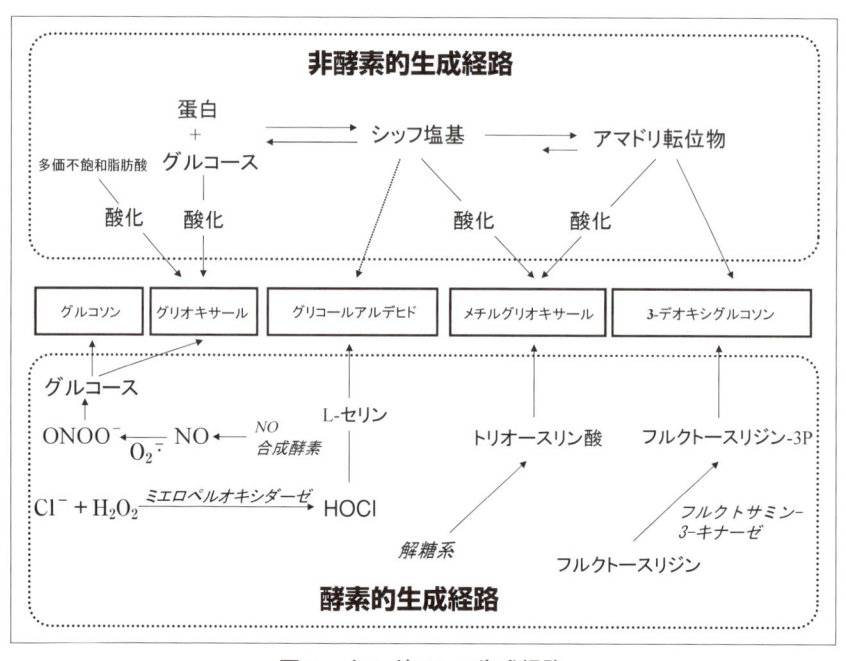

図3　カルボニルの生成経路

がセリンと反応してグリコールアルデヒドを生成する経路が存在する[2]．また，解糖系よりトリオースリン酸の分解からメチルグリオキサール（methylglyoxal：MG）が生成する経路，フルクトースリジン（アマドリ転位物）とフルクトサミン-3-キナーゼを介して3-デオキシグルコソンが生成する経路などが存在する．例えば，1型糖尿病患者の血中MG含量は正常者の6倍，硝子体では2倍程度増加していることが報告されている[3]．したがって，持続する高血糖状態は酸化ストレス，炎症，糖および脂質代謝の異常などから上述した反応性の高いアルデヒドの産生が亢進し，

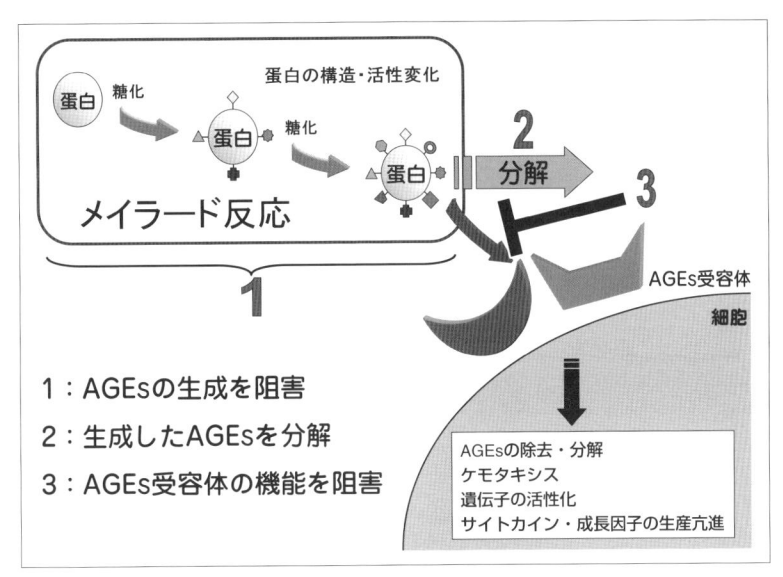

図4 AGEs生成阻害剤の開発指針

結果的に蛋白の修飾・変性が促進されることによって，動脈硬化の発症に関与している可能性が考えられる．さらに，血管弛緩因子として知られる一酸化窒素（NO）とスーパーオキシドアニオンラジカル（O_2^-）との反応から産生されるペルオキシナイトライト（$ONOO^-$）を介して，グルコソンやグリオキサールなどのアルデヒドが生成する経路も存在するが[4]，NOの産生がNO合成酵素に制御されていることから，本経路も広義にアルデヒドの酵素的産生経路の一つと考えられる．また，最近，脂肪細胞ではTCA（tricarboxylic acid）回路中間体であるフマル酸がシステインと反応してS-(2-succinyl) cysteine（2SC）が生成すること，さらに，脂肪細胞内で細胞骨格蛋白，サイトカイン，ヒートショック蛋白など様々な蛋白が2SC化を受けるという新規な翻訳後修飾経路も明らかとなっている[5]．

B AGEs生成阻害剤について

先に述べたとおり，AGEsは加齢依存的な病態の発症に関与している報告が多くなされており，これら病態を予防・治療する目的で，国内外で活発にAGEs生成阻害剤の開発が行われている．AGEsの生成を抑制する方法として，メイラード反応の進行および代謝経路から生成するアルデヒドを捕捉する方法と，カルボキシメチルリジン（carboxymethyl lysine：CML），ペントシジンなどのAGE構造体，さらにメイラード反応に伴う蛋白の架橋形成は酸化的条件で促進することから[6]，金属キレーターなどで酸化反応を抑制する方法が考えられている．アミノグアニジンはアミノ基でアルデヒド基を捕捉する最も初期に報告されたAGE生成阻害剤である[7]．本剤は，糖尿病モデル動物で腎症，網膜症の発症を抑制したが，1999年に米国で報告された糖尿病性腎症患者に対するphase IIIトライアルでは，尿蛋白を減少する効果は認められたが，血中クレアチニン値の減少には有意差が認められなかった．

同様に，ビタミンB_6誘導体であるピリドキサミンもアミノ基によってアルデヒド基を捕捉する作用を有するが，AGE生成のみならず，脂質過酸化反応産物の生成も抑制することが知られる[8]．さらに，ストレプトゾトシン誘発糖尿病ラットに対するピリドキサミンの投与は血中グルコース濃度は変化させないものの，腎症[9]および網膜症[10]の進行が有意に遅延されており，現在，米国で臨床試験が進行中である．

糖尿病ラットにチアミンおよび，その疎水性を高めた誘導体であるベンフォチアミンを投与する

ことによって，腎メサンギウム細胞におけるトランスケトラーゼの発現が上昇するとともに，細胞内AGE含量が低下して微量アルブミン尿の発症を抑制することから[11]，高血糖に伴う細胞内AGEsの生成は，糖尿病性腎症の発症に関与している可能性が示唆される．これらの報告から，AGEsは特に糖尿病性合併症に対する創薬の標的分子としても有用であることが指摘されており，今後，生体におけるAGEs生成の詳細な分子機序をさらに解析することによって，より効果的な薬剤の開発が期待される．このほかにも生成したAGEsを分解するAGEs breaker[12]や，AGEs受容体の拮抗阻害剤[13]というアイデアがあるが（**図4の3**)，ヒトに対する応用は今後慎重に検討する必要がある．

まとめ

これまで述べてきたように，加齢に伴って促進する糖尿病合併症をはじめとした生活習慣病において，AGEsの意義がますます重要視されはじめている．しかし，生体におけるAGEs研究の歴史は意外と浅く，今後，いかなる病態でどのようなAGEs構造が蓄積するかを詳細に解析すれば，生活習慣病の予防および治療を目的とした創薬の標的分子となることが期待される．

文 献

1) Nagai R：Glycolaldehyde, a reactive intermediate for advanced glycation endproducts, plays an important role in the generation of an active ligand for the macrophage scavenger receptor. Diabetes **49**：1714-1723, 2000
2) Nagai R：Identification in human atherosclerotic lesions of GA-pyridine, a novel structure derived from glycolaldehyde-modified proteins. J Biol Chem **277**：48905-48912, 2002
3) McLellan AC：Glyoxalase system in clinical diabetes mellitus and correlation with diabetic complications. Clin Sci (Lond) **87**：21-29, 1994
4) Nagai R：Peroxynitrite induces formation of N$^\varepsilon$-(carboxymethyl) lysine by the cleavage of Amadori product and generation of glucosone and glyoxal from glucose：novel pathways for protein modification by peroxynitrite. Diabetes **51**：2833-2839, 2002
5) Nagai R：Succination of protein thiols during adipocyte maturation-a biomarker of mitochondrial stress. J Biol Chem **282**：34219-34228, 2007
6) Fu MX：Glycation, glycoxidation, and cross-linking of collagen by glucose. Kinetics, mechanisms, and inhibition of late stages of the Maillard reaction. Diabetes **43**：676-683, 1994
7) Brownlee M：Aminoguanidine prevents diabetes-induced arterial wall protein cross-linking. Science **232**：1629-1632, 1986
8) Onorato JM：Pyridoxamine, an inhibitor of advanced glycation reactions, also inhibits advanced lipoxidation reactions. Mechanism of action of pyridoxamine. J Biol Chem **275**：21177-21184, 2000
9) Degenhardt TP, Pyridoxamine inhibits early renal disease and dyslipidemia in the streptozotocin-diabetic rat. Kidney Int **61**：939-950, 2002
10) Stitt A：The AGE inhibitor pyridoxamine inhibits development of retinopathy in experimental diabetes. Diabetes **51**：2826-2832, 2002
11) Babaei-Jadidi R：Prevention of incipient diabetic nephropathy by high-dose thiamine and benfotiamine. Diabetes **52**：2110-2120, 2003
12) Vasan S：An agent cleaving glucose-derived protein crosslinks in vitro and in vivo. Nature **382**：275-278, 1996
13) Bucciarelli LG：RAGE blockade stabilizes established atherosclerosis in diabetic apolipoprotein E-null mice. Circulation **106**：2827-2835, 2002
14) Thornalley PJ, Jahan I, Ng R, et al：Suppression of the accumulation of triosephosphates and increased formation of methylglyoxal in human red blood cells during hyperglycaemia by thiamine in vitro. J Biochem **129**：543-549, 2001

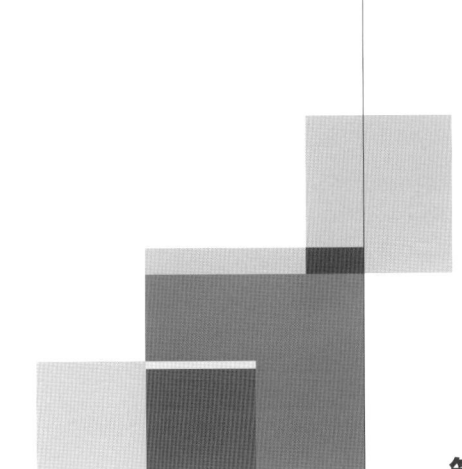

第Ⅲ章　治療法 ─ 総論

1. 食生活のポイント
2. 抗加齢を考えた運動処方のポイント ── 基本運動のモデル
3. 精神療法のポイント
4. サプリメントの選び方
5. 抗酸化サプリメントの選び方
6. メラトニン，DHEA の処方

1. 食生活のポイント

天使大学看護栄養学部栄養学科　佐藤　香苗
藤女子大学人間生活学部食物栄養学科　知地　英征

Key words　炭水化物と脂肪の摂取エネルギー比率，分岐鎖アミノ酸，n-3系とn-6系多価不飽和脂肪酸，抗酸化物質，食物繊維，水分補給

要　点

1. 高齢者は個人差が大きいので，個別栄養アセスメントから必要エネルギー量を設定する．また，その確保のために適切な食品選択ならびに調理法・形態を心がけ，喫食率を上げる．
2. 厚生労働省の「日本人の食事摂取基準2010年版」では，エネルギーに対する摂取比率は，脂肪20％以上25％未満，炭水化物50％以上70％未満なので，摂取エネルギーの1/2を主食にあて3食均等に配分する．
3. たんぱく質性食品は，大豆，鶏肉，マグロ，乳製品に多い分岐鎖アミノ酸を中心に積極的に摂取する．また，植物油，魚油などのn-3系多価不飽和脂肪酸と，抗酸化物質を多く含む緑黄色野菜や果物を一緒に摂取する．
4. 成人の食物繊維摂取目安量は1000 kcalあたり10g程度であるが，高齢者は食事摂取量そのものが少ないことを考慮し，特に主食を工夫して食物繊維を増やす．
5. 食物繊維には水溶性食物繊維と不溶性食物繊維があり，弛緩性便秘の改善にはともに有効であるが，けいれん性便秘には不溶性食物繊維の摂取を避ける．
6. 水分補給のために，1.2 l 程度の飲料水の摂取と和食中心の食事を心がける．
7. 栄養のバランスをとるために多様な食品を組み合わせる．

　老化は病気ではなく，身体の普遍的な負の変化にすぎない．平成21年9月15日現在，65歳以上の高齢者は全人口の22.7％を占め，そのうち自立高齢者は85％近くにおよぶ．「高齢者は，食べられなくなったらおしまい」と世間でいわれるが，高齢者の栄養の考え方は多様で，個々人の健康状態や生活の場によって異なる．健康状態から高齢者の栄養の考え方を大別すると，①健康・体力維持のための栄養，②疾病治療のための栄養，③終末期の栄養などが挙げられる．ここでは「健康・体力維持」「低栄養防止」「介護状態になるのを未然に防ぐ」「若さを保つための食事」など，いわゆる自立高齢者の老化遅延のために食生活が寄与できる点について述べる．

　QOLの向上という視座から，高齢者の食生活は本人の生活史に十分に配慮すべきである．高齢者の栄養状態を良好に保ち，老化が進まないようにする食生活指針として，熊谷らは次の15項目を挙げている[1]．

◆老化遅延のための食生活指針
1. 3食のバランスをよくとり，欠食は絶対避ける
2. 油脂類の摂取が不十分にならないように注意する
3. 動物性たんぱく質を十分摂取する
4. 魚と肉の摂取は1：1程度にする
5. 肉は，さまざまな種類を摂取し，偏らないようにする
6. 牛乳は，毎日200 ml以上飲むようにする

＊編者注：多価不飽和脂肪酸の名称において，「n-3系」と「ω-3系」，「n-6系」と「ω-6系」は同義語であり，その表記はともに正しい．

7. 野菜は，緑黄色野菜，根野菜など豊富な種類を毎日食べる
   加熱調理し，摂取量を確保する
8. 食欲がないときはとくにおかずを先に食べごはんを残す
9. 食材の調理法や保存法を習熟する
10. 酢，香辛料，香り野菜を十分に取り入れる
11. 味見してから調味料を使う
12. 和風，中華，洋風とさまざまな料理を取り入れる
13. 会食の機会を豊富につくる
14. 噛む力を維持するため義歯は定期的に点検を受ける
15. 健康情報を積極的に取り入れる

(熊谷 修, 柴田 博, 渡辺修一郎, 他. 日本公衆衛生雑誌 46：1003-1012, 1999[1]より)

A 摂取エネルギー

「日本人の食事摂取基準2010年版」[2]（以下，食事摂取基準）は，健康な個人または集団を対象として，国民の健康の維持・増進，生活習慣の予防を目的として，エネルギーおよび各栄養素の摂取量の基準を示したものである．通常65歳以上を高齢者として，特に74歳までを前期高齢者，75歳以上を後期高齢者と呼んでいるが，食事摂取基準では70歳以上を高齢者としている．ただし高齢者の身体状況は個人差が大きく，多くはなんらかの疾患を有していることから，個々に栄養アセスメントを実施し，健康状態とあわせて栄養管理を行うことが望まれる．

推定エネルギー必要量については，性・年齢別基準体重（階級内の最も典型的な体重）に基礎代謝基準値を乗じて得た1日基礎代謝量に，身体活動レベル（physical activity level：PAL）を乗じて求める．18〜69歳までのPALは，活動レベルの段階ごとに1.50，1.75，2.00であるのに対して，70歳以上では，身体活動が低下することを受けてそれぞれ1.45，1.70，1.95となっている（表1）．

実際の食事に目を向けると，高齢者は歯の喪失，筋力低下，神経麻痺，口内炎などにより，咀嚼・嚥下能力の低下ならびに摂取量の減少や偏食が起こりやすくなっている．

義歯の装着そのものが食欲低下を誘引することに加えて，咀嚼は顎関節や義歯，舌の状態に影響される．歯の欠損があると食物が粉砕されないまま食道に送られ，胃腸に負担をかけ下痢の原因になりやすい．また，義歯の咀嚼力は，健康な状態の1/4程度であるため，通常柔らかい食事形態に偏る．そして，嚥下困難に対応していない食形態ならびに握力の低下や麻痺の影響で，箸が持ちにくくなり，食べこぼしも多くみられるようになる．さらに，身体活動量の低下，便秘・ガス貯留による腹痛や腹部膨満感から，食欲減退も起こりやすく，高齢者は摂取エネルギー不足となりやすい．必要エネルギーの確保のためには，食品選択ならびに調理法および形態（ふつう食，軟食，きざみ食，とろみ食）に配慮して，喫食率を上げることが重要である．これらに加えて，高齢者は味覚受能の低下から濃い味付けを好むようになり，塩分や糖分の過剰摂取を招きやすい．主観的QOL要因である「食事のおいしさ・楽しさ・満足度」といった，いわゆる食の二次機能面でも不利である．薄味でもおいしく食べられるように，酢，香辛料，焦げ目，柑橘類，香りの高い野菜，旨み成分を多く含む食品を中心に，多種類の食品を摂取するように心がけたい．摂取量が減少する高齢者は，栄養のバランスをとるために多様な食品を組み合わせてとることが特に重要である．

表1　身体活動レベルの群（男女共通）

年齢（歳）	身体活動レベル	レベルⅠ（低い）	レベルⅡ（ふつう）	レベルⅢ（高い）
50〜69		1.50	1.75	2.00
70以上		1.45	1.70	1.95

(厚生労働省策定「日本人の食事摂取基準2010年版」[2]より)

B　エネルギー源としての炭水化物と脂肪のバランス

「平成19年国民健康・栄養調査」(性・年齢階級別.以下,国民健康・栄養調査)によると,60～69歳のエネルギーに対するたんぱく質:脂肪:炭水化物の比率は,男性14.7:22.7:62.6,女性15.7:24.5:59.8,70歳以上では男性15.1:21.7:63.2,女性15.5:22.7:61.8であった.

食事摂取基準では,エネルギーに対する摂取比率は,脂肪20％以上25％未満,炭水化物50％以上70％未満なので,摂取エネルギーの1/2を主食にあて,3食均等に配分する.残りを芋類,果物,砂糖類から摂取する.急激な血糖上昇は,成長ホルモンの作用を仲介するペプチドであり,成長促進作用,インスリン様作用,細胞の増殖などを示して細胞の老化を阻むIGF-Ⅰレベルを下げ,内臓に脂肪を蓄積させる.したがって,食事からの摂取エネルギーは,3食同比率で摂ることが重要で,特に1日あたり摂取エネルギーの半分を占める主食は,3食均等に配分するよう心がける.

C　たんぱく質摂取量と分岐鎖アミノ酸

高齢者は食欲不振,咀嚼・嚥下能力の低下,外傷・外科手術,ストレスなどにより,低栄養(たんぱく質・エネルギー低栄養状態:protein energy malnutrition:PEM)に陥りやすい.ただ空腹を満たすだけの食事(エンプティ・カロリー)にならないよう,主食・主菜・副菜をそろえた食事形態を意識して心がけたい.特にたんぱく質の主な供給源となる肉・魚・卵・大豆製品には,ビタミンやミネラルも多く含まれているため,たんぱく質は食事摂取基準における推奨量(男性60g/日,女性50g/日)を目安に積極的な摂取を心がけるべきである.さらにたんぱく質・エネルギー欠乏時は,鉄の欠乏ならびにビタミンAなどのほかの栄養素利用も抑制され,複合的な栄養素欠乏症に陥りやすい.具体的には,貧血,免疫低下,感染に対する抵抗力低下,骨格筋肉量の低下などがみられる.骨格筋の維持のためには定期的な運動と,大豆,鶏胸肉,マグロ赤身,たらこ,チーズ,牛乳に多く含まれる分岐鎖アミノ酸(ロイシン,イソロイシン,バリン)の摂取が重要となる.成人の分岐鎖アミノ酸の1日体重1kgあたり推定平均必要量は85mgである.高齢者のQOLを規定する「高次生活機能」を維持するために[3]これらの食品を積極的に摂取し,骨格筋肉量を低下させないように心がけたい.

分岐鎖アミノ酸を手軽に摂れる「きな粉ミルク」
分岐鎖アミノ酸含有量合計 2346 mg
【材料】牛乳 200 ml　きな粉大さじ2 (12 g)
　　　　はちみつ(好みで適量)をよく混ぜ合わせる.
　　　　牛乳やきな粉はビタミンB₁も多く含み疲労回復作用も.

さらに,国民健康・栄養調査の結果からたんぱく質の主な供給源の摂取状況をみると,70歳以上の男性は肉類に対して魚介類の摂取量は1.82倍であり,同様に女性は1.95倍であった.このことから,高齢者は魚を好んで摂取する傾向が強いことがわかる.ところが,加齢に伴う血色素量の低下は肉類の摂取で予防できるため,むしろ肉類を積極的に摂取するよう勧めるべきである.また,コラーゲンの合成には亜鉛や銅などのミネラルが重要となるため,これらを含む補助食品を上手に利用するのも一案である.以下にこれらを多く含む食品を示す.

亜鉛:牡蠣,豚肉(肝臓),牛肉,牛乳
銅　:牛肉(肝臓),すじこ,ココア

D　n-3系とn-6系多価不飽和脂肪酸のバランス

飽和脂肪酸,一価不飽和脂肪酸,n-6系多価不飽和脂肪酸,n-3系多価不飽和脂肪酸,コレステロール,それぞれの摂取目安は**表2**に示した.多様な食品を組み合わせて摂ることで,脂肪酸の摂取比率も適正化する.特に高齢者はコレステロールを多く含む肉,卵などの動物性たんぱく質源を制限する傾向にある.しかし,75歳以上の自立高齢者を対象とした研究で,血清コレステロール低値が総死亡の危険率を上昇させる[4]こと

表2　日本人高齢者（70歳以上）の食事摂取基準

		推定エネルギー必要量 EER		推定平均必要量 EAR		推奨量 RDA		目安量 AI		目標量 DG		上限量 UL	
		男性	女性	男性	女性	男性	女性	男性	女性	男性	女性	男性	女性
エネルギー (kcal)	I	1850	1450	—	—	—	—	—	—	—	—	—	—
	II	2200	1700										
	III	2500	2000										
たんぱく質		—		50 g	40 g	60 g	50 g	—		—		—	
総脂質		—		—		—		—		%エネルギー 20以上25未満		—	
飽和脂肪酸		—		—		—		—		%エネルギー 4.5以上7.0未満		—	
n-6系脂肪酸		—		—		—		8.0 g	7.0 g	%エネルギー 10未満		—	
n-3系脂肪酸		—		—		—		2.2 g 以上	1.8 g 以上			—	
コレステロール		—		—		—		750 mg 未満	600 mg 未満			—	

（厚生労働省策定「日本人の食事摂取基準2010年版」[2]より）

が報告されている．後期高齢者は，肉，卵などの動物性たんぱく質食品をむしろ意識して摂取すべきである．

日本人の平均的な n-3：n-6 の摂取比率は 1：4 程度であるが，アンチエイジングのためには 1：3.5 を目指す．つまり，細胞・組織の変性を防ぎ中性脂肪を低下させ，免疫機能を改善するために，オリーブ油，米（ぬか）油，コーンオイル，キャノーラ油，魚油，大豆油，シソ油などに多く含まれる n-3 系多価不飽和脂肪酸を積極的に摂取するとよい．特に魚油は，冠動脈疾患を予防するエイコサペンタエン酸（eicosapentaenoic acid：EPA）やドコサヘキサエン酸（docosahexaenoic acid：DHA）を多量に含有しているため，健康上有益である．ただし，多価不飽和脂肪酸は生体内で発生する活性酸素・フリーラジカルに対する抵抗力が弱く，酸化が連鎖反応的に起こりやすい．動脈硬化の原因となる低密度リポタンパク（low-density lipoprotein：LDL）の酸化は，このようなラジカル連鎖反応によって進行するため，多価不飽和脂肪酸を多く含む食品は抗酸化ビタミンやほかの抗酸化物質とあわせて摂取することがポイントである．

E 抗酸化物質の摂取

老化は，生活環境や遺伝子以外に活性酸素やそれに由来するフリーラジカル，過酸化脂質などによる酸化が要因になっていることが明らかになってきた．活性酸素によって生じた酸化LDLは，最終的に泡沫細胞となり，血管壁にたまって内腔が狭くなり動脈硬化を起こす．この動脈硬化が進むと狭心症，心筋梗塞，脳梗塞などの病気を起こしやすくなる．こうした病気を予防するために，抗酸化ビタミン，フラボノイドやカロテノイドなどの抗酸化物質が注目されている．特に高齢者は，加齢により食事摂取量の減少，腸管吸収能の低下を来し，これらの体内吸収量が低下するため，抗酸化物質の摂取に気を配る必要がある．

抗酸化ビタミンのうち，ビタミンCは水に溶けやすく，レモンなどの果物やトマト，ピーマンなどの野菜に多い．ビタミンC自身の抗酸化性

表3　食物繊維の分類と含有食品

不溶性食物繊維	水溶性食物繊維	主な所在および含有食品
植物性 　セルロース 　ヘミセルロース A, C 　プロトペクチン 　リグニン（芳香族炭化水素重合体） 　こんにゃく（グルコマンナンを水酸化 　　カルシウムでゲル化したもの）		細胞壁（穀類，野菜） ふすま，緑豆 ココア，野菜
	ヘミセルロース B ペクチン グアガム グルコマンナン アルギン酸	細胞壁（穀類） 果実，野菜 グア豆 こんにゃくいも 褐藻類
動物性 　キチン 　キトサン（キチンの脱アセチル化物） 　コラーゲン		カニ，エビなど甲殻類の殻 畜肉，フカヒレ
合成および修飾多糖	ポリデキストロース カルボキシメチルセルロース (CMC)	

に加え，ビタミン E の抗酸化性を助ける作用もある．高齢者の場合，心臓血管系の疾病予防や生体内抗酸化作用を期待して，摂取推奨量は成人と同じ約 100 mg/日とされている．ビタミン E（トコフェロール）は，ほうれん草やカボチャなどの緑黄色野菜，ピーナッツなどの種実類，サラダ油に多い．油に溶けやすいので，ほうれん草を油で炒めるなどすると吸収が良くなる．高齢者の摂取目安量ならびに耐容上限量は，それぞれ男性 7.0 mg/日・750 mg/日，女性 6.5 mg/日・650 mg/日となっている．

抗酸化ビタミン以外の抗酸化物質として，β-カロテン，リコペンなどのカロテノイドやフラボノイド，イソフラボンなどのポリフェノールがある．カロテノイドの β-カロテンは，にんじん，かぼちゃ，リコペンはトマトやスイカに多い．また，カロテノイドのなかには β-カロテンなど体内でビタミン A に変換されるプロビタミン A 活性を有しているものもある．

ポリフェノールは，分子中にフェノール性水酸基を有し，活性酸素・フリーラジカルを消去する抗酸化活性がある．多くの植物に普遍的に存在しており，フラボノイドのケルセチンはたまねぎ，ルチンはソバ，イソフラボンは大豆などに多い．赤色色素のアントシアニンもフラボノイドの一種で，ブドウ，ベリー類などの果実に多く存在し，抗酸化活性が強い．フラボノイド以外のポリフェノールに，リグナン（セサミノール：ごま種子）や β-ジケトン（クルクミン：香辛料）など，非常に多くの抗酸化物質が知られている．しかし，その摂取基準は決められていないので，サプリメントなどによる過剰摂取には注意が必要である．

F 食物繊維（dietary fiber）の摂取

食物繊維は，「ヒトの消化酵素で分解されない食品成分」として定義されており，長年無用の長物とされてきたが，消化管を介していろいろな生理作用を発現していることがわかり，「第六の栄養素」として注目されるようになってきた．しかし，日本では食生活の欧米化により，食物繊維の摂取量は，戦前 25 g/日程度であったのが，現在では 10～15 g/日程度まで減少している．この食物繊維摂取率と，糖尿病や虚血性心疾患などの生活習慣病の罹患率とは逆相関にあり，近年は，大腸癌予防との関連性も示唆されている．

表4 成人1日の水分出納　　　　　　　　　　　(ml/日)

摂取		生体内				排出	
		濾過または分泌		再吸収			
飲料水	600〜1200	腎糸球体	180000	腎糸球体	178600	尿	500〜1400
食物中の水	500〜900	消化液	8200	消化液	10600	糞便	80〜100
代謝水	400	(唾液)	1500			呼吸器	300
たんぱく質	0.4 ml/g	(胃液)	2500			皮膚	600
炭水化物	0.6 ml/g	(膵液)	700				
脂質	1.07 ml/g	(胆汁)	500				
		(腸液)	3000				
摂取量の合計	1500〜2500					排出量の合計	1500〜2500

(青柳清治:水の代謝―水の重要性と脱水症―.細谷憲政,松田 朗監修.これからの高齢者の栄養管理サービス―栄養ケアとマネジメント.第一出版,東京,1998より,一部改変)

食物繊維は,**表3**に示したように,植物性食物繊維以外に,動物性食物繊維や合成食物繊維も含まれる.また,食物繊維は水溶性食物繊維と不溶性食物繊維に大別され,それぞれ生理作用が異なる.水溶性食物繊維は,粘性が高く,消化吸収機能に影響を及ぼす.例えば,胃に入った食べ物が胃液と混和してできた粥状液(ビ汁)の小腸への移動速度を遅くし,血糖の上昇とインスリン分泌を抑制し,糖尿病予防に役立つ.また,腸内菌叢(ビフィズス菌の減少など)を改善する働きもある.一方,不溶性食物繊維は,保水力が大きく便量やカサを増加させることから,消化管内,特に大腸での通過時間を早め,また腸の蠕動運動を高める.このため,便秘改善作用が期待できる.

成人食物繊維摂取目安量は1000 kcalあたり約10 gであるが,高齢者の場合,食事摂取量が少ないので,食物繊維の目標量を男性19 g,女性17 gとしている.しかし,その摂取量を副食で増やすことは容易ではない.そこで,たとえば麦や胚芽を加えたご飯や五目ご飯にして食べるなど,主食を工夫することで食物繊維を増やすように心がけたい.

また,高齢者は,低栄養,咀嚼・消化しやすい食品の摂取,腸の蠕動運動の低下などから便秘症になりやすいので,食物繊維の摂取は重要である.しかし,便秘症の症状によっては注意を要する.つまり,弛緩性便秘の場合,水溶性,不溶性食物繊維の両方を積極的に摂取するとよいが,けいれん性便秘の場合は,腸の亢進的な蠕動運動を抑える必要があるため,不溶性食物繊維の摂取は避け,刺激の少ない水溶性食物繊維を多く含む果物,海藻類を摂るようにする.

G 水　分

健康な成人は,1日の水分量の目安は1500〜2500 ml(体重1 kgあたり30 ml)で,その出納は**表4**の通りである.高齢者は,加齢に伴う腎臓の尿濃縮力の低下,尿量の増加,さらに食欲不振や嚥下障害を原因として,飲料・食事からの摂取量が減少するため,体内水分量が不足しがちである.さらに渇中枢感受性が低下しているので,脱水症状を引き起こしやすい.

脱水状態が継続されることにより,頭痛や疲労,集中力の欠如を誘引するだけでなく,動脈硬化も進行させる.主要臓器に血液を供給する血管は,加齢に伴い収縮し臓器への血液供給が減少するものの,正常に機能している.しかし,これに脱水症による血液供給の減少が加わると,各臓器に虚血,梗塞を誘引し,結果的には臓器壊死を引き起こすことになる.高齢者にとって「水」は重要な「栄養素」である.

少なくとも1.2 l程度の水は,直接飲料水から摂る必要がある.起床時にコップ1杯の水を飲む,自分専用の水差しを用意する,外出時は水を持ち歩くなど,1日中いつでも水分補給が可能な状態にしておく工夫とともに,水分含量の多い果物,野菜を積極的に摂取するよう心がけるとよい.ま

た，食物中の水分は和食が最も多く摂れるので，水分摂取の意味からも和食中心の食事が望ましい．

まとめ

高齢者がいる世帯は，平成20年には全世帯の41.2%にのぼり，そのうち高齢者の単独世帯は22.0%，夫婦のみ世帯29.7%で，両者を合わせると半数を上回る．高齢者単独世帯では栄養バランスや料理サイクルより嗜好で食品選択がされている[6]という現状から，高齢者の一人暮らしや夫婦のみの世帯では，"食の多様性"を実現することは困難であると推察する．低栄養を予防するために，中食（弁当や惣菜など保存のきかない食物を持ち帰り，自宅など任意の場所で食べること）や，缶詰・レトルト・冷凍食品ならびに栄養補助食品を利用するなど，簡便に栄養の質的バランスを整える工夫が望まれる．

最後に，抗加齢のための献立作成のポイントをまとめる．

① 高齢者は個人差が大きいことを念頭におき，BMI，歯の状態，摂食および消化・吸収能力を考慮して，食品選択や調理法，食事形態を決定する
② 高齢者は味覚受能の低下により，濃い味付けを好むようになる．味付けは薄味でおいしく食べられるよう，酢，香辛料，焦げ目，柑橘類，香りの高い野菜，旨み成分を多含する食品を利用する
③ 動物性たんぱく質食品（肉，魚，卵，牛乳），植物性油脂，野菜，果物，水分が不足しないようにする
④ 高齢者単独・夫婦世帯では，中食，缶詰・レトルト・冷凍食品ならびに栄養補助食品などを利用して，食の多様性（いろいろな食品をさまざまな調理法で食べる）を実行しやすくする

文献

1) 熊谷　修，柴田　博，渡辺修一郎，他：自立高齢者の老化を遅らせるための介入研究　有料老人ホームにおける栄養状態改善によるこころみ．日本公衆衛生雑誌 46：1003-1012，1999
2) 厚生労働省策定　日本人の食事摂取基準 2010年版．http://www.mhlw.go.jp/bunya/kenkou/sessyu-kijun.html
3) 熊谷　修，柴田　博，渡辺修一郎，他：地域高齢者の食品摂取パタンの生活機能「知的能動性」の変化に及ぼす影響．老年社会学 16：146-155，1995
4) 渡辺修一郎：寿命の規定要因．中年からの老化予防に関する医学的研究—サクセスフルエイジングをめざして—．長期プロジェクト研究報告書「中年からの老化予防総合的長期追跡研究」．東京都老人総合研究所，65-74，2000
5) 青柳清治：水の代謝—水の重要性と脱水症—．細谷憲政，松田　朗監修．これからの高齢者の栄養管理サービス—栄養ケアとマネジメント．第一出版，東京，1998
6) 視覚障害者食生活改善協会：食生活を日々大切にする高齢者たち．高齢者の食生活にかかる意識と行動についての基礎調査．1999
7) 吉川敏一編著：抗酸化物質のすべて．先端医学社，東京，1998

2. 抗加齢を考えた運動処方のポイント
―― 基本運動のモデル

東京大学名誉教授
戸苅　晴彦
（とがり　はるひこ）

Key words	ルー（Roux）の「生物の発育発達の三原則」，トレーナビリティ，適度の刺激，漸進性，自体重負荷，るんるんペース
要　点	1．ヒトのトレーナビリティは青年期がピーク，しかし中高齢期にも可能性はある． 2．ヒトには個々に「適度の刺激」があり，その強度は加齢とともに個人差が大きい． 3．筋トレは「自体重負荷」で，体幹筋を中心に，運動するための基礎体力づくりを！ 4．有酸素運動はウォーキングを主体に，自然歩行速度で，30分，週3回を目標に！ 5．中高齢者の運動処方は「負荷漸増」の原則を忠実に守り，無理は禁物．

A ヒトのトレーナビリティ

　アンチエイジングにとって重要なのは「ヒトの身体運動」であることはいうまでもない．ヒトの身体は，ある運動刺激に対し生理学的反応をする．20世紀初頭に「生物の発育発達の三原則」としてルー（Roux）が述べたように，ヒトの身体は，適度に運動をすれば向上し，運動をしなければ衰え，運動をやり過ぎれば障害を受けるという性質を持っている．つまり，ヒトの身体は適度な運動刺激さえ与えれば必ず向上するわけだが，このことを「トレーニングの可能性・トレーナビリティ（trainability）」と言っている．

　しかし，トレーナビリティは年齢，性などヒトのバックグラウンドによっても左右される．例えば，古い資料であるがヘッティンガー（Hettinger 1968）[1]は筋力トレーニングの効果に関する可能性を図1のように示した．この図は，もっともトレーナビリティが高いのは20歳から25歳であり，加齢していくほどに低下の一途をたどることを示している．しかし，高齢になってもまったく効果が期待できないわけではない．つまり，青

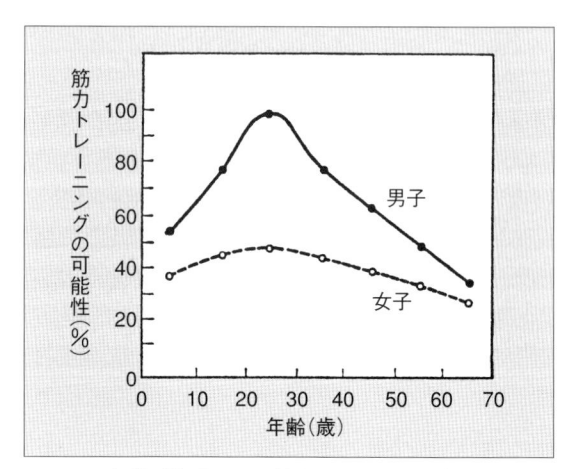

図1　年齢，性別にみた筋力トレーニングの可能性
（ヘッティンガー，Th：アイソメトリックトレーニング（猪飼道夫，松井秀治訳）．大修館書店，東京，1970より）
　どの年代でも男子は女子よりトレーニング効果が大きく，また男女とも20代にもっとも大きなトレーニング効果が得られる．筋力の増大には男性ホルモンの分泌量が影響している．

年期ほどのトレーニング効果は期待できないが，歩留まりは悪いもののトレーナビリティは間違いなくある．また，女性は男性と比べてトレーナビ

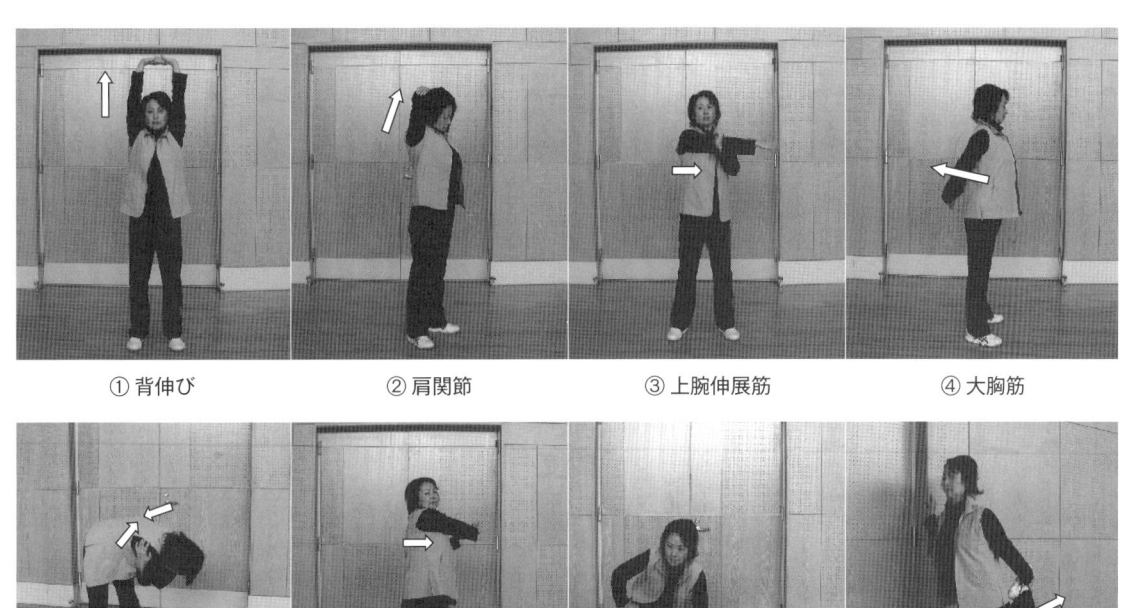

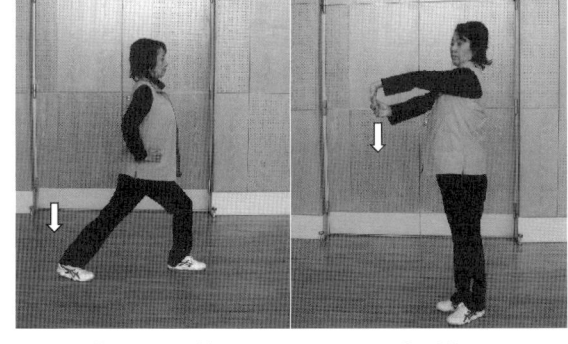

① 背伸び　　②肩関節　　③上腕伸展筋　　④大胸筋

⑤背筋　　⑥上体捻転　　⑦脚伸展　　⑧大腿四頭筋

⑨下腿三頭筋　　⑩手首

図2　ストレッチの実際例

リティは低いが，これとて適切なトレーニングにより改善が可能なのである．

この報告がなされた1960年代から半世紀近く経った今日までにスポーツ科学は目覚しい発展を遂げており，トレーニング方法も進歩してきている．例えば，最近では青年期に比べてトレーナビリティが低いとされてきた高齢者や女性の筋力改善も大きな可能性があることが報告されている．

B 効果を得るにはハードトレーニング？

日本人は，スポーツなどの身体運動はハードに行うものだという潜在意識がある．最近でこそ「楽しく，ゆっくり」ということが叫ばれるようになってきたが，ことトレーニングという名称がつくと「頑張る，つらいもの，自分を追い込む」というストイックな観念から抜け切れない人が多い．つまり運動は汗水流すつらいもので，そうしなければ効果が得られないものと思い過ぎている節がある．トレーニングにより得られる結果より

第Ⅲ章　治療法—総論

も自分は頑張ったのだという満足感，達成感の方が重要視されがちなのである．こういった思いをしたがらない人は自ずと運動嫌いになっていくのかもしれない．

しかし，運動嫌いな人たちに再考してもらいたいのは，必ずしも全力を出す必要がないことをスポーツ科学のデータが証明している点である．スポーツ，特にチャンピオンスポーツを目指すような選手たちは自ら追い込むことも必要だが，それとて目的によってすべてに最大努力をする必要はない．

ここで紹介する筋力トレーニングや持久性トレーニングは「抗加齢」，「健康」というキーワードで対応する以上，ルー（Roux）がいうような「適度の刺激」が必要であるが，強度はさほど強く，高いものではない．

C 基本運動処方のモデル

本稿では，アンチエイジングのための運動処方とはいっても対象を中高年齢の，しかも普段はあまり運動をしていない人たちで考えてみたい．スポーツトレーニングの原則の一つに「漸進性」がある．つまり，こういった対象群は徐々に強度や量を増やしていく「漸進性」の原則をあてはめながら進めていくことが重要である．

1．ウォーミングアップ（1〜3分）

まず，運動のプライオリティ（順序）であるが，当然だが準備運動的にウォーミングアップから入っていくのが普通である．狭いスペースでもよいから軽く手足を動かしながら歩く，あるいは軽くステップ，ジョグをする．目的は体ほぐしと徐々に体温を上げることである．

2．徒手運動（5分）

次に，徒手運動により関節角度を大きく，柔軟に動かし，筋肉や腱の伸展を行う．併せて体温をさらに上げていく．トレーニングではないので，むやみに力をいれ，元気いっぱいにやる必要はない．あくまでもウォーミングアップの一つと考え，動作を大きく，ゆっくりやる．運動は1, 2, 3, 4, 5, 6, 7, 8という昔ながらにやり馴れたリズムで一つの運動を3〜4回行う．ここに1例を紹介

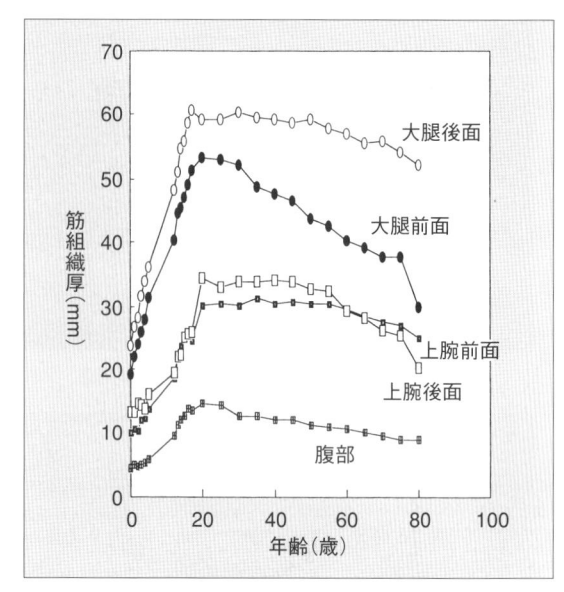

図3　筋組織厚の発育および加齢変化
（安部 孝，福永哲夫：日本人の体脂肪と筋肉分布．杏林書院，東京，1995 より）

筋組織厚の発育および加齢による変化を観察するため，誕生後約6ヵ月齢の乳児から80歳代の高齢者までの筋組織厚を各年齢ごとに示した．腹直筋および大腿四頭筋の筋厚は20歳代から加齢による著しい低下が観察された．しかし，大腿部後面（ハムストリング）の筋厚の低下はわずかであり，前面と後面では加齢による変化に著しい違いが観察される．

介する．

① 腕の前後回し　② 上体ひねり（開脚）
③ 上体前後屈（開脚）　④ 体捻転（開脚）
⑤ 首捻転　⑥ 肩前後回し（肘屈曲）　⑦ 腰まわし
⑧ 膝屈伸と捻転　⑨ 足首捻転　⑩ 手首捻転

3．ストレッチ（5分・図2）

次にストレッチ．筋・腱を「ジワーッ」とゆっくり引き伸ばし，軽い，心地よい痛みを感じる程度まで強め，10秒前後その状態を保つ．ストレッチは一般に20秒前後ともいわれているが，運動をしてみると思ったより時間は長く感じる．したがってウォーミングアップを兼ねると考えればこのぐらいの運動時間でよい．伸ばし始めから終了までの時間を1, 2, 3, 4とゆっくりしたリズムで10まで計ることが目安になる．

4．筋力トレーニング

順番としては，ここで主運動となる筋力トレー

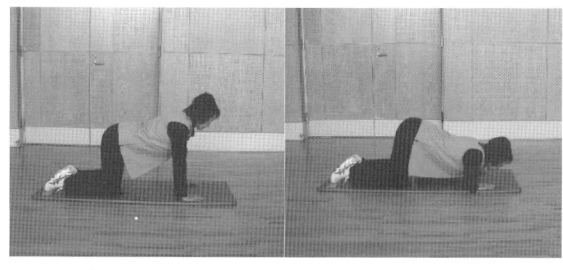

① 膝つき腕立腕屈伸（大胸筋と上腕三頭筋）　　⑤ 腹筋・目線は大腿の付け根

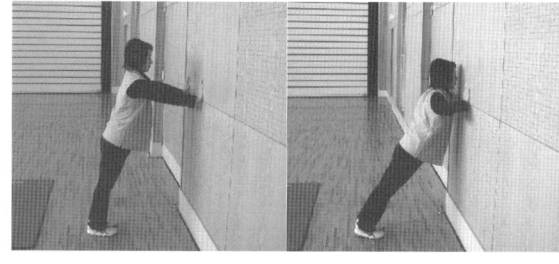

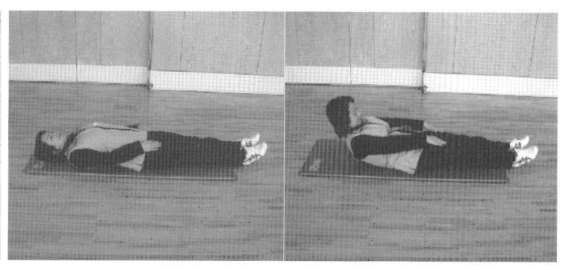

② 壁利用・腕立腕屈伸（大胸筋と上腕三頭筋）　⑥ 腹筋・指先を膝に

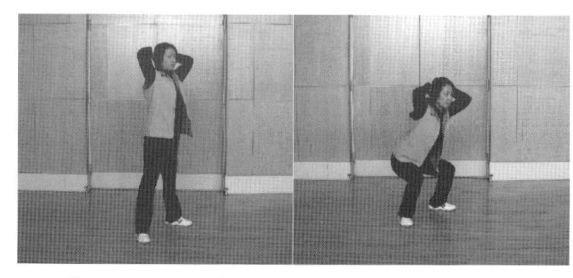

③ スクワット（大腿四頭筋・大臀筋・脊柱起立筋）　⑦ 大腰筋（深腹筋）・膝上げ

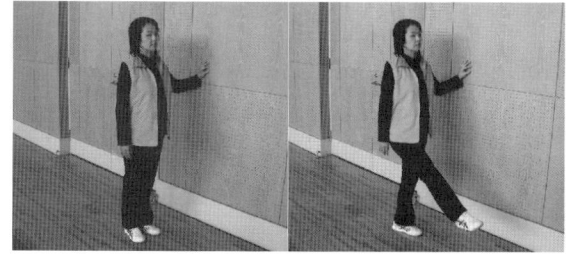

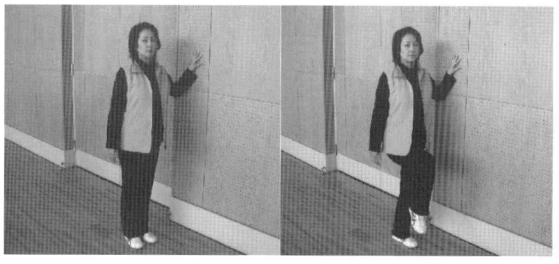

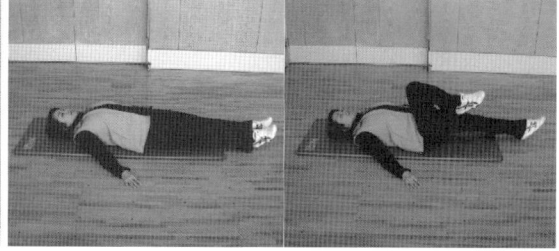

④ 大腿四頭筋のアイソメトリックス（大腿に強く力を入れる）　⑧ 大腰筋（深腹筋）・膝を胸方向へ引きつけ

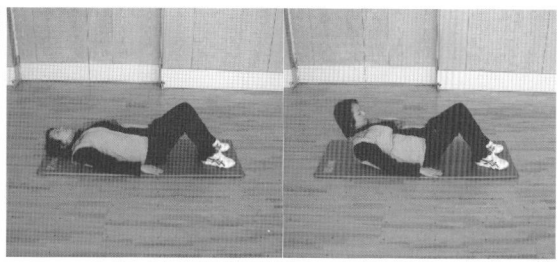

図4　筋力トレーニングの実際例

ニング（以下，筋トレ）が入り，ウォーキングなどの有酸素運動も行うとすれば，この後に入れる．

この運動のメリットを簡単に述べると，筋をしっかりさせることが中心だが，骨へのストレス，つまり骨密度を維持，増強させる効果もある．したがって中高齢者の ADL のためのベースづくりとしては最重要と位置づけるべきである．ウォーキングやジョギングをしようとしても肝心の基礎的な運動機能がしっかりしていなくてはそのような運動はできない．

特に加齢とともに低下が著しい筋肉である大腿四頭筋（腿の前面），上腕三頭筋（上腕の裏側），腹筋の三つの筋肉を中心に種目構成を考えるとよい（**図3**）[2]．また，身体の中心となり，身体を支えている大きな筋肉，体幹筋を中心にトレーニングするのも大切な考え方である．例えば大腿四頭

筋，大胸筋，腹筋，背筋などである．種目と順番の一例をあげておく（図4）．

「適度の刺激」としては，運動処方の基本である「強度」，「量」，「頻度」の三つを考慮していかねばならない．筋トレの負荷はバーベル，ダンベルなどのフリーウエイト，あるいはマシーンが一般的であるが，この年代から始める人には「自体重」つまり自分の体重を負荷として筋肉に刺激を与えることでよい．強度と量は同時に考えていかねばならないが，1種目の運動回数は10回から20回程度で，これを3セット程度行うことを基準にする．先に述べた「漸進性」の原則を考えれば，この年代の個人差はかなり大きいので，無理をせずに量は少なめからスタートしていく．特に関節角度は比較的小さめからスタートして，十分に馴れてきたら大きくしていくべきである．頻度は隔日で週3回程度を基本にし，数週間を目途に徐々に繰り返し回数を増やしていくのがよい．

5．有酸素トレーニング―心拍数と速度が目安

ウォーキング，ジョギング，水泳，水中ウォーキング，サイクリングなど多くの種目があるが，ここではもっとも手っ取り早く，誰でも，どこでも，いつでも，すぐにできる「ウォーキング」を取り上げる．運動強度はジョギングと比べると，足にかかる衝撃が1/3程度であり，それだけに長時間の運動ができ，有酸素運動能力の維持・向上にはベストである．

ここでも運動処方としては「強度」，「量」，「頻度」を考えねばならない．強度と量は関連するものだが，この対象群への勧めは「るんるんペース」である．つまり，鼻歌交じりか，談笑しながらで，息せき切ってというように速く歩く必要はない．いくつかの目安があるが，心拍数は70～100拍/分程度で，よく使われるボルグ（Borg）[3]が提唱した「自覚（主観）的運動強度」（rating of perceived exertion：RPE）を参考にすると「楽である」から「やや楽である」程度である（**表1**）．数値でいうと10ないし12であり，これに0をつけると1分間あたりの心拍数と考えてもよい．この程度の運動強度がよく勧められる最大運動強度の40から60％に該当すると考えてよい．

表1 自覚的運動強度（RPE）判定表
自覚的な運動のつらさを6～20の数によって表す．
その値を10倍したものは心拍数にほぼ一致する．

20.		
19.	Very very hard	非常にきつい
18.		
17.	Very hard	かなりきつい
16.		
15.	Hard	きつい
14.		
13.	Somewhat hard	ややきつい
12.		
11.	Fairly light	楽である
10.		
9.	Very light	かなり楽である
8.		
7.	Very very light	非常に楽である
6.		

（小野寺孝一，宮下充正：全身持久性運動における主観的強度と客観的強度の対応性―Rating of perceived exertionの観点から―．体育学研究21：191-203，1976より，改変）

なお，心拍数は，立ち止まってすぐ橈骨動脈の触診で計る．15秒の測定をし，4倍して1分値を出す．ちょっと凝りたい人は健康関連商品売り場に行けばリアルタイムに心拍数の変化が見られるパルスメータも入手できる．また，心拍数を指標にする場合は，高齢になるにつれて最高心拍数が低下してくることを認識していなければならない．よく使われる推定最高心拍数は「220－年齢」であることも併せて知っておきたい．

また，速度で考えると，体脂肪を燃焼するには必ずしも高速で運動する必要がないことが知られている．運動のエネルギー源は，高強度では糖質が使われるが，低強度であれば酸素が中心となって脂肪を燃焼するからである．**図5**は運動タイプおよび運動速度と血中に出てくる遊離脂肪酸（free fatty acid：FFA）の量を示したものである[4]．このように，さほど強い運動でない方が脂肪を燃焼することになり，ダイエットなどにも有効だといえる．

したがって，1分間に80m前後の自然歩行速度で良いが，高齢者の場合は歩く速度が低下しているので，無理に速く歩く必要はない．

有酸素運動で重要なのは「時間」と「頻度」で

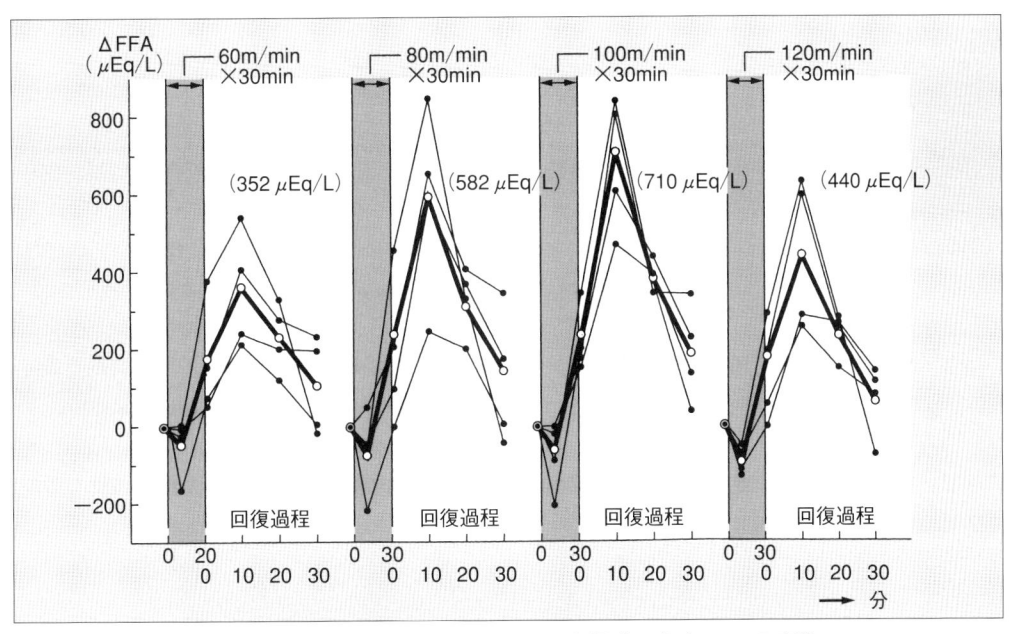

図5 異なる運動強度における30分歩行時の血中FFAの変動
(堤 達也:運動時の糖・脂質動員とホルモンの動態.体力研究 61：41-46, 1986より)

ある.徐々に運動の量・質を多くする「漸進性」の原則をふまえながら,最終的に30分はウォーキングをしたい.そして頻度は週2回から3回,可能ならもっと多めにしていければ効果は大きいというエビデンスもでている.

結論的には,最初に述べたように「るんるんペース」,つまり友達や夫婦で談笑しながらいつもの自然歩行ペースで,量を多めにウォーキングすることである.

まとめ:基本運動処方作成の留意点

運動処方作成には「運動種目」と「強度,時間(量),頻度」の過負荷三原則について配慮することが基本であるが,その前に目的,性,年齢,体力レベル,過去の運動歴,時期なども配慮しなければならない.特にアンチエイジングの身体運動は対象の年齢幅が大きく,加齢とともに個人差が大きくなるので一律には運動処方を作成しにくい.とりわけ65歳から74歳までの前期高齢者と75歳以上の後期高齢者では体力や運動意識にかなり違いがあり,十分な配慮が必要である.理屈や科学的裏づけも重要であるが,身体運動をするための楽しい環境をいかに作るかがポイントであろう.

文 献

1) ヘッティンガー,Th:アイソメトリックトレーニング(猪飼道夫,松井秀治,訳).大修館書店,東京,1970
2) 安部 孝,福永哲夫:日本人の体脂肪と筋肉分布.杏林書院,東京,1995
3) 小野寺孝一,宮下充正:全身持久性運動における主観的強度と客観的強度の対応性―Rating of perceived exertion の観点から―.体育学研究 21(4):191-203,1976
4) 堤 達也:運動時の糖・脂質動員とホルモンの動態.体力研究 61:41-46,1986

3. 精神療法のポイント

杏林大学医学部精神神経科
古賀　良彦

Key words	認知療法，ストレッサー，ストレス症候群，概日リズム，睡眠時無呼吸症候群
要　点	1．認知療法的接近によりマイナス思考をプラス思考へ転換する．
	2．ストレス対策として3つのR（Rest, Relaxation, Recreation）を心がける．
	3．良い睡眠を保つために概日リズムの乱れを防ぐ．また睡眠時無呼吸症候群を早期に見いだす．

　精神療法とは，主に面接を通じて患者に心理的にアプローチをし，精神症状の改善を促すものである．ただ，本稿で求められているのは，そのような本来の精神療法的な意義というよりは，むしろアンチエイジングを目指してどのような心構えを持ったらよいかということと，ストレスに対し，どんな対策をしたらよいのかということ，そして，ストレスの結果として，あるいは老化の兆しとしての睡眠障害に対して，どのように対応するかというような，健康を維持するための気持ちの持ち方や，周囲の接し方というように理解している．以下に，上記の3点につき，簡潔に述べる．

A アンチエイジングを目指す心構え

　老年期に入ると，人の性格はそれまでの特徴がより目立つようになる．いわゆる先鋭化というような方向へ進むものと，むしろ穏やかになるタイプと，あまり変化がないというものとに分けられる．また，これに認知症が加われば，より病的な性格変化として迂遠，すなわち回りくどさ・執拗というような，周囲からは敬遠される傾向もみられるようになる．

　本人自身の心構えとしては，もちろん，穏やかでかつ柔軟な人柄を目指すのが望ましい．しかし，老年期には，親しい者との別離，経済的困窮，身体疾患の出現などのさまざまな不利な要因が強まり，そのような望ましい人柄へと発展を遂げることは，必ずしも容易なことではない．また，癌に罹患した際には，一般にはファイティングスピリットのある者が生存率が高いとされるように，温和な性格が病を得たときには有利とは言い切れない．そのように考えると，温和でかつしっかりした性格というのが一つの理想像となる．

　誰もが知っているように，性格を意図的に変えることは非常に難しく，自身の努力や周囲のアドバイスによって簡単に変わるものではない．ただ，性格は変えられなくても，ものの考え方は本人の自覚や治療によって変えることは可能である．認知療法という精神療法がある．これは，自分が憂うつな傾向に陥ったり，不安になったり，こだわりをもったりする傾向を，治療によって，より安定した前向きの考え方へと導くものである．要するに，「マイナス思考」を「プラス思考」へと変更させるものである．考え方を変えれば，行動や気分もそれに伴って改善され，ひいては人柄も変化することもある．認知療法では，一定のプロセスに従って治療が進められるが，特に病的な状態でなければ，あまり堅苦しく考えず，それまでのものの見方，考え方を積極的に変更しようと努力すれば，それでよい．人は，特に何も意図しなくても，ある状況や問題に対面すると，いわば自動的に何らかの考えや行動を起こす．このように，パターン化した思考は自動思考といわれ，それが

3．精神療法のポイント

表1　ストレッサーの分類

生物学的ストレッサー	睡眠不足，長時間労働による疲労
物理的ストレッサー	暑すぎる部屋，騒音，振動，採光
化学的ストレッサー	光化学スモッグ，ダイオキシン，悪臭
心理社会的ストレッサー	家庭では…夫婦間の価値観の違い，嫁姑の不和，介護の問題 地域では…近所付き合いの気まずさ，希望しない役割 職場では…相性の悪い上司との関係，自分には合わないと感じる職場，自己評価と異なる目上の評価

表2　ストレス症候群

身体的ストレス症候群 （心身症）	精神的ストレス症候群
狭心症	気分障害（うつ病）
高血圧	不安障害
過敏性腸症候群	パニック障害
胃十二指腸潰瘍	強迫性障害
関節リウマチ	心的外傷後ストレス障害
気管支喘息	適応障害
糖尿病	アルコール依存症
頭痛・めまい・腰痛	薬物依存
インポテンツ	睡眠障害

表3　ストレスを防ぐ3つのR

1) **R**est
2) **R**elaxation
3) **R**ecreation

生じさせるものはストレッサーといわれ，生物的，物理的，化学的，社会的，心理的なあらゆる要因がストレッサーとなりうる（**表1**）．ストレッサーにより負荷が生じても，人の心や身体は直ちに破綻してしまうわけではなく，ちょうどゴムマリが指で押されたときに，凹みが生じて圧力を上手に逃すように，すぐに際立った悩みや不調が生じるわけではない．しかし，ストレッサーが働き続け，次第に歪みが増強すれば，最後には破綻を来し，さまざまな症状が出現する（**表2**）．このような経過で生じる身体症状を心身症という．精神的にも気分障害をはじめとするさまざまな障害が出現する．ストレッサーが何も強力なものでなくても，デイリーハッスルといわれるように，小さなトラブルが毎日続けば，それは積み重なって，症状を引き起こす．

ストレスの蓄積を防ぐには，3つのR（**表3**）を心がけることが重要とされている．すなわち，休養をとり，リラックスし，リクリエーションを持つことである．この中で最も大切なのは，リクリエーションであると考えられる．消極的に休むことは，必ずしもストレス防止に大きな役割を果たすわけではない．むしろ心の歪みを内側から叩き直し，円滑な働きを取り戻すことが大事なことである．老人では，英語でrecreateというのは，createしなおすということであり，単に遊ぶという意味とは異なる．

翻って，老人の場合，どのようなリクリエー

マイナスの方向へと自分をいざなうことがある．このことを気づき，考え方をプラスの方向へと意識して変化させる努力をする．場合によっては，ある状況にどのような対応をしたかということをメモしておき，それが不利な結果を招いたとすれば，その対応をした自分の自動的に生じた考えや行動を別のものに変化させてみる．それを繰り返すうちに，考え方が次第に変わり，プラス思考へと発展していく．

老年期には，先に述べたいくつかの要因を背景として，抑うつ的になり，それがマイナス思考を助長するケースが少なくない．その考え方に気づき，あえてプラス思考へと導く努力をすることが，抑うつを防ぎ，こころの健康を保つには，意義があることと思われる．

B　ストレス対策

ストレスとは本来歪みや負荷をさす言葉であり，通常は何らかの原因によって生じた心理的な悩みや身体的な不調あるいは症状をさす．ストレスを

表 4 睡眠障害の分類

1. 入眠障害
2. 中途覚醒
3. 早朝覚醒

ションを持てばよいかということだが，最も推奨されるのは運動であり，ゴルフやテニス，ゲートボールなどもこれにあたるであろう．しかし，それらは毎日できるかというと，そうではない．デイリーハッスルという言葉を振り返ってみるとわかるとおり，ストレスは小さなものでも毎日それを排除していかねばならない．逆にいえば，あまり大げさな方法ではなく，日常構えることなくすぐに始められる簡便なものでよいのである．アロマセラピーや最近ブームとなっているぬり絵などを楽しみ，あるいは短い時間でも熱中することによって，ストレスの蓄積を防ぐことは体力が十分でない老年期の者には，適切な方法として勧められる．

C 睡眠障害の予防と対応

老年期には，睡眠を司る機能が衰え，さまざまな形の睡眠障害が生じる（**表 4**）．また，肥満や種々の身体疾患と関連した睡眠時無呼吸症候群が老人では多いことが指摘されている．睡眠のリズムが老人になると乱れ，1 日に何度も眠ってしまうというような状態も多くみられる．**表 4** に示した睡眠障害に対しては，症状が強ければそれぞれの症状に応じた作用時間をもつ睡眠薬を使用することもやむを得ないが，軽度のものでは，概日リズムを調整することによって，不眠が是正されることが少なくない．老人では，職業をすでにもたず，日中も家で過ごす時間が長い者がほとんどだが，これは，概日リズムを乱す大きな要因となる．その対策として，朝の陽射しに当たることが勧められる．それにより，リズムを保つための体内機構が活性化され，夜と昼とのメリハリがしっかりしてくる．それは，日中の眠気を防ぎ，夜間の睡眠を改善することにつながる．

睡眠時無呼吸とは，睡眠時に頻回に呼吸が停止してしまうものであり，放置すれば高血圧や心疾患などを増悪させ，時には致命的な結果を招くこともある．肥満やいびき，日中の強い眠気などがこの障害の発見の目印となるが，診断を確定するには，専門医による精査が必要である．予防としては，何よりも肥満を避けることが第一であり，食生活のコントロールとともに，適切な運動を行うことに留意することが大切である．治療者の立場からは，特にその 2 点についてのカウンセリングを行うようにするべきである．

まとめ

アンチエイジングについて，特に精神的な側面から最も重要と思われる 3 点につき記した．これらは短い期間のみ心がければよいというものではなく，毎日欠かさず実施することが不可欠である．そうすれば，脳の健康（ブレインヘルス）を保ち，心の衰えを防ぐことができるであろう．

文献

1) フリーマン A, プレッツァー J, フレミング B, サイモン KM（高橋祥友，訳）：認知療法臨床ハンドブック．金剛出版，東京，1993

4. サプリメントの選び方

東海大学医学部抗加齢ドック／高輪メディカルクリニック
久保　明

Key words	サプリメント，SU. VI. MAX スタディー，ビタミンE論争，ビタミンA，ビタミンD，アンチエイジングサプリメントマップ
要　点	1．サプリメントにもエビデンスはある． 2．サプリメントを用いた1次予防にSU. VI. MAXスタディーがある． 3．ビタミンEは医薬品を対照群として研究されている． 4．ビタミンA，Dは骨折・転倒予防などの研究が行われている． 5．アンチエイジングサプリメントマップを活用した選び方が可能である．

A　サプリメントとは

　サプリメントとは食生活を補充する食品成分のことで 2001 年，厚生労働省は「保健機能食品制度」をつくった．今後特定保健用食品に準ずる準トクホなどを含め，さらなる拡充が予定されている．世界的にはコーデックス（CODEX）という名称の食品規格があるが各国の特殊性などもあり世界的なコンセンサスは今後の問題である．サプリメントが浸透している米国では，米国食品医薬品局（Food and Drug Administration：FDA）が米国国立衛生研究所（National Institutes of Health：NIH），米国国立補完代替医療センター（National Center for Complementary and Alternative Medicine：NCCAM）などと共同歩調をとることによって製品の品質，安全性などのチェックを行おうとしている．

　本項目では抗加齢医療実践のためのサプリメント入門として主にビタミンを中心とした臨床的なエビデンスを明らかにしていくが，エビデンスのあるサプリメントを"メディカルサプリメント"と呼ぶ場合もある．これは以下のような条件が必要と思われる．

- 最新の医療情報と伝統とのバランス
- 検証方法が明らかにされていること
- ネガティブデータや副作用の公表

　ネガティブデータとは当初の目的とは反する結果が出たものや，考えられていた関わりが証明できなかったもので，さまざまな研究結果の集積はサプリメントや健康食品の基準にも影響を及ぼす．2005 年暮れに食品安全委員会新開発食品専門調査会は大豆イソフラボンの安全な1日摂取目安量の上限を 70～75 mg（アグリコン換算）と定め，トクホに関する上乗せ摂取量を 30 mg/日とした．これに関しても American Journal of Clinical Nutrition のメタ解析では1日 80 mg の摂取で脂質代謝が改善する（総コレステロール 3.8％低下，中性脂肪 7.3％低下）としており，今後検討する余地があるかもしれない．米国心臓協会（American Heart Association：AHA）が 2005 年に公表した脂質代謝障害に関する勧告案 "Managing Abnormal Blood Lipids" のなかではサプリメント・機能性食品が脂質代謝に及ぼす影響としてビタミンE，C，ニンニク，植物ステロール/スタノールなどがまとめられており，大豆イソフラボンの摂取目安量が決められたのも，サプリメントが二重盲検法やコホート研究を含むメタ解析など

の洗礼を受けるということを意味している[1].

Peter MW らは American Journal of Medicine 2005年10月号において81におよぶハーブ療法に関する研究のうち医学的検証に耐え得るものは15（19％）にすぎないと述べている[2]．抗加齢医療におけるサプリメントも市場，消費者の動向とプロフェッショナルとしての立場は分けて展開すべきであろう．

B SU. VI. MAX スタディー

抗加齢という点からサプリメントの有用性に関して行われたのが SU. VI. MAX スタディーである．本スタディーは，1998年に Controlled Clinical Trial に掲載されてスタートした13017名を対象とするサプリメントの1次予防研究である[3]．35歳〜60歳までのフランス人男女が対象となり，ビタミンC 120 mg，ビタミンE 30 mg，βカロテン6 mg，セレニウム100 μg，亜鉛20 mg を投与した群とプラセボ群とに分け，平均7.5年間にわたって観察した．その結果，すべての種類の癌発生率と全死亡率は男性において明らかに減少し，女性では有意な変化が認められなかった．特に男性の死亡率は対象群と比べて37％低下した．サプリメントの有効性は研究開始時における抗酸化能の低い人たちで特に顕著であった．ビタミンEとセレニウムは男性の前立腺癌発症を減らすことが報告されていることから，男性においてのみ効果が明らかであったことも理解できる．女性では35〜60歳という本研究の対象年齢に閉経前と閉経後の方が混在していたことなどが結果に影響したのかもしれない．いずれにしても対象人数，観察期間，プラセボ群を設けている点などからして，「サプリメントにもエビデンスはある」といえる．

SU. VI. MAX スタディーは1次予防であるが，すでに血管障害や糖尿病などの疾患をもっている人たちを対象として行われた研究も少なくない．Heart Protection Study Collaborative Group は2002年7月の Lancet 誌上に，20536名のハイリスク群を対象とした研究結果を公表した．本研究ではビタミンE 600 mg，ビタミンC 250 mg，βカロテン20 mg を投与した群と対照群とを設定し，5年間追跡調査をした結果，死亡率はビタミン投与群14.1％，対照群13.5％となり，血管障害による死亡率も差を認めなかった．ビタミン投与による効果が生じなかった理由として，非投与群と比べて血中LDLコレステロールと中性脂肪の値がわずかながら上昇したことなどがあげられているが，ビタミンEの投与量がやや多量であったことも関連するかも知れない．

さらに2005年3月 JAMA（The Journal of the American Medical Association）に報告された HOPE-TOO 研究（the initial Heart Outcomes Prevention Evaluation-the Ongoing Outcomes）では1日250 mg のビタミンEを約10年間，心血管障害や糖尿病を有する女性に投与したが，心筋梗塞や死亡率は減少しなかった[4]．サブグループの解析で65歳以上において心血管イベントが25％減少した点は今後の検討課題であろう．

C VISP スタディーなど

加齢・老化とともに動脈硬化は進展する．この動脈硬化の進展に対して注目すべき研究が VISP スタディーである[5]．VISP 研究（Vitamin Intervention for Stroke Prevention Trial）では，平均年齢66歳の2155名を対象として葉酸，ビタミン B₁₂ を投与し，脳梗塞や心筋梗塞の発症を検討した．葉酸20 μg，ビタミン B₆ 0.2 mg，ビタミン B₁₂ 6 μg の低用量群に比べて，葉酸2500 μg，ビタミン B₆ 25 mg，ビタミン B₁₂ 400 μg の高用量群では血管障害発症の危険率が21％減少した．ホモシステイン（Hcy）は血液の凝固性を高めるとともに活性酸素による酸化ストレスを増やし，一酸化窒素（NO）を減らすため動脈硬化，エイジング進展の一因と理解されており，この研究における血管障害の減少は Hcy を減らしたことによるものと推測された．葉酸やビタミン B₆，B₁₂ が Hcy を低下させることは知られていたが，VISP 研究の最初の発表ではサプリメントを使用しても血管障害の頻度は変化しなかった．今回の研究はさらに進めて，投与するビタミン量を増やして検討した点が注目に値する．その結果，動脈

硬化を促進するHcyが低下しただけでなく血管障害の発症も減少する結果が明らかになった．VISP研究で用いられた葉酸に関してはLancetが2005年11月に従来の研究結果をまとめ，毎日0.8 mgの葉酸摂取で血中のHcy濃度は3 mmol/l減り，冠動脈疾患の発症が10％減少するとした．

加齢とともに増加する認知症に対しても葉酸，ビタミンB_6，B_{12}を用いた研究が行われているが，グラスゴー大学のMooijaart SPらは85歳以上の599名を対象とした研究から，葉酸，ビタミンB_{12}の血中濃度低下が認知症を引き起こすのではなく，単なる併発症であると述べた．今後は年齢層を変え，また各自のビタミンB群の摂取量のみならず血中濃度も検討項目としたフォローアップ研究が望まれる．

D ビタミンEをめぐって

ビタミンEは経験的に動脈硬化に有効とされ，抗酸化ビタミンの主役の感があったが，米国では2004年以来のその効果を疑問視する一大論争が生じている．

Annals of Internal Medicine 2005年1月号で，ジョンズ・ホプキンスのMillerらは過去に報告された19のビタミンE投与研究を集め，計135967名のメタ解析を行った．19研究のなかでビタミンEを1日400単位（250 mg）大量投与したものは11あり，そのうち九つの研究は全死亡率が明らかに増加したことを報告した．結論は断定的で，1日400単位以上のビタミンEは投与すべきでないと明言した．

医学者を中心としたこのようなビタミンEへの疑問符に対し，米国栄養評議会はホームページにおいて反論し，メタ解析に含まれた研究の多くは高齢者がかなりの割合を占めており，またマルチビタミンとして投与されている者も少なくないためビタミンEの効果を否定できるものではないとしている．

どちらもエビデンスを前面に立てながら結論が異なっているのである．エビデンスという言葉が金科玉条のような昨今，実はエビデンス自体の質を問う作業の必要性が生じてきたといえる．これだけ情報が急激なスピードで増加しつつある現在，すべての研究や報告に目を通すという行為自体が不可能であり，選択の過程でヒトの"主観"が入ってしまうのではないだろうか？　ここに医療，健康領域のプロとしての役割，力量が問われている．

一方，日本で現在使用できる唯一の保険適用薬「ドネペジル」（商品名：アリセプト®）とビタミンEを比較検討した研究（Alzheimer's Disease Cooperative Study Group）も行われた[6]．使用されたビタミンE量は1日2000単位と高用量であり，1年後にはドネペジルの効果がわずかに優れていたが，3年後の結果ではビタミンE，ドネペジル相方とも，認知能低下を抑えるという結果には至らなかった．医療現場で使われる薬剤とサプリメントが比較検討される研究が行われること自体，画期的な試みであるといえ，今後はビタミンB_6，B_{12}，葉酸などと併用した療法に可能性がある．

E ビタミンA，Dなど

エイジングとともに骨量が減少し，骨粗鬆症を引き起こしやすくすることは転倒→寝たきりの一因となる．ビタミンAに関して注目されるのは，このうち骨量に及ぼす影響である．AlexanderらはAm J of Med 8月号において，2799名の女性を対象としたNHANES I 研究（National Health and Nutrition Examination Survey Epidemiologic Follow-up Study）に基づいて血中ビタミンA濃度が低くても高くても股関節骨折のリスクが高まることを示した．

Penniston KL，Tanumihardjo SAは血中レチノール濃度を含め，ビタミンAの急性・慢性・毒性についてまとめている．欧米諸国と乳幼児の栄養状態が望ましい状態にない国々とではサプリメントとしてのビタミンAの意義も異なるようである．

ビタミンDに関しては転倒予防効果が注目されている．FerrariらはJAMA誌上で，1991～2004年までに発表された研究の中から五つの無作為二重盲検試験，計1237名を対照としてビタ

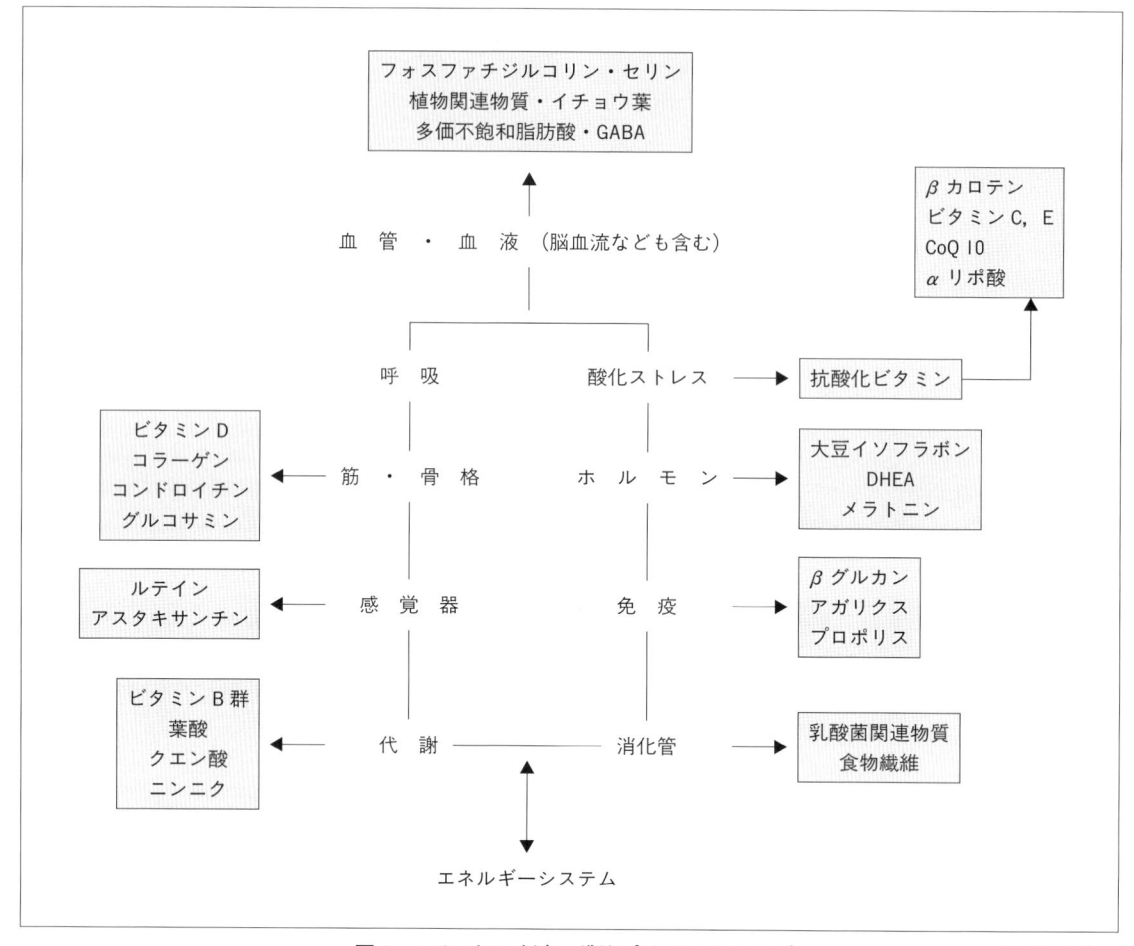

図1 アンチエイジングサプリメントマップ (久保原図)
GABA：γ-aminobutyric acid：ガンマ・アミノ酪酸

ミンDの転倒予防効果を検討した[7]．その結果，ビタミンDを服用している群では対照群と比べて22％転倒が減少した．ビタミンDの生理作用が最近さらに研究され，加齢によって減少するタイプII筋線維を増すことが明らかになった．タイプII筋線維は速筋とも呼ばれ，素早い動作に対応する筋肉であることを合わせて考えると転倒の減少は納得できる．

さらにエイジングとともに増加する変形性膝関節症に対するグルコサミン，硫酸コンドロイチンの検証が抗炎症剤であるセレコキシブを対象薬剤として行われた[8]（Glucosamine/chondroitin Arthritis Intervention Trial：GAIT）．全体としての疼痛軽減効果は明らかではなかったものの中等度から重度の膝痛を訴える患者のサブグループで

はプラセーボと比べて効果が明らかであった．グルコサミンは関節への作用以外にも血小板凝集抑制作用などが注目されている．

関節炎，関節症に対するサプリメントとしてはこのほかコラーゲン，キャッツクローなどがあり，免疫機序をコントロールする可能性が示唆されている．

サプリメントも"エビデンスがあるか"を問われる時代から，"エビデンスの質"が問われる時代へと確実に変化しており，個人個人に必要，または不必要なサプリメントをチェックするシステムも求められる時代となった．われわれは2001年以来約1300名が受診された「健康寿命ドック®」に加え「サプリメントドック®」「ビタミンドック®」を展開している．最後に，抗加齢サプ

リメントマップを**図1**にまとめる．もちろん，イチョウ葉やニンニク・青汁と抗凝固剤，鉄分と骨粗鬆症治療薬などサプリメントと医薬品の併用には十分注意が必要となる．2006年以後の進展については文献[9]を参考にされたい．

文　献

1) Fletcher B, et al：Managing Abnormal Blood Lipids (AHA Scientific Statement). Circulation **112**：3184-3209, 2005
2) Peter MW, et al：Lack of herbal supplement characterization in published randomized controlled trials. The American journal of Medicine **118**：1087-1093, 2005
3) Hercberg S, et al：The SU. VI. MAX Study. Arch Intern Med **164**：2335-2342, 2004
4) The HOPE and HOPE-TOO Trial Investigators：Effects of Long-term Vitamin E Supplementation on Cardiovascular Events and Cancer. JAMA **293**：1338-1347, 2005
5) Spence JD, et al：Vitamin Intervention for Stroke Prevention Trial. Stroke **36**：2404-2409, 2005
6) Peterson RC, et al：Vitamin E and Donepezil for the Treatment of Mild Cognitive Impairment. N Engl J Med **352**：2379-2388, 2005
7) Ferrari HAB, et al：Effects of Vitamin D on Falls. JAMA **291**：1999-2006, 2004
8) Clegg DO, et al：Glucosamine, Chondroitin Sulfate, and the Two in Combination for Painful Knee Osteoarthritis. N Engl J Med **354**：795-808, 2006
9) 久保　明：長寿を見据えた健康食品 Update．けんしょくこん：32-40，2009

5. 抗酸化サプリメントの選び方

京都府立医科大学消化器内科
内藤 裕二
ないとう ゆうじ

Key words	健康長寿，フリーラジカル，リポフスチン，ミトコンドリア，αリポ酸，コエンザイムQ10（CoQ10）
要点	1．アンチエイジング医学の目標は健康長寿である． 2．フリーラジカル反応はエイジングと密接な関連がある． 3．ミトコンドリア由来活性酸素のエイジングへの関与解明が重要． 4．体重あたりの酸素消費量と最大潜在寿命の間には負の相関がある． 5．αリポ酸やCoQ10は食品からの摂取は不十分で，サプリメントとしての補充が必要．

　抗加齢医学（アンチエイジング医学）の目標は，QOLの向上による健康長寿である．その目標達成のために，加齢のメカニズムを解明し，個人ごとの老化度を診断し，その結果をサプリメントを含む統合医療に応用することが重要な点である．より具体的には，動脈硬化，寝たきり，認知障害，癌を防ぎ，健康長寿を目指す対策が必要であり，診断としてはアンチエイジングドックの普及，その対策として有力なものの一つが抗酸化療法であると考えられている．本稿では，フリーラジカルの基礎，加齢との関わり，抗酸化サプリメントの有効性などについて解説した．

Ⓐ フリーラジカルの理解

　通常，原子は原子核を中心として，各電子軌道に2個の電子が対になって存在するが，稀に対になっていない電子がある．これを不対電子といい，この不対電子をもつ分子や原子をフリーラジカルという．不対電子は対になろうとするため，フリーラジカルは一般に不安定で反応性が大きい．酸素 O_2 は，その生体内における代謝過程で四電子還元されるわけであるが，その還元の過程あるいはエネルギー付与による電子の励起，遷移金属との結合により，反応性が高まる．このようにして生じる酸素分子より活性の高い酸素種を総称して活性酸素と呼ぶ．スーパーオキシド，過酸化水素，ヒドロキシルラジカル，一重項酸素を狭義の活性酸素という．

　フリーラジカルは生体内で生成されるだけではなく，外部環境にも多く存在する．フリーラジカルを生成する環境因子としては，大気汚染物質，放射線，紫外線，ある種の薬剤，タバコなどが知られており，こうした環境因子に接することによりフリーラジカルを生体に取り込むことになる．一方，生体内でもフリーラジカルは発生している．ミトコンドリア電子伝達系あるいはミクロソーム電子伝達系内のある種の酵素，オキシダーゼ系酵素，鉄含有蛋白質などが，フリーラジカル，特に酸素に由来するフリーラジカルの生成系である．炎症，虚血性疾患などとの関連では，好中球をはじめとする食細胞がもっとも注目されている．老化との関わりではミトコンドリア機能異常による活性酸素の産生が注目され，ミトコンドリアを治療標的とした抗酸化サプリメントなどがアンチエイジング療法として有力視されている．

　フリーラジカルは多くの生体内分子を標的としている．脂質，核酸，アミノ酸，蛋白質，炭水化

5. 抗酸化サプリメントの選び方

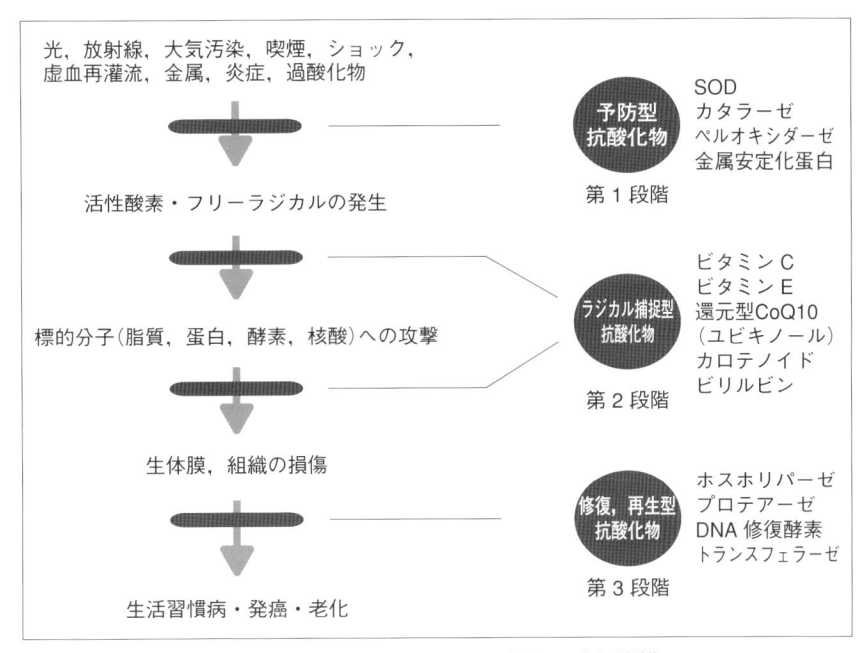

図1　生体の酸化ストレスに対する防御機構

物，種々の生物学的活性物質などを標的とするが，標的が異なるがゆえに多くの病態・疾患と関連していることになる．特に，すべての細胞膜の脂質中に局在する高度不飽和脂肪酸は活性酸素により攻撃され，脂質過酸化連鎖反応を介して過酸化脂質を生成する．生体膜は脂質や蛋白で構成されているが，それらは細胞や小器官を仕切る隔壁としてのみならず，生理活性物資の素材として，あるいは酵素として，膜表面の受容体として多様な機能を集約した場を形成している．それゆえ，この連鎖的脂質過酸化反応は，膜構造の破壊だけでなく，そこで働く蛋白の酵素作用や受容体機能も大きな障害を被ることになる．このようなフリーラジカルによる脂質過酸化反応は生体膜すべてに共通しており，その障害がたとえば神経細胞におよぶと細胞壊死，アポトーシス，リポフスチンの沈着が生じると考えられるため，フリーラジカルと老化の密接な関係が示唆されるわけである．

B フリーラジカルとアンチエイジング

リポフスチンは，加齢に伴って増加し，老化色素として有名である．ヒトにおいても，脳，心筋などの組織で加齢に伴って上昇してくる．このリポフスチンは，過酸化脂質と変性リポ蛋白質の複合体であることが明らかにされた．つまり，リポフスチンがエイジングに伴って増加してくるのは，脂質や蛋白質がフリーラジカルによって酸化的障害を受けていることを示唆している．しかし，過酸化脂質は多くの老化した組織で上昇していることが報告されているが，その上昇が老化の原因なのか，結果なのか不明な点も多い．老化促進マウス（senescence accelerated mice : SAM）を用いた縦断的研究は，過酸化脂質の上昇が老化症状の発現に先行することを見いだし，フリーラジカルによる脂質過酸化反応が直接的に老化に関与することを明らかにしたといえる[1]．

一方，加齢に伴って核酸や蛋白質の酸化的障害も増加する．細胞内のDNAは活性酸素や代謝によって生じたフリーラジカルによって常に傷害を受けており，その多くはDNA修復酵素によって修復されているが，長い加齢の過程でDNAの傷害が蓄積していくものと考えられている．たとえば，ラット脳組織中 8-OHdG 量は30ヵ月高齢ラットで上昇し，食餌制限によりその上昇を遅延させることができる[2,3]．核内DNAに比較してミトコンドリアDNAは定常状態でも 8-OHdG の生成が多いことで知られ，約8000塩基に1塩

第Ⅲ章 治療法—総論

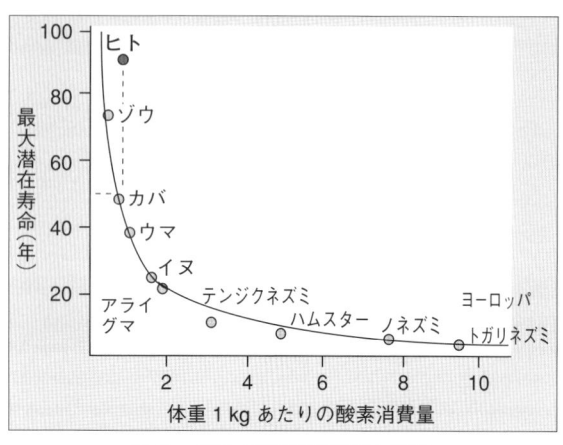

図2 動物の酸素消費量と寿命

基が傷害を受けているとされている．このミトコンドリアからの 8-OHdG は加齢に伴い急激に上昇する[4]．ミトコンドリアは細胞内の主な活性酸素生成源であり，加齢に伴い 8-OHdG が増加することは，ミトコンドリアの活性酸素消去抗酸化機構が十分でないことを意味している．エイジングと酸化ストレスとの関係を解明する「老化のミトコンドリア説」として今後の研究が進む分野である．

C 抗酸化とアンチエイジング

酸化ストレスに対する生体の抗酸化防御機構には図1に示すような3段階が考えられている．第1段階では活性酸素そのものの発生を抑制する．スーパーオキシドに対する SOD や過酸化水素に対するカタラーゼ，グルタチオンペルオキシダーゼなどがこれに相当する．第2段階は発生した活性酸素を捕捉し，安定化させる．水系ではビタミンCがもっともラジカルを効率よく捕捉し，膜に発生した脂質ラジカルにはビタミンEやユビキノールが重要である．さらに，第3段階では酸化的損傷を受けた脂質，蛋白質，DNA などを修復・再生する機構である．SOD と加齢との関連については，いくつかの縦断的ならびに横断的研究がある．用いた動物による差あるいは飼育条件などにより若干結果は異なるが，一般的には，加齢に伴い大きな変化はないとされており，酸化ストレスの原因としては，消去機構の低下よりも産

生系の亢進状態にあるとされている．SAM マウスにおいても，P 系と R 系との間で SOD 活性に差はないか，P 系マウスで肝臓組織中 SOD 活性は高いことが報告されている．ただし，酸化ストレスの結果として，SOD 蛋白の変性による活性低下は起こり得る．また，SAM マウス肝臓においては，ミトコンドリアにおける SOD は CuZn-SOD であることが明らかにされており，P 系マウスで SOD 活性が R 系の 1/2 に低下しているが，mRNA（messenger ribonucleic acid）の発現には両マウスに差はない[5]．これらの結果は，細胞質で合成された CuZnSOD がミトコンドリアに輸送される機構が P 系で障害されていることを示しており，より一層，ミトコンドリアに酸化ストレス負荷となっていると考えられる．カタラーゼ，グルタチオンペルオキシダーゼに関しては，エイジングに特徴的な変化はない．

D 抗酸化サプリメント

図2は各種動物の酸素消費量と寿命の関係を示した有名な図であるが，この図の意味することは，第一に体重1kgあたりの酸素消費量と最大潜在寿命の間にはきわめて良好な負の相関関係があることである．酸素消費の主な器官はミトコンドリアであることを考慮すれば，寿命とミトコンドリア機能にはきわめて密接な関係があることが理解できる．第二に注目したい点は，ヒトだけがこの曲線から大きくずれ，カバと同等の酸素消費量にもかかわらず約2倍の潜在寿命を示していることである．この理由は，われわれは，「ヒトは抗酸化物質を積極的に摂取することで，ヒトはこの寿命曲線から外れた寿命を得ている」のではないかとの仮説を持っている．

さて具体的な対策であるが，まず第一に適切な食生活の重要性を指摘しておきたい（図3）．我が国の食生活は最近30年間に急速に変化し，肉食やジャンクフードがあふれている．いわゆる，高脂肪食，低食物繊維食である．このような食生活は日本人の腸内環境を悪化させ，腸の老化を促進しているとされている．第一の対策は，「従来の日本食への回帰」がもっとも必要である．次に，

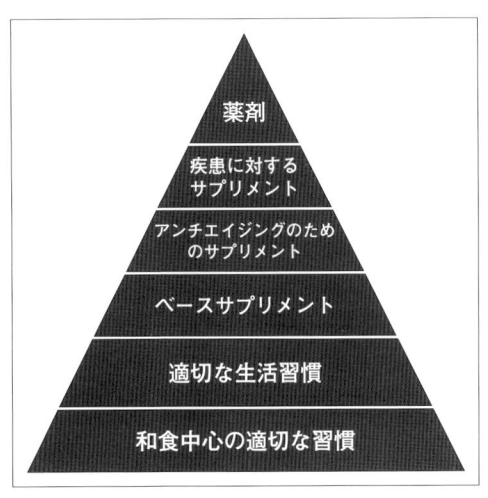

図3 アンチエイジングピラミッド

「適切な生活習慣」であるが，これには適度な運動，禁煙，ストレスを減らす，環境対策，紫外線対策などが含まれる．抗酸化サプリメントを摂取していても，大量の活性酸素を生み出す喫煙をしていては何の効果もない．さらに，素材そのものの栄養価が低下していること，カロリーが多くて副栄養素が不足している加工食品をよく利用すること，精神的ストレス過剰社会における体内でのビタミン消費が亢進していることなど，種々の悪化要因により，現代日本人の副栄養素（ビタミン，ミネラル，ファイバー，ファイトケミカルなど）は体内で不足していると考えられる．よって，アンチエイジングのために重要な対策の第二は，総合的な副栄養素の摂取ではないかと考えられる．緑黄色野菜の積極的な摂取，マルチビタミン，マルチミネラル，ファイバー，カルシウムなどをベースサプリメントとして摂取することも一つの対策である．

第一，第二の対策のうえで，最近では，アンチエイジング対策としてαリポ酸やCoQ10などのミトコンドリアに作用する抗酸化剤が注目されている．これらのサプリメントは，抗酸化剤として作用して，生体にすでに存在しているビタミンEやビタミンCによる抗酸化機構の再生，維持に関与するだけでなく，補酵素としてミトコンドリア機能の維持にも一役買っている．さらに加齢に伴い減少することからその補充の必要性が指摘されている．残念ながら，食品のなかにはαリポ酸やCoQ10は十分には含まれていないため，サプリメントとして補充するしかないのが現状である．しかし，アンチエイジング医学の歴史は浅く，これらサプリメントがエイジングに有効であるという科学的な証拠は不十分であることを最後に指摘しておきたい．

まとめ

老化のフリーラジカル説を中心に述べた．アンチエイジングドックの普及により，国民の誰もが同じように老化度を評価できる時代が来つつある．重要なことは，診断に終わらず，適切な生活指導により健康長寿を全うすることであり，生活習慣のなかでも食の占める位置はきわめて大きいといわざるを得ない．基本的食生活のうえに立ったうえでの，アンチエイジングサプリメントの補充が有効なのではないかと考える．

文 献

1) Yoshikawa T, Naito Y & Kondo M : Free radical involvement in the aging process. Neurosciences **16** : 603-612, 1990
2) Kaneko T, Tahara S & Matsuo M : Non-linear accumulation of 8-hydroxy-2'-deoxyguanosine, a marker of oxidized DNA damage, during aging. Mutat Res **316** : 277-285, 1996
3) Kaneko T, Tahara S & Matsuo M : Retarding effect of dietary restriction on the accumulation of 8-hydroxy-2'-deoxyguanosine in organs of Fischer 344 rats during aging. Free Radic Biol Med **23** : 76-81, 1997
4) Hayakawa M, Sugiyama S, Hattori K, et al : Age-associated damage in mitochondrial DNA in human hearts. Mol Cell Biochem **119** : 95-103, 1993
5) Park JW, Choi CH, Kim MS, et al : Oxidative status in senescence-accelerated mice. J Gerontol A Biol Sci Med Sci **51** : 13337-13345, 1996

6. メラトニン，DHEA の処方

田中消化器科クリニック 田中　孝（たなか　たかし）
同 永田　善子（ながた　よしこ）

Key words	メラトニン，DHEA，補充療法，抗加齢医療
要　点	1．メラトニンとDHEAは，米国ではサプリメントとして市販され，日本でもインターネットで簡単に入手できるが，将来的には医師の指導下で服用すべき薬剤である． 2．メラトニン補充療法は，0.5～1mgの舌下錠から開始するのが適当であるが，各人によって用量・用法が異なることも多い． 3．DHEA補充療法は，アンチエイジングドックを受診した患者を対象とし，経時的に各種ホルモン値などを測定しつつ，用量・用法を調整することが望まれる．

　メラトニンは，脳の松果体から分泌されるホルモンで，脳下垂体後葉のメラニン細胞刺激ホルモンに拮抗する作用がある．メラトニンはすべての動植物に同じ分子構造で存在し，それぞれの体内時計を介して，脳のタイムキーパーの役割を果たしている．また，睡眠と覚醒の周期をつかさどり，動物たちには移動（鳥の渡りなど），発情・生殖，冬眠などの時期を教える役割もある．メラトニンレベルは子どもの頃がもっとも高く，その後急速に低下する（図1）．このようにメラトニンは日々のペースをつくる「体内時計」とは別に，脳のなかにある「老化時計」を制御し，メラトニンの分泌量はそのまま老化度に相関している．

　メラトニンには強力な抗酸化作用も認められている．これまでに発見されたフリーラジカルスカベンジャー（活性酸素除去物質）のなかでも格段の能力を持っており，細胞に浸透してフリーラジカルの攻撃からDNAを守る[1]．メラトニンは水溶性・脂溶性の両極性を持つことによって，血液脳関門（blood brain barrier：BBB）を通過することができ，脳細胞に対するもっとも強力な抗酸化物質となる[2]．さらにメラトニンはT細胞を生成する胸腺を刺激する作用を有し，免疫力を高める力があることも判明している．胸腺がもっとも

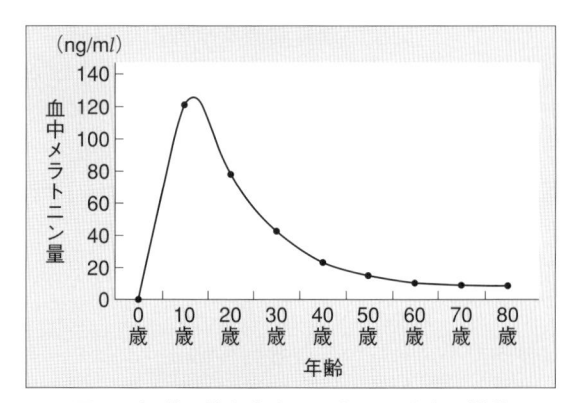

図1　加齢に伴う血中メラトニン分泌の推移

大きくなる思春期頃メラトニンの分泌レベルも最大となり，その後胸腺の萎縮にしたがってメラトニンの分泌も下がり，胸腺の萎縮曲線とメラトニンの分泌推移曲線はほぼ一致する．さらにメラトニンは癌予防・治療にも効果があることが判明し，アンチエイジング効果のあるホルモンとして位置づけられる[3,4,5]．

　メラトニンは，私たちが夜眠っている間に放出され，日の出とともに分泌が止まる（図2）．これは，2500ルクス以上の光が目から入りその情報が視床下部に達すると，メラトニンの放出が止まるシステムになっているからである．昼間に光

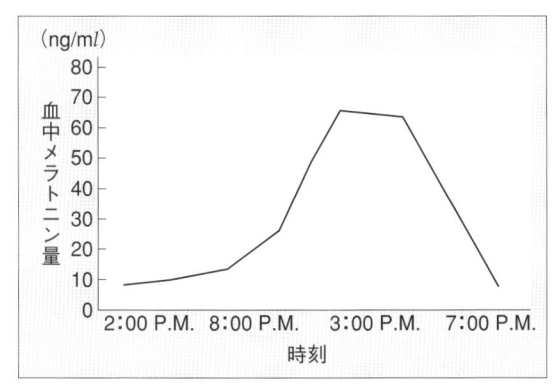

図2　メラトニン産生の日内変動
(Klatz R, Goldman R : The Anti-Aging Revolution Stopping the Clock. Basic Health)

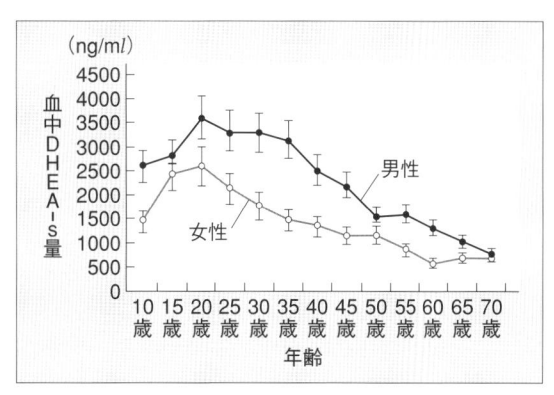

図3　加齢に伴う血中DHEA-sの推移

を浴びメラトニンの放出をいったん止めて夜の盛んな放出に備えると，睡眠パターンの改善ばかりではなくメラトニンの分泌量を高めることになる[6]．したがって夜明けとともに太陽の下で仕事をし，夕暮れとともにぐっすり寝るのがアンチエイジングな生活といえよう．

副腎で作られるDHEAは，もっとも豊富に存在する天然のステロイドホルモンであり，このDHEAからテストステロン，エストロゲンなどの性ホルモンが生成される．DHEAは副腎性男性ホルモンとも呼ばれ，その効果は精巣で作られる男性ホルモン（テストステロン）の約3%と考えられている．一方，DHEAは男性ホルモン様作用を持っているのみでなく，体内のストレスホルモンといわれるコルチゾルを緩衝する作用を持ち，コルチゾルの細胞異化作用に対して細胞同化作用を発揮する．またDHEAは肝，脾，脳，骨，血管内皮，脂肪細胞など多くの組織でテストステロン，エストロゲン（Estrogen）へ変換されて機能することも確認されている[7]．さらにこのような男性ホルモン様作用，細胞同化作用以外に抗糖尿病作用，免疫力亢進作用，抗腫瘍作用も明らかになっている[8,9,10]．

80歳の人の体には，20歳の時と比較して10パーセントから20パーセントのDHEAしか残っていないといわれ，20〜30歳以降年齢とともに血中DHEA-s濃度は減少する（図3）．高年齢にみられる前立腺癌，膀胱癌，乳癌，動脈硬化症，神経変性疾患など，老化に伴うさまざまな病気の原因の一つにこのDHEAの著明低下が関係しているという説もある．またDHEAは霊長類特有のホルモンで，「活力や知力の源」であるという仮説もある．私たち人類の場合，DHEAの生成は胎児の頃から始まり，胎盤内のエストロゲン生成を助け，それを維持する働きをする．しかし誕生とともにその生成はいったん止まり，6歳ぐらいから再び始まるという複雑な動きを見せる．そして30歳前後を境にその分泌量が大きく減少することから，DHEAは「若さと活力」に関係するホルモンと考えられている．

Connerらは，50〜70歳の男性242名の血中DHEA値を測定し，12年後の死亡率を調査したところ，高DHEAグループは低DHEAグループと比較して36%死亡率が低いことを報告している[11]．Rothはアカゲサルの実験や高齢者の検討から低体温，低インスリン血症，高DHEA血症が長寿のバイオマーカであると結論し[12]，DHEAもメラトニンと同様にアンチエイジングなホルモンであると位置づけられる．

メラトニンとDHEAには多くの共通点があり下記にまとめてみた．

1．血中濃度は10〜20歳代にピークを認め，その後年齢に応じて漸減する．
2．細胞同化作用をもつ．
3．強力な抗酸化作用を有する．
4．免疫能を高める．
5．抗癌作用を有する．

このようにメラトニンとDHEAは人間の老化に伴って出現する種々の病態に対してアンチエイ

ジング作用を呈し，適切な時期に適切な量を服用することによって中高年者の健康維持や疾病予防に大きな寄与をすると考えられる．

Ⓐ メラトニンの代謝

メラトニンを1〜2000 mg 健康人に服用させても，明らかな中毒症は認められていない[13]．メラトニンは，経口投与すると肝臓で P450（CYP1A2 と CYP2C19）の酵素によって急速な代謝を受ける[14]．3 mg メラトニンの半減期は約45分で，約10時間で完全に体内から消失する[15]．肝臓の代謝スピードは P450 によって調節を受けるため，経口したメラトニンの有効性は個人差が多くみられる．一方メラトニンの舌下投与は，直接大循環系に入り肝臓の代謝を受ける前に BBB を通過して脳細胞に入るため，効果が一定化しやすい．

Ⓑ メラトニンの一般的使用法

睡眠障害に対しては，1〜3 mg のメラトニンを就寝1時間前に投与することが勧められる．効果が不十分な場合は，3〜6 mg まで増量することも可能である．また逆に 0.1〜0.3 mg の量でも十分に有効な場合もみられる．入眠障害のある患者には就寝30分前に舌下錠の投与が勧められる．前述したように舌下錠投与の方が確実に大循環系から BBB を通過して脳細胞に取り込まれるため，個人差も少なくより確実な効果が期待できる．また早朝覚醒型の睡眠障害者には徐放性製剤が適切である．筆者の経験では一般的な入眠障害に対して，就寝30分前の 0.5〜1 mg の舌下錠の投与から開始するのがもっとも適切と考えている．メラトニンを服用すると，benzodiazepin 系の睡眠薬と異なりレム（rapid eye movement：REM）睡眠を抑制することがないため[16]，熟睡感がないという印象を持つが，逆に朝眠気が残る感じは一般的にはみられない．メラトニンは基本的な睡眠パターンであるノンレム（non-REM）〜レム睡眠のサイクルを惹起し，より生理的な睡眠型を作る．睡眠パターンを図4に示したが，睡眠サイクル

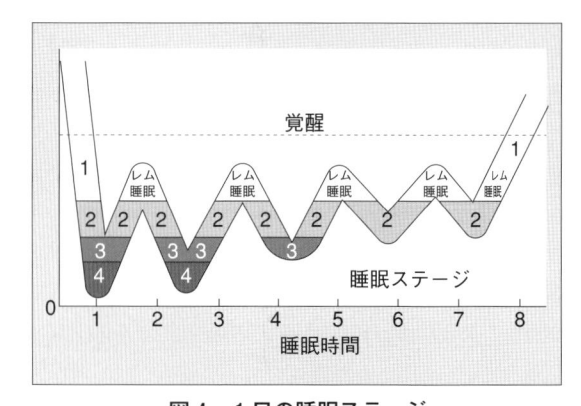

図4 1日の睡眠ステージ
(Klatz R, Goldman R：The Anti-Aging Revolution Stopping the Clock. Basic Health)

は約1.5時間で，通常このサイクルを5〜6回繰り返す．深いノンレム睡眠は2サイクル程度出現し，このときに熟睡感を得る．またレム睡眠時に夢を見るが，この段階で1日の短期記憶の整理を行い，必要な記憶を長期記憶に移行しているといわれている．一般的に中年期の成長ホルモン低下とともに深いノンレム睡眠が減少する．さらに50歳以降ストレスが多くコルチゾルレベルが上昇すると，この睡眠サイクルはより細切れ状態になり REM 睡眠も減少する．このように考えると，50歳代以降は，メラトニンの投与によってより生理的な睡眠パターンを作ることも大切な抗加齢医療の一つと思われる．

時差ぼけには海外旅行出発の2日前から就寝1時間前にメラトニンを3〜5 mg 服用し，現地到着後2〜3日間は同様の量を継続することが推奨される．

Ⓒ メラトニンの副作用

副作用に関しては以下の事項が報告されているが，重篤な障害は認められていない．

- 寝ぼけ感
- 睡眠パターンの変化
- 精神状態の変化
- 見当識障害
- 頻脈
- ほてり感
- 皮膚のかゆみ

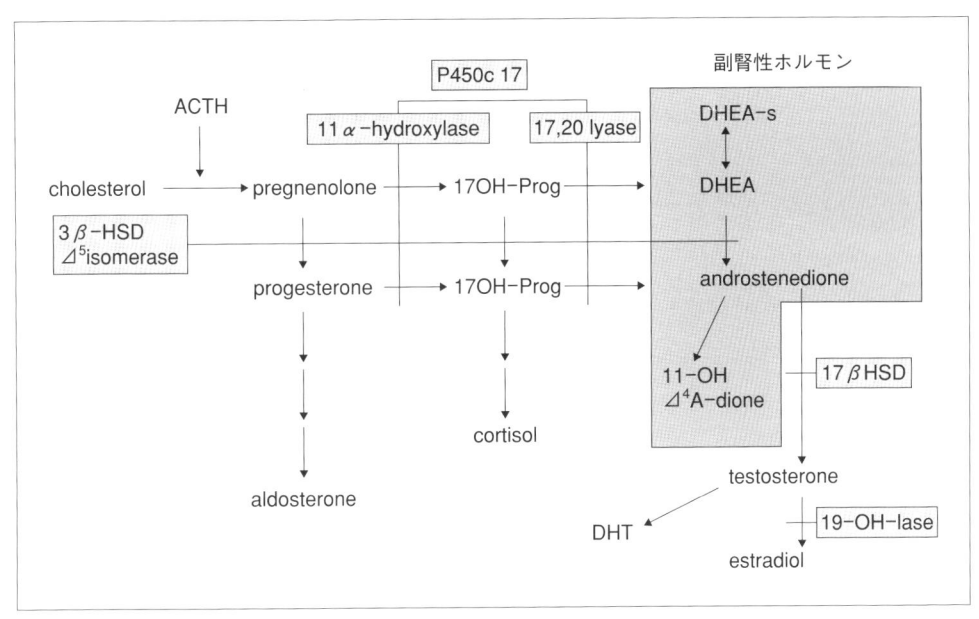

図5　副腎性ステロイドの生合成

- 腹痛発作
- 頭痛
- 低体温
- アレルギーや自己免疫疾患を悪化させる可能性あり
- ニフェジピンを同時使用すると血圧，脈が増加する

D　DHEA の代謝・作用機序

　DHEA はテストステロンやジヒドロテストステロン（dihydro-testosterone：DHT）とともに C-19 ステロイドであり，アンドロゲン作用を呈する．DHEA はその 90％以上が副腎由来であり，前述したように副腎性男性ホルモンと呼ばれている．DHEA の合成調節メカニズムは副腎皮質刺激ホルモン（adrenocorticotropic hormone：ACTH，別名：コルチコトロピン）によって刺激を受けコルチゾルとともに分泌が促進されるが，DHEA にはフィードバック抑制作用はない．

　図5に DHEA の生合成経路を示したが，コレステロールからプレグネノロン（pregnenolone）を経て，P450 酵素の制御によって DHEA が生成される．血中 DHEA 値が年齢によって減少するのはこの酵素が低下するという説と，DHEA を合成する副腎皮質の網状層細胞数が減少するためという仮説が提唱されている[17]．またこの代謝マップのごとく DHEA の下流にテストステロン，E2（estradiol）が位置し，各末梢組織中の 17βHSD や 19-OH-lase によって DHEA からこれらのステロイドホルモンに変換される．DHEA 補充療法を行うと，テストステロンと E2 の上昇とともにプロゲステロンの上昇も認められるが，このメカニズムとして組織内フィードバックが働き，P450 酵素が低下する結果としてプロゲステロンの合成が増加すると推定されている．筆者の検討でも，DHEA 長期投与者の内服中止 2 週間後の血中 DHEA を測定したところ，投与前値より著明な血中 DHEA 値低下が観察された．この原因も P450 酵素の低下によると思われる．このように DHEA の生成・制御に関して P450 酵素が重要な働きをしていると推測される[18]．

　DHEA はほかのホルモンと多くの点で異なった特徴を持っている．DHEA はその硫酸抱合体である DHEA-s と steroid sulfotransferase および sulfatase により相互に変換され，血中では一定の比率で（DHEA が DHEA-s の 0.1〜1％位）存在している．DHEA-s の血中濃度はきわめて

第Ⅲ章 治療法—総論

表1 ステロイドホルモン動態

	1日分泌量	血中濃度（ng/mlで表示）	血中半減期（分）	備考
DHEA-s 成人男子	17 mg/D	500〜3000 ng/ml	360分	＊(1)
DHEA-s 成人女子	12 mg/D	500〜2400 ng/ml		
DHEA	7 mg/D	DHEA-sの約0.1〜1％	25分	＊(2)
コルチゾル	20〜30 mg/D	40〜183 ng/ml	100分	
テストステロン成人男子	4〜9 mg/D	2.5〜11 ng/ml	25分	
テストステロン成人女子		0.1〜0.6 ng/ml		
E2 非妊女性		0.03〜0.58 ng/ml		
E2 閉経後		0.015 ng/ml 以下		
E2 男性		0.065 ng/ml		

（井林 博：1. 副腎皮質ステロイド c）性ステロイド．ステロイドの生合成とその調節．清水直容編集．ステロイドホルモン基礎と臨床．中外医学社，東京，31-37，1982 より，一部改変）

＊(1) DHEA-s；性腺からの分泌なし，ほぼ100％副腎由来
＊(2) DHEA；約90％は副腎由来で10％が性腺由来，男子におけるDHEAからテストステロンへの体内変換率は約0.7％

大量であり，半減期も6時間と長時間である[19]．

表1に示したようにDHEA-sはコルチゾルの約10倍の濃度，またテストステロンの約100倍の濃度で血中に存在している．このようにきわめて高濃度であることとDHEAやDHEA-sの特異的なレセプターが長期間発見されなかった事実から，DHEAがホルモンとしての作用機序を持っているか疑問視され，その作用機序は各末梢組織でテストステロンやE1（estrone），E2に変換されること（intracrine作用）によると考えられていた．しかし近年，名和田らはヒトTリンパ球にDHEAレセプターを発見し，DHEAがDDSP（DHEA induced dual specifity protein phosphatase）の誘導を介して抗炎症作用，抗動脈硬化作用，抗インスリン抵抗性作用を発現させることを証明した[20]．また辻らも筋肉細胞にDHEA-sの特異的結合蛋白を見いだしている[21]．さらにDHEAは脳細胞内でコレステロールから合成され，neurosteroidとして機能し，抗GABA作用やNMDA（N-methyl-D-aspartate：ecstasy）作用を呈することも確認されている[22]．したがってDHEAはほかのホルモンと異なり，数種のメカニズムで生理作用を発現していることが推定される．

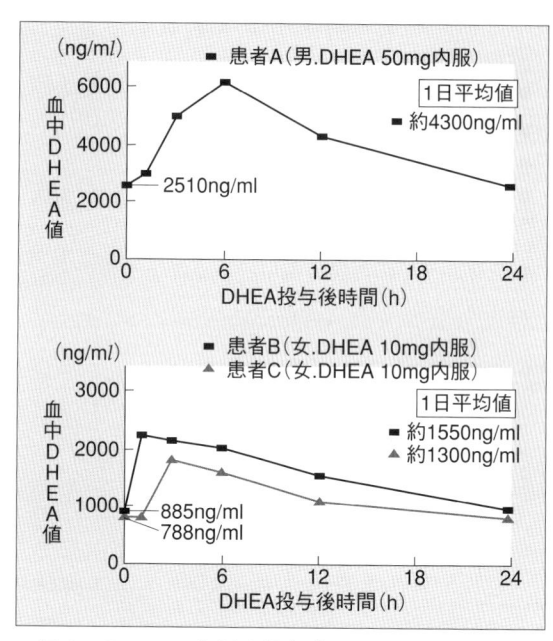

図6 DHEA 1年以上投与者のDHEA内服後24時間血中濃度

E DHEA補充療法

上述したようにDHEAはレセプターを介する直接作用と性ステロイドホルモンに変換されて働く間接作用によって，種々の生理作用を発現させる．DHEAは性ステロイドとしての作用以外に，

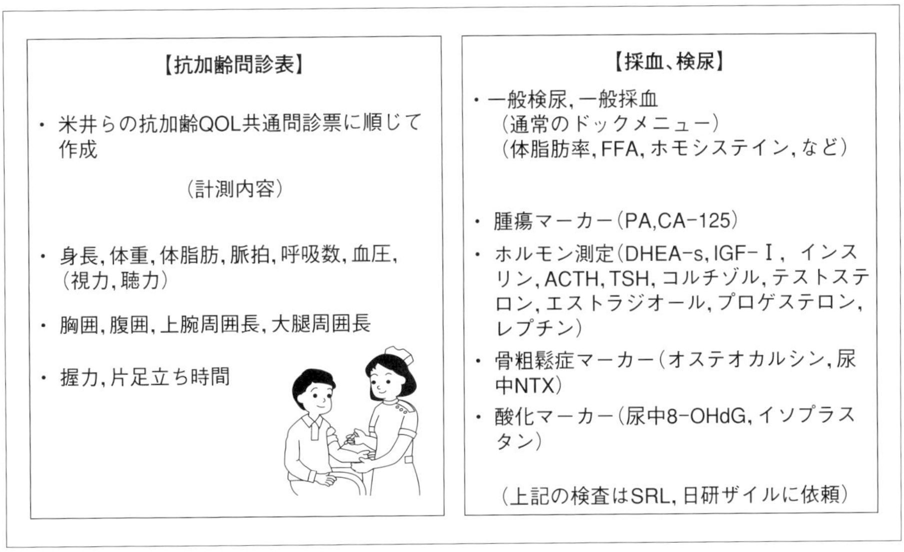

6．メラトニン，DHEA の処方

```
【抗加齢問診表】
・米井らの抗加齢QOL共通問診票に順じて作成
　　　　（計測内容）
・身長，体重，体脂肪，脈拍，呼吸数，血圧，（視力，聴力）
・胸囲，腹囲，上腕周囲長，大腿周囲長
・握力，片足立ち時間

【採血、検尿】
・一般検尿，一般採血
　（通常のドックメニュー）
　（体脂肪率，FFA，ホモシステイン，など）
・腫瘍マーカー（PA,CA-125）
・ホルモン測定（DHEA-s，IGF-Ⅰ，インスリン，ACTH，TSH，コルチゾル，テストステロン，エストラジオール，プロゲステロン，レプチン）
・骨粗鬆症マーカー（オステオカルシン，尿中NTX）
・酸化マーカー（尿中8-OHdG，イソプラスタン）
　（上記の検査はSRL，日研ザイルに依頼）
```

図7　当院の抗加齢ドックの概要

免疫賦活作用，抗糖尿病作用，抗動脈硬化作用，抗腫瘍作用，抗骨粗鬆症作用，抗肥満作用，中枢神経作用が報告され，well-being の改善を含めた包括的なアンチエイジング効果が期待される．

当院の DHEA 補充療法の概要について解説する．補充療法は，抗加齢ドックを受診した 45 歳以上で，血中 DHEA-s 値が男性 1500，女性 1000 ng/ml 以下であり，本人が治療を希望した場合を対象とし，DHEA 投与前，投与 3 ヵ月，（6 ヵ月），12 ヵ月後の抗加齢ドックが可能であることを条件としている．DHEA は患者本人が直接個人輸入によって入手したものを服用している（Douglas Lab，米国）．DHEA は 10～25 mg（朝食後 1 回）より開始し，男性は DHEA-s 値が 2000 ng，女性は 1500 ng/ml を目標に調整している．この目標値は 30～40 歳代の平均値のやや低めとなっているが，図 6 のように朝 1 回投与された DHEA 濃度の経時的変化を観察すると，投与後 24 時間の平均値は投与 24 時間後の値の 1.5～2 倍程度となることから，やや低めの血中濃度を目標値としている．

当院ではアンチエイジングドックとして一般的な計測，検尿，一般健診メニューの採血とともに種々のホルモン，腫瘍マーカなどの採血を行っているが，その概要を図 7 に示した．

DHEA 補充療法は患者に対して十分な説明が必要であるが，当院では以下の点を強調している．DHEA 補充療法は米国では多くの臨床研究がなされ，その安全性については大きな問題はないとされている．しかし日本ではこれまでに数施設で臨床試験が実施されているのみで日本人の成績は限定されている．種々の病態に対して多くの研究論文が発表されているが，いわゆる大規模臨床研究はない．臨床効果では男女に差がある．生殖器系臓器の発癌に関する長期観察データがない．DHEA は米国ではサプリメントとして販売されているが，日本では薬事法上薬剤として扱われているため，各人が直接個人輸入として入手する方法をとる．米国の調査によると，販売されている DHEA 含量は会社によってかなりバラツキがみられることが報告されており，信頼される会社の DHEA を推薦する必要がある[23]．DHEA 投与後適切な間隔をおいて，一般検査・計測，各種血中ホルモン値，腫瘍マーカなどの測定を行い，DHEA 補充療法の適用・用法を検討する必要がある．

F　DHEA 補充療法の副作用

現在までのところ重大な副作用は認められていないが，副作用について次にまとめてみた．

【一般的副作用】
- 二次的な男性・女性ホルモン作用
  - にきび，乳房圧痛，不正出血，多毛，稀に頭髪の減少
  - 前立腺肥大（PSAの測定が必要）
- 躁状態
- 軽度の肝障害

【当院の副作用】
- 50歳女性：1年以上投与によってALT19→46，AST14→48と軽度の肝障害を認めたが，中止によって正常化を確認した
- 53歳女性：DHEA投与約1ヵ月後に不正出血・胸の張り感が出現したが，中止後症状は消失した

まとめ

現在の日本では，メラトニンもDHEAもほかのサプリメントと同様にインターネットから簡単に入手できるため，医師の指導なく汎用されているのが現状である．一方，海外ではすでにサプリメントとして発売され，原則として医師の指導なく使用されているが，現在多くの医療機関や研究機関で，各病態・疾病に対してその有効性のエビデンスを確立するために，精力的に調査検討がされつつある．このような状況を考えると，日本でもより多くの施設で臨床研究が実施され，日本人のエビデンスを蓄積していくことが，今後望まれる．

文献

1) Tan DX, et al：Significance of melatonin in antioxidative defense system：reactions and products. Biol Signal Recept **9**：137-159, 2000
2) Reiter RJ：Oxidative Processes and Antioxidative Defense Mechanisms in the Aging Brain. FASEB Journal **9**(7)：526-533, 1995
3) Pierpaoli W, et al："Pineal grafting and melatonin induce immunocompetence in nude (athymic) mice. International Journal of Neuroscinece **68**：123-131, 1993
4) Wilson ST, et al：Melatonin augments the sensitivity of MCF-7 human breast cancer cells to tamoxifen in vitro. Journal Clinical Endocrinology and Metabolism **75**(2)：669-670 1992
5) Lissoni P, et al：A randomized study of immunotherapy with low-dose subcutaneous interleukin-2 plus melatonin vs chemotherapy with cisplastin and etoposide sa first-line therapy for advanced non-small cell lung cancer. Tumori **80**：464-467, 1994
6) Lewy AJ, et al：Light suppresses melatonin secretion in human. Scinece **210**：1267-1269, 1980
7) Labrie F, et al：DHEA and the intracrine formation of androgens and estrogens in peripheral target tissues：its role during aging. Steroids **63**：322-328, 1998
8) Perters JM, et al：Peroxisome proliferator-activated receptor alpha required for gene induction by dehydroepiandrosterone-3 beta-sulfate. Mol Pharmacol **50**：67-74, 1996
9) Dhatariya KK, et al：Dehydroepiandrosterone：Is There a Role for Replacement？Mayo Clin Proc **78**：1257-1273, 2003
10) Arlt W：Dehydroepiandrosterone Replacement Therapy. Seminars in Reproductive Medicine/Volume **22**(4)：379-388, 2004
11) Conner BE, et al：A prospective sutady of dehydroepiandrosterone sulfate, mortality and cardiovascular disease. NEJM **315**(24)：1519-1524, 1986
12) Roth GS, et al：Biomarkers of caloric restriction may predict longevity in humans. Science **297**：811, 2002
13) Sack RL, et al：Use of melatonin for sleep and circadian rhythm disorders. Ann Med **30**：115-121, 1998
14) Von Bahr C, et al：Fluvoxamine but not citalopam increases serum melatonin in healthy subjects-an indication that cytochrome P450CYP1A2 and CYP2C19 hydroxylase melatonin. Eur J Clin Pharmacol **56**：123-127, 2000
15) DeMuro RL, et al：The absolute bioavailability of oral melatonin. J Clin Pharmacol **40**：781-784, 2000
16) Zhdanova IV, et al：Sleep inducing effects of low doses of melatonin ingested in the evening. Clinical Pharmacology and Therapeutics **57**(5)：552-558, 1995
17) 柳瀬俊彦：ホルモンと長寿　Dehydroepiandrosterone (DHEA) 補充療法の臨床的意義．日本内科学会雑誌 **92**(9)：93-102, 2003
18) 片桐昌直, 他：ヒト17α-hydrooxylase/17,20-lyase (P450c17) によるステロイドホルモン代謝調節．日薬理誌（Folia Pharmacol Jpn）**112**：43-59, 1998
19) 井林　博：1.副腎皮質ステロイド c) 性ステロイド．ステロイドの生合成とその調節．清水直容編集．ステロイドホルモン基礎と臨床．中外医学社，東京，31-37, 1982
20) 名和田新：21世紀の内分泌額の展望．予防から先端医療まで．日本内科学会雑誌 **92**(9)：1-14, 2003
21) Tsuji K, et al：Specific binding and effects of dehydroepiandrosterone sulfate (DHEA-S) on skeletal muscle cells-possible implication for DHEA-S replacement therapy in patients in patients with myotonic dystrophy. Life Science **65**：17, 1999
22) Kroboth PD, et al：DHEA and DHEA-S：A Review. J Clin Pharmacol **39**：327-348 1999
23) Parasrampuria J, et al：Quality control of dehydroepiandrosterone dietary supplement products. JAMA **280**(19)：1565, 1998

第Ⅳ章　治療法 — 各論

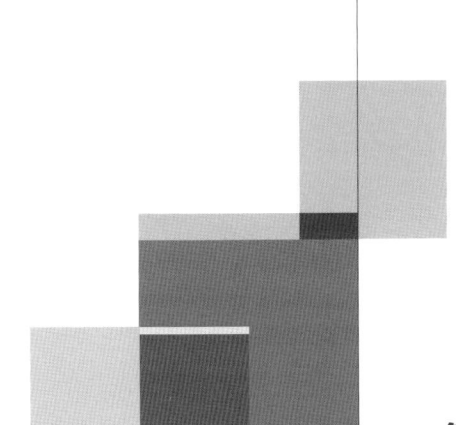

1. 産業医からみたアンチエイジングのメリット
2. アンチエイジングとリハビリテーション
3. 肺年齢と呼吸器のアンチエイジング
4. 腸年齢とアンチエイジング
5. 骨代謝とアンチエイジング
6. 婦人科医からのアンチエイジング・アドバイス
7. 泌尿器科医からのアンチエイジング・アドバイス
8. 皮膚科医からのアンチエイジング・アドバイス
9. 耳鼻咽喉科医からのアンチエイジング・アドバイス
10. 整形外科医からのアンチエイジング・アドバイス
11. 内科医の実践する美容皮膚科療法
12. 消化器内科医からのアンチエイジング・アドバイス
13. 眼科医からのアンチエイジング・アドバイス
14. 歯科医からのアンチエイジング・アドバイス

1. 産業医からみたアンチエイジングのメリット

北里大学医学部附属臨床研究センター
佐藤　敏彦
さとう　としひこ

Key words	健康増進（ヘルスプロモーション），労働力，身体能力，医療費削減，休業率，企業文化
要　点	1．産業医の職務の一つとして社員の健康教育や健康増進（ヘルスプロモーション）がある．
	2．健康度を構成する多くの要素は老化によって損なわれる．
	3．健康増進活動はアンチエイジングを集団として組織だって実践していく活動にほかならない．
	4．加齢による身体能力低下が労働災害発生と大きく関連している．
	5．企業の健康増進活動が医療費削減やリスク因子保有率減少に寄与している．
	6．企業における集団としてのアンチエイジングの最大のメリットは企業文化の確立による生産性向上にある．

A 産業医の職務としての健康増進活動

　産業保健の目的は，「あらゆる職業に従事する人々の肉体的，精神的および社会的な状態を最高度に増進し，かつこれを維持すること」〈国際労働機関（International Labour Organization：ILO）／世界保健機関（World Health Organization：WHO），1950〉である．その産業保健の場において，産業医は上記の目的を遂行するために，いくつかの職務が法により定められている[1]．それらは，有害物質や有害環境の曝露による健康影響を予防し健康を保持することに係わる「三管理」，すなわち，作業環境管理，作業管理，健康管理に関するものであるが，7項目のうちの一つに「健康教育，健康相談その他労働者の健康の保持増進を図るための措置に関すること」という事項も加えられている．

　職場における健康増進（ヘルスプロモーション）活動は，1986年にWHOがオタワにおいて発表したオタワ憲章に始まる．このなかで「健康は社会，経済および個人の発展にとって大切な資源であり，生活の質の重要な要素である」とされ，さらにWHOは1988年，「職場における健康増進のガイドラインと健康プログラム開発に関する勧告を作成し，その報告書のなかで「職場の健康増進はまだ発展の初期段階にあるが，健康増進プログラムは労働者や，その家族，さらに地域社会の健康を改善する潜在能力がある」としたのである．早速，我が国においても1988年中に「事業場における労働者の健康保持増進のための指針」が出され，健康測定，運動指導，メンタルヘルスケア，栄養指導，保健指導などに関する具体的な計画の策定と推進体制の確立が促された．

　このような心身両面の健康の保持増進を図る，いわゆるトータル・ヘルスプロモーション・プラン（THP）は，我が国における近年の高齢化の促進，生活習慣病の増大，職場のメンタルヘルス問題の増加などにより，ますます重要な施策となっており，また，その有効かつ効率的な実施のために最近では，職域と地域との連携の必要性が強く訴えられているところである．

B 健康増進活動としてのアンチエイジング

そもそもヘルスプロモーションとは，「人々自らの健康をコントロールし，改善することができるようにするプロセス」と定義されている．WHOでは健康状態の評価に可動性（mobility），自分の身の回りの世話（self-care），痛み（pain），認識力（cognition），人間関係（interpersonal activities），視力（vision），睡眠と活力（sleep and energy），情緒（affect）の八つの項目を設定している[2]が，これらの多くはいずれも老化により損なわれていくものであり，すなわち，言い換えればヘルスプロモーションはアンチエイジングを集団として組織だって実践していく活動にほかならない．

C 加齢が労働者に与える影響

高齢化社会のなかで，今後ますます高齢者の労働力が必要となってくるが，加齢は経験というメリットと引き換えに身体能力の低下というデメリットをもたらす．運動機能，感覚機能，平衡機能などの低下は転倒，墜落，転落などによる労働災害の発生に大きく関係している．例えば，業種別死亡災害で，全体の36.7％を占める建設業において墜落・転落による死亡災害は43.8％を占めるが，年齢別に見ると年齢とともに割合が増大している（図1）．年齢別の労働者数は高齢に従って減少すると考えられるので，発生リスク（確率）は高年齢に従い格段と高まることがわかる．また，高血圧症や糖尿病など生活習慣病は加齢により有病率が加速度的に増大するが，この影響を受けて医療費もまた年齢の増加に伴い急速に上昇する（図2）．図からは，医療費は退職後の高齢者によるものが大半を占めていることがわか

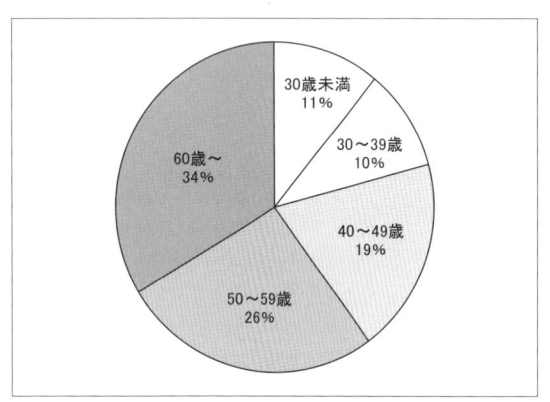

図1 建設業における墜落・転落死亡災害の年齢別内訳

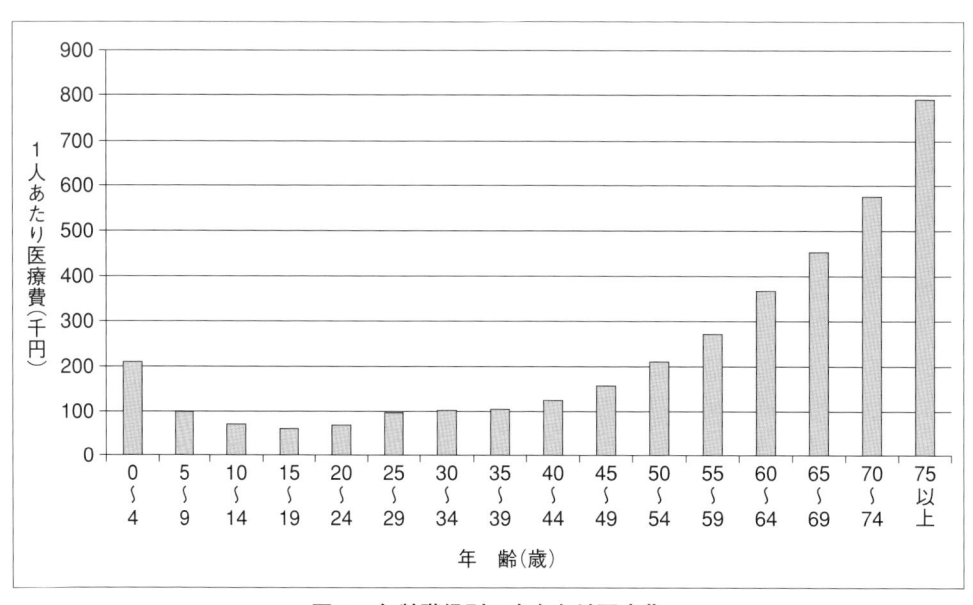

図2 年齢階級別1人あたり医療費
（平成18年度国民医療費　厚生労働省大臣官房統計情報部データ）

るが，在職中の健康増進による生活習慣病予防が，退職後の医療費削減に寄与することが期待されている．

D 健康増進活動による効果

　企業における健康増進プログラムは過去25年にわたり米国の大企業を中心に盛んに行われてきた．これらの評価については，その多くで高血圧や肥満など，臨床的に健康度を上昇する効果があったとし，また費用対効果的にも良い結果を導いたと考えられている[3]．しかしながら，その多くは短期的な追跡による結果であり，長期的な効果を見ているものは少ない．ジョンソン＆ジョンソン社は企業内健康増進活動にもっとも積極的な企業の一つであり，全従業員参加による生活習慣改善，リスク因子保有率の減少，医療費削減，休業率減少を目指したプログラムを実践し，その目的の多くを達成してきた[4]．例えばプログラム開始後4年間の平均減少医療費は1人あたり年間225ドルであったとしている．さらに，このプログラムの特筆すべき点は，目的の一つとして健康に関する企業理念を確立することにより，従業員の姿勢（attitude）を改善し，健やかな企業文化（corporate culture）を確立することを掲げている点であろう[4]．

まとめ
企業におけるアンチエイジングのメリット

　筆者はこれまで非常勤産業医としていくつかの企業を経験した結果，従業員を通して各企業にはそれぞれ独自の「社風」というものがあることを実感してきた．それが従業員の元々の気質を反映したものなのか，社風がそれに見合った従業員を作ってきたのかは定かではない．軽い会社，重々しい会社，自由な会社，理屈っぽい会社，活力ある会社，停滞している会社，などなど．

　アンチエイジングは身体能力を維持し，リスク因子を減少させ，病気にならないようにする．さらにその結果，欠勤率，医療費を減少させる効果が期待できる．これらはいずれもアウトカムとして評価に用いられているものである．しかしながら，企業におけるアンチエイジング活動の期待される最大のメリットは，その活動を通して一つの理念，行動を共有することによりいつまでも若々しく活気あふれる集団とし，企業としての生産性を高めることにあるのではないだろうか．

文　献

1) 労働安全衛生規則第14条第1項
2) Salomon JA, Tandon A, Murray CJ：Comparability of self rated health：cross sectional multi-country survey using anchoring vignettes. BMJ **328**(7434)：258, 2004
3) Pelletier KR：International collaboration in health promotion and disease management：implications of U.S. health promotion efforts on Japan's health care system. Am J Health Promotion **19**(3 suppl)：216-229, 2005
4) Ozminkowski RJ, Ling D, Goetzel RZ, et al：Long-term impact of Johnson & Johnson's health & wellness program on health care utilization and expenditure. JOEM **44**(1)：21-29, 2005

2. アンチエイジングとリハビリテーション

同志社大学大学院生命医科学研究科
アンチエイジングリサーチセンター
米井　嘉一
（よねい　よしかず）

Key words　有酸素運動，筋肉負荷トレーニング，ストレッチ，転倒予防，介護予防

要点
1. 老化度と老化危険因子の診断に基づき，個人個人に見合ったリハビリテーション・運動を行う．
2. 有酸素運動・筋肉負荷トレーニング・ストレッチのバランスがQOLの維持のために重要である．
3. 適度な有酸素運動は抗酸化能力を高める．
4. 運動強度40～60％のウォーキングは有酸素運動の基本である．
5. 筋肉負荷トレーニングは，基礎代謝を上げ，成長ホルモン分泌を促す．

アンチエイジングドックにて老化度とその危険因子について診断が下された後，抗加齢医療（アンチエイジング療法）が実践される．その具体的内容は，

- 食事療法
- 運動療法・リハビリテーション・理学療法
- 精神療法
- 機能性食品・サプリメントの補充
- 抗酸化療法・免疫強化療法・ホルモン補充療法などの薬物療法
- 美容外科・美容皮膚科的療法

である[1,2]．

生活療法としては食事・運動・精神療法が基本であり，リハビリテーション・理学療法は運動療法の範疇に含まれる．運動療法とリハビリテーションとは別個の独立した概念であるが，アンチエイジングの観点からは両者が連続したスペクトラム上にあると考えた方が良い．介護予防のためのリハビリテーション例にとっても，要支援から要介護に至るのを防ぐという従来の考えをもっと広げれば，開始年齢が60歳から50歳さらにそれ以前に前倒しになる．これがアンチエイジングからみた介護予防である．自宅で実践するのか，スポーツジムで行うか，リハビリテーションセンター（医療施設）で行うかという実践場所の差，独りで行うか，運動指導士，理学療法士，医師の管理で行うかという体制の違いはあるが，健康長寿とQOL向上は共通目標である．ここでは医師のみならず理学療法士もアンチエイジング医学に関する知識を持って欲しい．

A　リハビリテーションと老化度・老化危険因子との関わり

アンチエイジングドックでは，老化度を骨年齢・血管年齢・筋年齢・神経年齢・ホルモン年齢として，老化危険因子を免疫機能・酸化ストレス・心身ストレス・生活習慣・代謝解毒機能として評価している．運動・リハビリテーション・理学療法がこれらの項目にどのように影響するか考えてみたい．

1．老化度

骨年齢　骨密度は加齢に伴い低下する．健常な骨代謝を保つためにビタミン・ミネラル・蛋白質といった栄養素が十分であることと運動負荷が欠かせない．運動の全身作用として，カテコールアミン分泌を促し，成人期以降でも成長ホルモン

分泌を刺激して骨代謝に好影響をもたらす．局部的には，圧負荷により生じる電圧変化（ピエゾ電位）が直接あるいはサイトカインを介して，骨芽細胞を活発化させる．骨血流量が増加し骨形成が促進する．反対に長期臥床や無重力状態では骨への圧負荷が減少し，骨吸収が進み骨粗鬆症が進行する．ジョギング・ウォーキングは骨への圧負荷を伴う有酸素運動である．運動困難者に対しては理学療法として電位治療が代用される．柔軟体操・ストレッチの励行により関節の可動域は確保される．日常努力により関節拘縮を予防して，理学療法士によるケアが不要になるようにしたい．

|筋年齢| 骨格筋は使うことで機能が保たれるが，使わなければ脂肪が増え筋力筋量ともに減少する[3,4]．筋力筋量が減ると，日常生活に余分な労力を要するようになり日常生活動作（ADL）が低下し，歩行時に転倒しやすくなる．大腿四頭筋の衰えはもっとも顕著で，しばしば寝たきりの原因となる．日常生活のみでは筋量低下の割合は年間1％に達するが，週2回以上の筋肉負荷トレーニング（ダンベル体操[5]・スクワットなど）により予防できる．筋肉への負荷効率を高めたものに加圧トレーニング[6,7]がある．

|神経年齢| 運動は複雑な神経活動の産物であり神経年齢に好影響をもたらす．ウォーキング励行者の認知機能は高齢になっても保たれる率が高い[2]．有酸素運動や筋肉負荷トレーニングの継続者では高齢になっても脳萎縮が軽微である．

|ホルモン年齢| 運動のうち筋肉負荷トレーニングは成長ホルモン分泌を促す[2]．運動はホルモン年齢の維持，改善につながる．高齢者パワーリハビリ[8]についてもホルモン分泌に関する検討が望まれる．

|血管年齢| 適度な有酸素運動は血圧の適正化を促す．高血圧症治療の一環として診療報酬表には運動指導料が組み入れられている．

2．老化危険因子

|酸化ストレス| 適度な有酸素運動は体内の抗酸化能を高める[9]．SOD・GSH-peroxidase・catalaseなどの抗酸化酵素活性は運動により高まりその効果は4〜5日持続する．運動時に生じる微量フリーラジカルが酵素誘導や酵素活性上昇をもたらす．高気圧療法[10]は運動困難者に対する有酸素運動に代用できる可能性がある．

|心身ストレス| ストレッチはもっとも簡単なストレス解消法である．日本抗加齢医学会顧問の日野原重明博士の著書に「くよくよしたらまず歩け」とある[11]．

|生活習慣| 適度な運動の実践は，禁煙やアルコール摂取量の適正化につながり，生活習慣を改善させる．運動は睡眠の質を改善させる．

|代謝機能| 適度な有酸素運動はインスリン抵抗性を改善させる．筋肉負荷トレーニングによる筋量維持は基礎代謝を高水準に保ち，内臓脂肪蓄積や肥満を抑制する．メタボリック症候群の治療には食事と運動療法の両者が不可欠である．

|免疫機能| 適度な運動は抗体産生能力など免疫機能を向上させる[12]．過度な運動は逆効果になる[13]．

B アンチエイジングからみたリハビリテーション

本稿ではアンチエイジングの観点から注目されている療法をいくつか取りあげた．個々の療法を症例に応じて適切に組み合わせ指導していくことが抗加齢専門医の務めである．

1．有酸素運動

ウォーキングなどの有酸素運動が身体活動に及ぼす影響については多くの研究がなされている[2]．ウォーキングの励行は体脂肪率・総コレステロール・LDLコレステロール・中性脂肪の減少とHDLコレステロール増加といった代謝機能の維持に加え，認知機能の維持，認知障害発症リスクの低下に有用である．自己ペースと適度な運動強度のウォーキングとを比較した筆者らの成績（31例，年齢59.1±5.0歳）では，運動強度40〜60％のウォーキングが心身への負担が少なく優れていた．Age Management Check®（「第Ⅰ章 1．アンチエイジングドックについて」「第Ⅴ章 10．アンチエイジングドック支援システムAge Management Check®の使用経験」の論文を参照）には，1週間の歩行数・歩行時間・平均歩行速度を入力してウォーキング年齢を算出する機能がある．

2．筋肉負荷トレーニング

近年，高齢者の筋肉トレーニングがパワーリハビリ[8]やダンベル体操[5]として奨励されている．筋力トレーニングは，筋肉からの乳酸・アデノシン二リン酸（adenosine diphosphate：ADP）の放出がIGF-Iやミオスタチンなどの筋内成長因子の発現と成長ホルモン分泌を促し，それらの相互作用が重要である[6,7]．筋細胞より分泌されるミオカインという物質が内臓脂肪の分解に関与する可能性があり注目されている[14]．筋肉に適度な圧力を加えた状態での筋力トレーニング（加圧トレーニング®：(株)サトウプラザ）は，乳酸や成長ホルモン分泌を増強させ，筋細胞の肥大化と筋力増加を促し，スポーツ外傷の治療や高齢者向けトレーニングとして期待されている[6,7]．

3．口閉じトレーニング

口閉じトレーニングとは口唇周囲の表情筋群を鍛えるトレーニングである[15]．口唇閉鎖力の成長発育や加齢に伴い変化する．標準値（男性14ニュートン，女性12ニュートン）よりも低いグループでは口腔頭領域の疾患やアレルギー性疾患の合併頻度が高い．口腔リハビリ器具を用いた口閉トレーニングを脳梗塞，脳出血，顔面麻痺，口腔癌手術後の症例に実践した成績ではいびきの改善がみられた．睡眠時無呼吸症候群では成長ホルモン分泌低下やフリーラジカル発生量の増大が生じるので，本症の予防は重要である．Medicalパタカラ®は摂食機能訓練のための保険適用器具として認可されている．

4．ストレッチ

運動療法のなかでもストレッチは欠かせない．日常生活では，関節の可動域全てを駆使して活動しているわけではない．四十肩，五十肩と呼ばれる肩関節周囲炎のように，関節を使わないことが関節拘縮を助長する．これはストレッチ運動により予防可能である．精神面においてもストレス緩和にも有用である．

5．ダイエット用トレーニング

肥満により健康寿命は著しく低下する．BMI値45以上の超肥満者では，平均余命の短縮は13～20年といわれる[16]．現代人のライフスタイルは肥満を起こしやすい．摂取されたカロリーのうち燃焼される割合が減り，脂肪として貯蓄される割合が増える．これは甲状腺ホルモン・DHEA・成長ホルモン/IGF-Iなどのホルモン分泌の減少，インスリンやレプチン抵抗性の増大，除脂肪筋肉量の低下，内臓脂肪の増大とアディポネクチンの減少などの代謝機構の変化が関与する[1]．肥満治療の原則は食事療法と運動療法により内臓脂肪を緩徐に（月に0.5～1kgの減量）減らすことにある．強力な動機付けと，ライフスタイルにおけるストレス，運動不足，高カロリー高脂肪食といった要因を排除する必要がある[2]．

6．転倒予防運動

転倒予防運動は介護予防のための具体的療法である[17]．その内容は筋力の維持と増強，転んでも怪我をしない転び方の習得（柔道の受身など），バランス訓練[18]が中心である．始めるに際して要支援者になるのを待つ必要はなく，より早期からの取り組みが重要である．

まとめ

リハビリテーション領域においても，従来から行われてきた身体機能の障害に対するリハビリに加えて，加齢に伴うQOLの劣化や退行性機能障害とその予防に対しても積極的に介入する時代に入ったといえよう．

文　献

1) 米井嘉一：抗加齢医学入門．慶應義塾大学出版会，東京，2004
2) 米井嘉一：抗加齢医学（アンチエイジング）とは．総合リハビリテーション 33：645-650, 2005
3) Yonei Y, Miwa Y, Hibino S, Takahashi Y, Miyazaki R, Yoshikawa T, Moriwaki H, Hasegawa T, Hiraishi T, Torii K：Japanese anthropometric reference data—special emphasis on bioelectrical impedance analysis of muscle mass. Anti-Aging Medicine 5(6)：63-72, 2008
4) 市橋則明，池添冬芽，大畑光司：筋力低下の予防．総合リハビリテーション 33：627-634, 2005
5) 鈴木正成：中高年者における健康のための運動．ダンベル体操．保健の科学 45：804-808, 2003
6) 井上浩一，佐藤義昭，石井直方：21世紀のスポーツ医学治療―加圧筋力トレーニング法のリハビリテーションへの応用―．日本臨床スポーツ医学会誌 10：395-403, 2002
7) Yonei Y, Mizuno Y, Togari H, et al：Muscular resistance training using applied pressure and its effects on the

promotion of GH secretion. Anti-Aging Medical Research **1**(1)：13-27, 2004（http://www.aofaam.org）
8) 介護予防自立支援パワーリハビリテーション研究会, 編：パワーリハビリテーション―介護予防自立支援（No.1）. 医歯薬出版, 東京, 2002
9) 大野秀樹, 中野法彦, 桜井拓也, 他：ストレスと運動適応. 酸化ストレス対処能と運動. 体育の科学 **55**：385-388, 2005
10) 有川和宏：高気圧療法と適応疾患. 綜合臨床 **48**：1815-1816, 1999
11) 日野原重明：人生百年私の工夫. 幻冬舎, 東京, 2004
12) 征矢英昭：運動と免疫. 体育の科学 **51**：92-95, 2001
13) 木村美恵子：免疫機能における微量元素の栄養と毒―運動ストレスによる免疫能（natural killer cell 活性）低下と微量元素による回復―. Biomedical Research on Trace Elements **14**：267-271, 2003
14) 西澤 均, 船橋 徹, 下村伊一郎：脂質代謝異常と疾患―アディポサイトカインとミオカイン―. 実験医学 **23**：994-999, 2005
15) 野呂明夫, 細川壮平, 高橋潤一, 他：新規口腔リハビリ器具による口腔筋（口輪筋・頬筋）機能療法の基礎と臨床（第2報）. 若年者から高齢者における口唇閉鎖力の経年変化の評価. 日本歯科保存学雑誌 **45**：817-828, 2002
16) Fontaine KR, Redden DT, Wang C, et al：Years of life lost due to obesity. JAMA **289**：187-193, 2003
17) 武藤芳照, 編：転倒予防教室. 日本医事新報社, 東京, 2002
18) 藤澤宏幸：バランス障害の改善. 総合リハビリテーション **33**：621-626, 2005

ID
3. 肺年齢と呼吸器のアンチエイジング

慶應義塾大学月が瀬リハビリテーションセンター内科
岡田 泰昌
おかだ やすまさ

Key words	喫煙，禁煙，気腫化，スタチン，リコペン
要　点	1．加齢により肺実質の気腫性変化，気道系の慢性炎症性変化が出現する． 2．加齢により肺弾性収縮圧低下，気道の慢性閉塞性障害，胸郭コンプライアンスの低下，呼吸筋力の低下が出現する． 3．加齢に伴うこれら形態的，機能的な変化は，喫煙により増強するが，禁煙により進行を抑制することができるので，呼吸器のアンチエイジング療法としては受動喫煙も含め，タバコの煙を吸わないようにすることが最も重要である． 4．肺年齢は，1秒量の標準回帰式を用いて，性，身長，1秒量実測値から相当する肺の年齢を算出するもので，喫煙などにより老化が進んでいる場合に実年齢よりも肺年齢が高いことを示すことにより，禁煙の動機付けなどに役立つ． 5．呼吸器のアンチエイジング療法として，汚染した大気の吸入を避けること，普段から適度な運動を行うこと，果物・黄緑色野菜を十分に摂ること，適度な栄養を維持すること，呼吸器感染症の予防・早期治療を行うこと，喘息患者では発作のない状態を維持することも重要である． 6．スタチンは，抗炎症作用，抗酸化作用，免疫調節作用を介して，呼吸器に対するアンチエイジング作用を発揮すると期待される．

A 呼吸器の老化とは

呼吸器は，加齢の影響を受けやすく，健常人であっても加齢とともに肺実質の気腫性変化，気道系の慢性炎症性変化を伴ってくる場合が多い．また，末梢気道は，気道周囲の支持組織の減少のため，狭窄，虚脱を起こしやすくなる．ただし，健常人における加齢による肺の気腫性変化は，疾患としての肺気腫の病理変化と同じではない．すなわち，健常人では加齢とともに，肺気腫症例と似て肺胞腔の拡大が認められるが，肺気腫症例と異なり肺胞壁の破壊は顕著ではない．ただし，高齢者においては，気腫性変化の増強，慢性気管支炎，気管支肺炎，肺動脈内の血栓形成が認められる場合も多くなる．機能的には，肺の気腫化傾向に伴う肺弾性収縮圧の低下，気道の慢性閉塞性障害，1秒量（forced expiratory volume in one second：$FEV_{1.0}$），1秒率（$FEV_{1.0}\%$）や最大呼気流速の減少，胸郭コンプライアンスの低下（肋骨の硬化などによる胸郭の硬化），呼吸筋力の低下が，特徴的に認められる[1]．呼吸筋力低下は，栄養状態が悪い高齢者で問題となり，特に呼吸筋萎縮を伴う例では顕著である．これらの結果，肺気量分画については，加齢とともに全肺気量（total lung capacity：TLC）は変化しないものの，肺活量（vital capacity：VC）の低下，残気量（residual volume：RV），機能的残気量（functional residual capacity：FRC）の増加が認められる（図1）[2]．1秒量，1秒率も加齢とともに低下する．また，加齢に伴って肺の気腫化傾向が進み，肺内換気・血流比不均等分布が発生して，肺内ガス交換効率が低下し，動脈血酸素分圧が経年的に低下する．さらに，加齢に伴い，低酸素換気応答および二酸化炭素換気応答の低下も認められる．

3．肺年齢と呼吸器のアンチエイジング

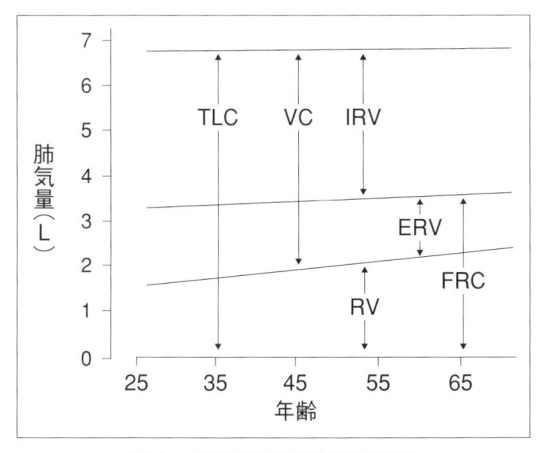

図1　肺気量分画の経年変化
(Janssens JP, Pache JC, Nicod LP. Eur Resp J **13**：197-205, 1999[2])より）
加齢に伴い，全肺気量 TLC は変化しないものの，肺活量 VC が減少し，残気量 RV と機能的残気量 FRC が増加する．

Ⓑ 肺年齢

　加齢に伴う呼吸機能の低下は，禁煙など生活習慣の改善によりかなり予防することが可能であるので，単に「歳のせい」とみなすのではなく，積極的なアンチエイジング療法を行うことが重要である．日本呼吸器学会では，主に喫煙により惹起されるので禁煙によって予防可能である呼吸器疾患，特に慢性閉塞性肺疾患（chronic obstructive pulmonary disease：COPD）について，その早期発見，予防および治療への意識を高めるために，肺年齢という指標を提唱している．肺年齢は，1秒量の標準回帰式を用いて，性，身長，1秒量実測値から相当する肺の年齢を以下のように算出するものである[3]．

肺年齢計算式（18〜95歳）
男：肺年齢＝〈0.036×身長(cm)－1.178－1秒量(L)〉/0.028
女：肺年齢＝〈0.022×身長(cm)－0.005－1秒量(L)〉/0.022

　肺年齢により，実年齢から期待される呼吸機能と自分自身の呼吸機能との乖離が早期に認識しやすくなる．すなわち，実年齢よりも肺年齢がかなり高いことを具体的な年齢差で示すことにより，被検者に喫煙の害を実感させ禁煙に向けての意識を向上させるなどの活用が行われている．

Ⓒ 呼吸器における老化促進因子とアンチエイジング

1．喫煙の影響と禁煙

　呼吸器のアンチエイジング療法では，禁煙を行うことが何よりも重要である[4]．喫煙は，呼吸器の加齢における最も重大な表現形である肺の気腫化を促進し，さらに多くの人々に COPD を発症させる[5]．喫煙のために軽度の閉塞性障害を呈する患者において，その後に禁煙を行った群と行わなかった群との間で1秒量の経年変化を比較すると，禁煙群ではその後，1秒量は減少傾向を示さないが，喫煙継続群では1秒量はその後も引き続き急激な減少傾向を示す（**図2**）[6]．また，喫煙は，高齢者の最大の死因である悪性疾患の重大な危険因子・原因であり，肺癌については最大かつ直接的な原因である．各種動物での検討により，肺組織中の各種の抗酸化酵素の活性には，それぞれの動物種の寿命と負の相関関係が認められている．これは短寿命の動物では，free radical recycling（free radical generation and scavenging）が大で，一方，長寿命の動物では free radical production が少ないこと，ミトコンドリア DNA の損傷が起きにくいことを表すものと解釈されている．活性酸素による DNA の傷害は，寿命短縮，発癌などの老化促進効果を有すると考えられるが，ヒトでの検討により，DNA の酸化による傷害は，喫煙により加速されることが示されている．したがって，呼吸器のアンチエイジング療法としては，まず禁煙を行うことが絶対的な必要条件であり，非喫煙者においては受動喫煙の防止が重要である．

　禁煙を成功させるためには，喫煙者が喫煙の害を理解し，禁煙を実現するという強い意思を持つことが必要であるが，ニコチンへの身体的依存を軽減させる禁煙補助治療を行うことも有用である．禁煙補助剤としては，従来のニコチンテープ剤（ニコチネル TTS®），ニコチンガム（ニコレット®）に加えて，最近，経口剤で $\alpha_4\beta_2$ ニコチン受容体部分作動薬であるバレニクリン（チャンピックス®）が加わった．バレニクリンは，喫煙に伴

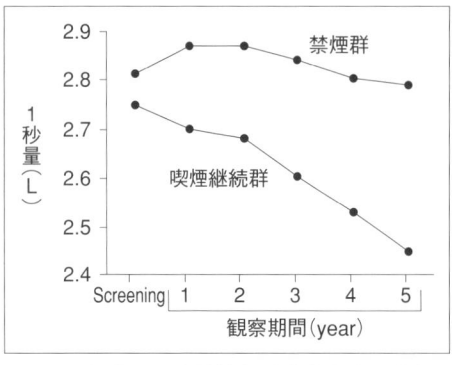

図2 軽度の閉塞性換気障害を有する喫煙者で，その後に禁煙した群と喫煙を継続した群との1秒量の経年変化

(George RB. Am J Med Sci 318：103-106, 1999[6]より)

禁煙を続けた群では1秒量は低下傾向を示さなかったが，喫煙を継続した群では1秒量は低下し続けた．1秒量は抗コリン剤吸入後の値．

う満足感を抑制するとともに，禁煙時にはタバコに対する切望感を軽減し，比較的高い禁煙補助効果を示す．なお，バレニクリンを用いることにより，従来はどうしても断煙できなかった高度ニコチン依存症のヘビースモーカーも比較的容易に喫煙を我慢できる例が多くみられるが，ヘビースモーカーが急に喫煙を止めるとうつ症状が出現することもある．著者の経験に基づく私見であるが，ヘビースモーカーでは，バレニクリンのメーカー（ファイザー）が推奨する方法と異なり，数週間かけてバレニクリンを漸増しつつ（例えば，4〜6週間かけて0.5mg/日から2mg/日へ増量しつつ），数週間かけて徐々に喫煙量を減らしたうえで，最終的に喫煙を中止するようにした方が，より円滑に禁煙を成功させることができると思われる．

2．運動の役割

疫学的調査において，非喫煙者では，喫煙者よりも，日常的により多くの運動を行う傾向があり，また非喫煙者においては毎日の運動量と呼吸機能（肺活量，1秒量）とに正の相関が認められている[7]．しかし，喫煙者においては，運動量と呼吸機能（肺活量，1秒量）との間に相関が認められていない．したがって，運動は呼吸機能維持に有用と考えられるものの，まず禁煙を行ったうえでの運動が，呼吸器のアンチエイジング療法として推奨される．日常の運動としては，毎日30分から2時間程度のウォーキングを行うことが，手軽にできて費用もかからず，適切である．サイクリング，スウィミングなどのほかの有酸素運動も好ましい．

3．粉塵吸入・大気汚染対策

大気汚染物質の硫黄酸化物SO_2は，疫学調査により慢性気管支炎，気管支喘息の有病率との関係が認められ，SO_2への慢性曝露は呼吸器の老化を促進すると考えられる．しかし，大気中のSO_2濃度は大気汚染対策により1967年をピークに減少し，現在では工業地域においても呼吸器の老化促進因子としての意義は大きくないと考えられる．一方，自動車から排出される窒素酸化物NO_2やディーゼル排気微粒子は，肺活量低下，末梢気道狭窄，発癌を惹起することが示唆されており，その排出規制が強化されてはいるものの，幹線道路沿いの住民の慢性曝露は，それらの人々にとって呼吸器の老化促進因子となる．また，大気汚染物質や自動車排気ガス以外でも，発癌性などのさまざまな毒性を有するアスベストなどの有害粉塵はもちろん，気道過敏性を起こし気道のリモデリングを起こしうるハウスダストなどの身近な埃についても，吸入を避けるべきである．したがって，呼吸器のアンチエイジング療法としては，空気の清浄な地域に住むことや，空気清浄機を使用することが望ましい．米国では都会暮らしよりも田舎暮らしの方が，長寿命となる傾向があることが報告されているが，その原因として都会での大気汚染の関与が考えられる[8]．大気汚染の少ない地区へ転居すると呼吸機能の改善が認められるが，その効果は若年者ほど顕著である．したがって，若年者ほど，特に幼小児は，大気汚染地域に居住することは避けるべきである．

4．食事・栄養

過剰なカロリー摂取は，肥満の原因となり，胸壁のコンプライアンス低下，横隔膜可動性低下から，肺活量を低下させ，また睡眠時無呼吸症候群を惹起するなど，呼吸機能を直接的に低下させるのみでなく，細胞レベルでも老化を促進し，寿命

を短縮すると考えられる．しかし，特に高齢者では，低栄養は免疫力を低下させて肺炎などの感染症の罹患率を上げ，また，呼吸筋力を低下させて呼吸機能障害の原因となる．したがって，適度な栄養を維持することが，呼吸機能の維持およびアンチエイジング療法として重要である．また，以下に記すビタミン剤などの補充による，より積極的なアンチエイジング療法も有用と考えられる．EPAを豊富に含む魚を食すると，加齢に伴う1秒量の低下を予防し，呼吸機能のアンチエイジング効果があることが報告され，それは，EPAによるアラキドン酸代謝抑制を介するものと考察されている．また，ビタミンCとビタミンEの加齢に伴う呼吸機能低下予防効果については，有用性が報告されているが，否定的な意見もある．ビタミンA（特にβ-カロテン）および果物の摂取にアンチエイジング効果があること，特にリンゴの摂取が有用であるとの報告がある[9]．ビタミンEは，抗酸化作用を介して，加齢に伴う呼吸器の機能低下を抑制することが期待されるが，さらに免疫力低下を予防し，高齢者の死因として重要な肺炎を予防する効果も期待されている．β-カロテンには，喫煙に伴う肺癌を予防する効果もあるとされている．また，トマトに含まれるリコペンは，肺の気腫化や気道の過敏性を予防し，アンチエイジング効果を有すると報告されている[10]．したがって，果物，黄緑色野菜の摂取は，呼吸器のアンチエイジング療法として推奨される．

5．免疫力増強・感染対策

90歳以上の男性では肺炎が死因の第一位であることからも，呼吸器のアンチエイジング療法として，免疫能を維持し，呼吸器の感染症を予防することが重要といえる．呼吸器の免疫能を決定する要因としては，年齢が決定的に重要であるが，次いで栄養状態が重要である．糖尿病の有無・コントロール状態，免疫抑制効果を有する薬剤の使用の有無，生活の規則正しさや睡眠時間などの日常生活パターンも，免疫能に大きく影響を与える．したがって，適度な栄養を維持すること，耐糖能を維持すること，十分な睡眠を取って規則正しい生活を送ることが重要である．また，呼吸器の感染症は，繰り返すたびに呼吸機能を悪化させ，老化を促進するため，インフルエンザや肺炎に対しワクチンによる積極的な予防を行い，感染症罹患時には早期に適切な治療を受けることが重要である．

6．スタチン

脂質異常症の治療薬であるHMG-CoA還元酵

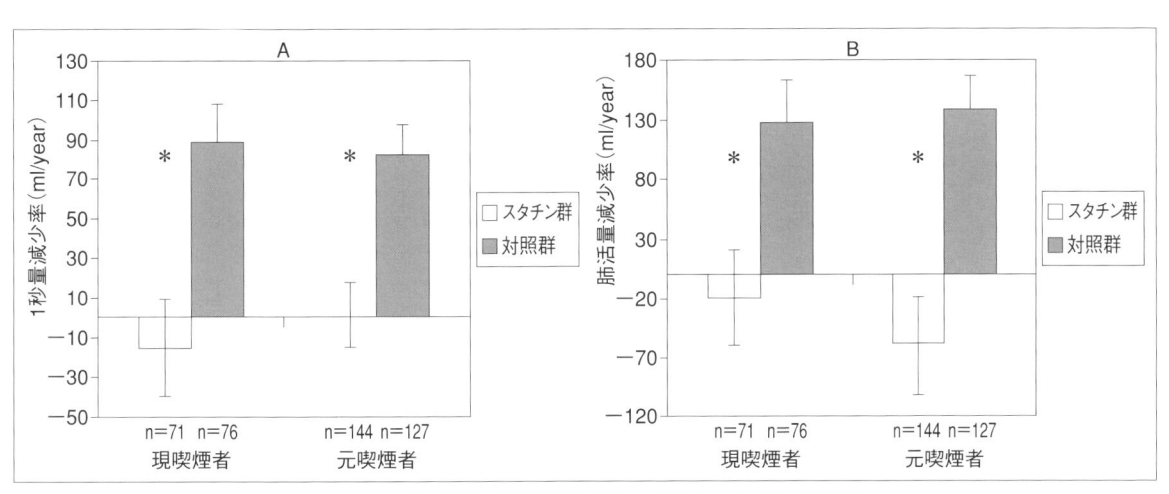

図3　加齢に伴う呼吸機能低下に対するスタチンの効果
（Keddissi JI, Younis WG, Chbeir EA, et al. Chest **132**：1764-1771, 2007[12]より）
A：1秒量の加齢に伴う低下に対する効果．
B：肺活量の加齢に伴う低下に対する効果．
スタチンは，現喫煙者においても，元喫煙者においても，
1秒量と肺活量の経年的減少を抑制する．　＊$p<0.02$

素阻害剤・スタチンは，最近，抗炎症作用，抗酸化作用，免疫調節作用を介して1秒量，肺活量の経年的減少を抑制し，COPDの発症，進展を予防することが示され[11,12]，さらに肺炎やインフルエンザによる死亡率を減少させる効果，肺癌予防効果を有することも示唆されている[13]．したがって，スタチンは，呼吸器に対するアンチエイジング作用を持つ薬剤として有望と考えられる（図3）．

文献

1) Babb TG, Rodarte JR：Mechanism of reduced maximal expiratory flow with aging. J Appl Physiol **89**：505-511, 2000
2) Janssens JP, Pache JC, Nicod LP：Physiological changes in respiratory function associated with ageing. Eur Resp J **13**：197-205, 1999
3) 濱田美奈子，相澤久道：「肺年齢」新しい指標による呼吸機能検査の普及推進．呼吸と循環 **56**：609-616, 2008
4) Bernhard D, Moser C, Backovic A, et al：Cigarette smoke—an aging accelerator? Exp Gerontol **42**：160-165, 2007
5) Kojima S, Sakakibara H, Motani S, et al：Incidence of chronic obstructive pulmonary disease, and the relationship between age and smoking in a Japanese population. J Epidemiol **17**：54-60, 2007
6) George RB：Course and prognosis of chronic obstructive pulmonary disease. Am J Med Sci **318**：103-106, 1999
7) Holmen TL, Barrett-Connor E, Clausen J, et al：Physical exercise, sports, and lung function in smoking versus nonsmoking adolescents. Eur Resp J **19**：8-15, 2002
8) Geronimus AT, Bound J, Waidmann TA, et al：Inequality in life expectancy, functional status, and active life expectancy across selected black and white populations in the United States. Demography **38**：227-251, 2001
9) Butland BK, Fehily AM, Elwood PC：Diet, lung function, and lung function decline in a cohort of 2512 middle aged men. Thorax **55**：102-108, 2000
10) Kasagi S, Seyama K, Mori H, et al：Tomato juice prevents senescence-accelerated mouse P1 strain from developing emphysema induced by chronic exposure to tobacco smoke. Am J Physiol Lung Cell Mol Physiol **290**：L396-L404, 2006
11) Alexeeff SE, Litonjua AA, Sparrow D, et al：Statin use reduces decline in lung function：VA Normative Aging Study. Am J Respir Crit Care Med **176**：742-747, 2007
12) Keddissi JI, Younis WG, Chbeir EA, et al：The use of statins and lung function in current and former smokers. Chest **132**：1764-1771, 2007
13) Frost FJ, Petersen H, Tollestrup K, et al：Influenza and COPD mortality protection as pleiotropic, dose-dependent effects of statins. Chest **131**：1006-1012, 2007

4. 腸年齢とアンチエイジング

東京大学名誉教授
光岡 知足
（みつおか ともたり）

Key words	腸内フローラ，ビフィズス菌，ウェルシュ菌，乳酸菌食品，オリゴ糖，食物繊維
要 点	1．腸内には善玉菌と悪玉菌が棲みついている． 2．腸内細菌のバランスは加齢・肉食・ストレスで悪化する． 3．悪玉菌の増加は体調の乱れや病気を引き起こす． 4．ビフィズス菌を増やせば腸内環境を改善し病気を予防できる． 5．乳酸菌食品やオリゴ糖の摂取はビフィズス菌を増やしてアンチエイジングに有効．

A 腸内フローラを構成する善玉菌と悪玉菌

ヒトの腸内には，100兆個もの有用菌と有害菌が一定のバランスをもって棲みつき，腸内細菌叢（腸内フローラ）を形成し，その細菌の種類は一個体につき100種類以上におよぶ．

腸内フローラとして検出される主要菌群としては，ビフィズス菌，乳酸桿菌，腸球菌などの宿主の健康維持に働く有用菌（善玉菌）や，ウェルシュ菌，大腸菌，ブドウ球菌，緑膿菌などの，硫化水素やアンモニアなどの有害物質をつくり，宿主の健康阻害に作用する腐敗菌群である有害菌（悪玉菌），さらに，バクテロイデス，ユウバクテリウム，嫌気性レンサ球菌，クロストリジウムなどの，通常では病原性が弱いが，体が弱ったりすると暴れだす日和見菌群に分けることができる．

B 腸内細菌のバランスは加齢・肉食・ストレスによって悪化する

生後初めて排泄される胎便は通常無菌であるが，5～7日目の乳児の大腸内にはビフィズス菌が最優勢となり，全フローラの95～100％を占めるようになる．

乳児が離乳食を摂るようになると，腸内フローラはグラム陰性桿菌優勢の成人のパターンに近似してくる．成人の腸内フローラはバクテロイデス，ユウバクテリウム，嫌気性レンサ球菌，しばしばクロストリジウムがビフィズス菌を凌駕し，ビフィズス菌は全フローラの10％程度に減少する．一方，大腸菌や腸球菌は総菌数の100分の1以下にすぎない．

壮年期を過ぎて老年期に入ると，ビフィズス菌が減少し，全く検出されない個体もみられる．これに対し，ウェルシュ菌および大腸菌などの腐敗菌は検出率，菌数ともに顕著に増加する（図1）[1]．

これは宿主の生理機能の老化が腸内フローラに影響を及ぼした結果と考えられるが，これがさらに老化を促進することにもなる．すなわち，「善玉菌が減少し，悪玉菌が増加してくる事態」は，腸が老化しはじめたバロメーターである．

この現象は，肉食中心の食生活やストレス状態によって，10代の若者でも腸内細菌のバランスが崩れて，60歳代以上の「腸年齢」になっている場合さえある．腸内細菌のバランスの老化が実年齢より先に進行した結果，老年期になってからかかりやすい大腸癌などにかかる危険性が若年層にも増えている．

第Ⅳ章　治療法—各論

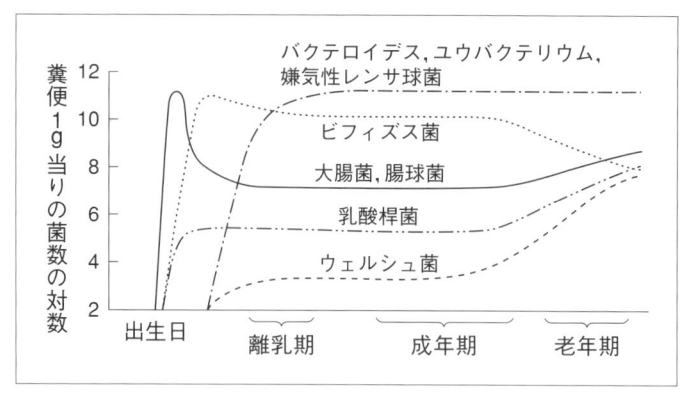

図1　年齢とともに移り変わる腸内フローラ
（光岡知足：腸内細菌の話．岩波書店，1978より）

C 腸内細菌と老化

　腸内に全く細菌を持たない無菌動物は，普通の動物の1倍半も寿命が長く，コレステロール代謝の研究では，無菌ラットの大動脈コレステロールは普通動物よりも著しく低いことも発見され，腸内フローラが宿主の老化や寿命に関係していることが示唆されている．

　普通の動物では，食餌として摂取された蛋白質，アミノ酸などの含窒素化合物は腸内細菌によって代謝され，アンモニア，アミン，硫化水素，フェノール，ステロイド化合物など生体に有害な物質が生成され，細菌毒素もつくられる．それらの一部は吸収され宿主にいろいろ有害な影響を及ぼすことになり，老化にもつながる[2,3]．

D 腸年齢を若返らせるには

　オリゴ糖，食物繊維，乳酸菌などを利用した食品は，「お腹の調子を整える」との表示が厚生労働省により認可されて，特定保健用食品（機能性食品）として市販されている．

　ヒトの消化酵素は生デンプンやセルロース，ペクチン，ヘミセルロース，ペントーザンなどの多糖類，スタキオース，ラフィノース，フラクトオリゴ糖，イソマルトオリゴ糖，ガラクトオリゴ糖，乳果オリゴ糖，キシロオリゴ糖など，オリゴ糖をほとんどあるいは全く消化できない．このような物質は結腸内細菌によっていろいろな程度に加水

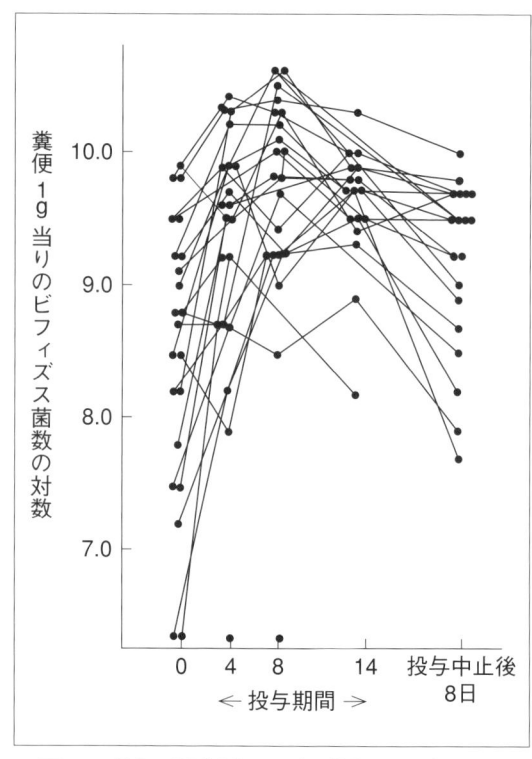

図2　老人の腸内ビフィズス菌数に及ぼすフラクトオリゴ糖投与の効果
（光岡知足：健康長寿のための食生活．岩波書店，2002より）

分解され，消化される．その結果，有機酸，主として酢酸，プロピオン酸，酪酸などの揮発性脂肪酸と炭酸ガス水素などのガスを産生する．また，少量の乳酸やギ酸，コハク酸も産生し，個体によってはメタンを生成する．多くのオリゴ糖はビフィズス菌によって利用されるが，大腸菌やウェ

ルシュ菌などの悪玉菌によっては利用されにくく，オリゴ糖を多量に摂取すると腸内に常在しているビフィズス菌の増殖を促進し（**図2**）[4]．その結果，糞便アンモニア，イソ吉草酸，イソ酪酸，インドール，フェノール類，硫化物などの腐敗産物の生成を低下させ，腸内pH，血清コレステロール，トリグリセリド値を低下させる．

疫学調査により，食物繊維の摂取量が少ないと大腸癌，肥満，心臓病，糖尿病，高血圧などの病気が多くなると報告されている．これは，食物繊維を多く摂取すると糞便の量が増加し，希釈され，そのうえ腸内滞留時間を短縮させるため便秘を予防し，腸内でつくられた発癌物質などの有毒物質が早く排泄されるためだとされている．

ヨーグルトなど乳酸菌を利用した食品を摂ると腸内のビフィズス菌が増加し，逆にウェルシュ菌などの腸内腐敗菌が減って，腸内細菌のバランスを改善し，腸内環境が浄化され，便秘を防ぎ，癌や老化の予防に有効であることも明らかにされている．

まとめ

腸内の善玉菌であるビフィズス菌が少なく，ウェルシュ菌などの悪玉菌が増殖した状態が生活習慣病を促進し，腸年齢の老化を早める．腸年齢の老化を抑えるためには，乳酸菌食品・オリゴ糖・食物繊維などを積極的に摂り，なるべくストレスを回避し，適度の運動によって便秘を予防し，よい腸内細菌のバランスの維持に努めることが大切である．

文 献

1) 光岡知足：腸内細菌の話．岩波書店，1978
2) 光岡知足編集：腸内細菌学．朝倉書店，1990
3) 光岡知足編集：腸内フローラと健康．学会センター関西，1992
4) 光岡知足：健康長寿のための食生活．岩波書店，2002

5. 骨代謝とアンチエイジング

島根大学医学部内科学講座内科学第一
杉本 利嗣
すぎもと としつぐ

Key words	骨リモデリング，性ホルモン，成長ホルモン，副腎アンドロゲン，生活習慣病，選択的エストロゲン受容体モジュレーター，ビスフォスフォネート
要 点	1．骨は生涯，骨吸収と骨形成を繰り返し，再構築（骨リモデリング）されている． 2．骨リモデリングの調節が破綻すると，骨強度が低下し骨折リスクが増す． 3．骨の老化には加齢に伴う内分泌環境の変化と生活習慣病の併発が深く関わっている． 4．生活習慣病の発症にも加齢に伴う内分泌環境の変化が関わっている． 5．骨のアンチエイジングにビスフォスフォネート製剤と選択的エストロゲン受容体モジュレーターが有効である． 6．骨のアンチエイジングには内分泌・代謝環境の加齢変化の是正が有効である．

　骨格系は軟骨内骨化による骨新生により成長し，成長を終えた後にも生涯破骨細胞による骨吸収と骨芽細胞による骨形成をダイナミックに繰り返し，この骨の再構築（骨リモデリング）により構造と機能を維持している．この代謝過程は種々のホルモンやサイトカイン・成長因子などを介して厳密に制御されている．一方，骨の老化には主に閉経と加齢による生理的老化と，複数の遺伝的要因や生活習慣など環境因子に起因する病的老化がある．これらにより骨リモデリングの調節が破綻し，骨量の低下や骨微細構造の喪失などから骨強度が低下し，骨粗鬆症のため骨折の危険性が増してくる．これには加齢に伴う内分泌環境の変化や生活習慣病の併発が深く関わっていることが明らかとなってきている．本稿では，主に内分泌代謝の観点から，骨の老化とアンチエイジングについて概説する．

Ⓐ 内分泌環境の変化と骨の老化

　加齢に伴う生理的内分泌環境の変化として，性ホルモン系の抑制（女性ではmenopause，男性ではandropause），Caバランスの負平衡に起因する続発性副甲状腺機能亢進症，下垂体成長ホルモン（GH）/IGF-I系の抑制（somatopause），副腎アンドロゲンであるDHEA-sの低下（adrenopause）などが挙げられる．そしてこれらが骨の老化に関わっていることが明らかとなってきている．

1．性ホルモン系の抑制

　骨代謝に最も影響を与える内分泌因子は閉経に伴うエストロゲン欠乏である．閉経に伴う骨量減少にはIL-1，TNFα，IL-6などの骨吸収性サイトカインによる破骨細胞分化・活性化の亢進が重要な役割を担っており，これに破骨細胞分化誘導因子（receptor activator of NF-kB ligand：RANKL）と破骨細胞分化抑制因子（osteoprotegerin：OPG）それぞれの増加と減少が関与することが明らかとなっている．男性においてもandropauseが骨の老化に関わっているが，最近，高齢の女性や男性の骨代謝の維持においてもエストロゲンの重要性が示され，エストロゲン作用の低下が男女を問わず，骨の老化に中心的役割を担っている可能性が提唱されている．また性腺機

能低下に伴う下垂体卵胞ホルモン（FSH）の上昇が性ホルモンとは独立して骨代謝に負の影響を及ぼしている可能性も提起されている．

2．続発性副甲状腺機能亢進症

加齢により，腸管からの Ca 吸収の低下や腎機能低下に伴う活性化ビタミン D 合成低下などによる Ca 負平衡の結果，続発性副甲状腺機能亢進症をきたし，血清副甲状腺ホルモン（parathormone：PTH）は上昇傾向を示す．さらに，特に高齢者でビタミン D 不足/欠乏状態を示す例が多く，これが血中 PTH 値の上昇や筋力の低下に関わっていることが明らかとなっている．これらにより骨吸収が亢進し，転倒頻度が増加して骨折リスクの上昇につながる．

3．GH/IGF-Ⅰ系の抑制

GH 分泌は加齢とともに低下することが知られており，一方，加齢に伴って出現しやすくなる体脂肪の増加や筋肉量・筋力の低下，骨量の低下，脂質代謝異常が，GH 分泌低下と関連性があることが指摘されている．

IGF-Ⅰは局所因子としてだけでなく，全身性因子としても骨に anabolic（同化的）に作用するが，その血中 IGF-Ⅰは主に肝臓での合成に由来し，GH に依存している．また血中 IGFBP-3 (IGF binding protein-3) も GH/IGF-Ⅰ系により促進的に調節されている．以上より，血中 IGF-ⅠおよびIGFBP-3は内因性 GH 分泌量を鋭敏に反映するマーカーである．加齢に伴う GH 分泌能の低下を反映して，血中 IGF-Ⅰ，IGFBP-3 値も加齢とともに低下し，これらの指標と骨量との間には正相関があることが知られている．

筆者らの閉経後女性の検討においても，尿中 GH，血中 IGF-Ⅰ そして IGFBP-3 と年齢には明らかな負の相関を認めた．そして骨密度と血中 IGF-Ⅰ，IGFBP-3 の正の相関は年齢や体格の影響を除去しても認められた．また椎体圧迫骨折を有する群と非骨折群で血中 IGF-Ⅰ，IGFBP-3 値を比較検討した結果，どの年齢群においても血中 IGF-Ⅰ，IGFBP-3 値が骨折群で有意の低値を示した．さらに多重ロジステイク回帰分析を用いて骨折に強い影響を与える因子を検討した結果，IGF-Ⅰ，IGFBP-3 が選択された．

以上より，高齢者において GH/IGF-Ⅰ系は量的のみならず質的にも骨の維持に重要な役割を担っており，骨の老化には，加齢に伴う GH/IGF-Ⅰ系の抑制が強く関わっているものと考えられる．

4．副腎 DHEA-s の低下

DHEA とその硫酸塩である DHEA-s は性ホルモンの前駆体ステロイドで，副腎で合成される．DHEA-s はエストロゲンより血中濃度が明らかに高く，性ホルモンとは別の生理作用を有すると考えられている．血中 DHEA-s は加齢とともに線形的に減少する最も加齢依存性が高いホルモンであり，骨の老化や加齢に伴う動脈硬化の進展に関わっている．実際，長寿者では血中 DHEA-s レベルが高値であるという．

B 生活習慣病と骨の老化

加齢は代謝面にも多大な影響をもたらす．女性では閉経と脂質異常症や動脈硬化症の発現に密接な関連がある．血中 LDL コレステロールの上昇，HDL コレステロールの低下，酸化 LDL の増加とともに，血管の粥状硬化が出現する．また NO 産生の低下とともに内皮依存性血管拡張反応の低下がみられる．一方，糖代謝においても，加齢に伴い，糖負荷に対するインスリン追加分泌の遅延や，インスリン抵抗性の上昇による末梢での糖利用の低下などにより，耐糖能が低下する．そして代謝面の老化の過程を制御する因子としても，menopause, andropause, adrenopause, somatopause などの内分泌環境の変化が大きな影響を及ぼしている．

このような加齢に伴う代謝変化に環境因子としての生活習慣が加わり，糖尿病，脂質異常症，動脈硬化症などの生活習慣病が発病すると，骨代謝に多大な影響を及ぼすこととなる．

近年，骨密度以外の骨強度規定因子として骨質が注目され，骨質関連因子のうち材質特性の一つにコラーゲン架橋などの骨基質の性状がある．最近では1型のみならず2型糖尿病においても骨折リスクが高いことが立証され，しかも2型では骨密度が高値にもかかわらず骨折リスクが高まると

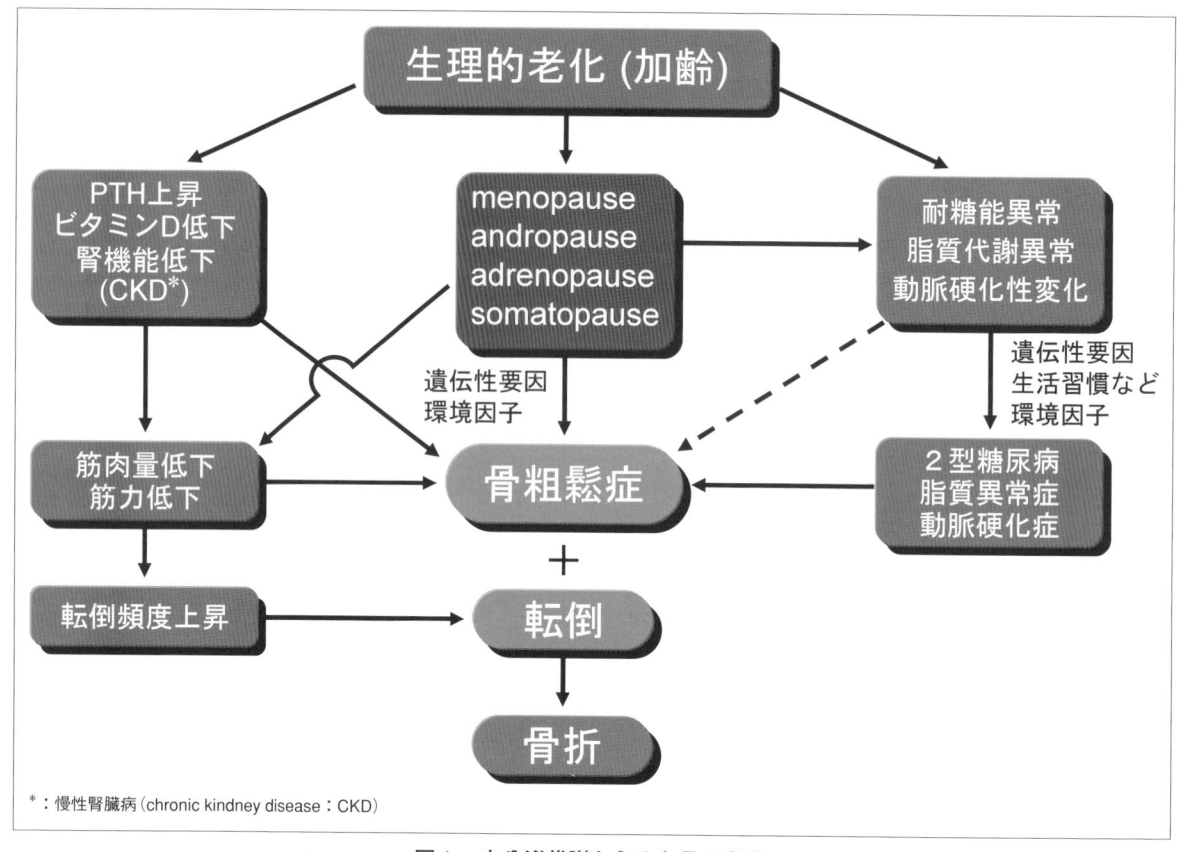

図1 内分泌代謝からみた骨の老化

*：慢性腎臓病（chronic kindney disease：CKD）

される．筆者らも2型糖尿病患者では男女とも椎体骨折リスクが高いこと，そして骨密度には依存しない骨脆弱性の亢進が存在することを示す結果を得ている[1]．

近年，骨・血管連関，すなわち骨粗鬆症と動脈硬化・血管石灰化に密接な関連が存在することが注目されている．たとえば骨密度が低くなるほど動脈石灰化の程度や動脈硬化指数が高まるという負の相関があること，そして骨量減少度や既存骨折の存在と，脂質代謝異常や心血管イベントの発症率/死亡率にも関連があることが数多く報告されている．両者を結びつける因子・経路としてホモシステイン，炎症，メバロン酸経路，Wnt-β-cateninシグナルなどが想定されている．特にホモシステインは酸化ストレス・炎症を亢進し，糖化反応後期生成物（AGE）蓄積などを介して血管のみならず骨の脆弱性を惹起することが示されている．一方，動脈硬化の原因となる脂質代謝異常と骨粗鬆症との関連性については不明であった．

そこで筆者らは，閉経後女性において血中脂質値と骨密度の関連性について重回帰分析を行い，総コレステロールやLDLコレステロールと骨密度に有意の負相関，そしてHDLコレステロールと骨密度に有意の正相関が存在する結果を得ている[2]．この結果は，高LDL血症および低HDL血症は動脈硬化のみならず骨量減少を促進する可能性を示唆する．これに一致して，*in vitro*でも酸化LDLの骨芽細胞分化阻害作用が報告されている．以上のように，加齢に伴う生活習慣病の発症は骨の老化に大きな影響を及ぼす．

C 骨のアンチエイジング

現在，我が国で骨粗鬆症治療薬として認可されている薬剤の中で，最も強力な椎体，非椎体骨折防止効果が立証されているのはビスフォスフォネート製剤であるが，内分泌面からは選択的エストロゲン受容体モジュレーター（selective estrogen receptor modulator：SERM）が注目される．エストロゲン受容体に対し，骨，血管系では促進的に，乳房，子宮では拮抗的に作用する．実際，乳房，子宮に悪影響を及ぼすことなく，椎体骨折防止効果を発揮する．また，男性に対しても，臓器特異的にアンドロゲン受容体に作用を発揮する薬剤として選択的アンドロゲン受容体モジュレーター（selective androgen receptor modulator：SARM）の開発が進められている．

一方，PTH は持続的投与では骨吸収を促進するのに対し，間歇的に投与すると骨形成を著明に促進する．実際，PTH の間歇投与や，間歇的に内因性 PTH 分泌を高める Ca 感知受容体作動薬の骨形成促進剤としての開発が進められている．また，強力な骨吸収抑制作用や，骨形成促進作用を有する新規ビタミン D 誘導体も開発されてきている．

筆者らは，加齢に伴う骨脆弱性の亢進に GH/IGF-I 系の抑制の関与を示す結果を得たことを踏まえて，血中 IGF-I 値の低下した骨粗鬆症高齢女性に少量の GH 補充療法を行った．その結果，血中 IGF-I 値の上昇とともに，骨密度や筋力が上昇し，また体組成分析でも脂肪量低下，筋肉量を反映する除脂肪量の上昇が認められ，副作用なく骨に良好な影響を及ぼす成績を得ている[3]．従って，GH 皮下注や，内因性 GH 分泌を促進する経口の GH secretagogues（GHS）が骨形成促進剤になりうる可能性がある．実際，海外でも GH が骨粗鬆症治療薬として見直されてきている．DHEA-s は米国では若返りホルモンと別称されており，経口投与により血中 DHEA-s 値を若年者のレベルに上昇させることが可能であり，骨のアンチエイジングにも期待されている．

まとめ

加齢に伴う内分泌代謝環境の変化の観点から骨の老化を図示した（図1）．しかし，骨代謝に関わる細胞自身の老化の機序については不明な点が多く，骨の老化を細胞・分子レベルの老化から体系的に説明することは現時点では難しい．近年，老化促進マウス（SAM）および Klotho マウスとよばれる老化モデル動物の解析より，それぞれ骨髄間質細胞の骨芽細胞分化能や破骨細胞分化支持能の低下，あるいは骨芽細胞と破骨細胞の両系統が独立に分化障害を呈することにより低代謝回転型骨粗鬆症がもたらされることが明らかとなった．これが起点となり，細胞・分子レベルでの老化に伴う骨の病態解析も進んできている．今後，老化という普遍的な生命現象の中で，骨の老化機序の研究を進めていく必要がある．

文献

1) Yamamoto M, Yamaguchi T, Yamauchi M, et al：Diabetic patients have an increased risk of vertebral fractures independent of bone mineral density or diabetic complications. J Bone Miner Res **24**(4)：702-709, 2009
2) Yamaguchi T, Sugimoto T, Yano S, et al：Plasma lipids and osteoporosis in postmenopausal women. Endocr J **49**(2)：211-217, 2002
3) Sugimoto T, Kaji H, Nakaoka D, et al：Effect of low-dose of recombinant human growth hormone on bone metabolism in elderly osteoporotic women. Eur J Endocrinol **147**(3)：339-348, 2002

6. 婦人科医からのアンチエイジング・アドバイス

東京女子医科大学産婦人科学教室　石谷　健
同　岡野　浩哉
同　太田　博明

Key words	ウイメンズヘルス，ホルモン補充療法（HRT），SERM，イソフラボン
要　点	1．アンチエイジング医療をトータルウイメンズヘルスケアの一環として実践している． 2．HRTの評価は定まりつつある． 3．漢方・イソフラボン製剤の臨床研究が注目されている． 4．その他多くの代替医療では現代医学的検証がまたれる． 5．患者の各ライフステージに合わせた効果的な治療法の選別が重要である．

女性の一生においては初経，出産，閉経と劇的なホルモン変動を経ながら齢を重ねていく．そのため産婦人科医としては，アンチエイジング医療をトータルウイメンズヘルスケアの一環として実践し，月経不順などで訪れる比較的若年患者層である40歳代からのケアを認識している．

本稿では産婦人科医からのアドバイスとしてホルモン療法を主体とした薬物療法の現状について概説する．**表1**に当科更年期専門外来において使用されている主な薬剤を列挙した．

A ホルモン補充療法（HRT）

更年期症状は，「のぼせ，ほてり，発汗」以外にも精神症状，性欲減退，性交痛など，多岐にわたり，これら症状の改善はアンチエイジング医療においても重要な課題である．2002年のWHI（Women's Health Initiative）大規模臨床試験結

表1　東京女子医科大学産婦人科更年期外来で用いられている薬剤

種類	商品名	投与量（/日）	投与経路
卵胞ホルモン	プレマリン®	0.625 mg	経口
	エストラダームM®	1枚（隔日）	経皮
	エストラーナ®	1枚（隔日）	経皮
	フェミエスト®	1枚（週2回）	経皮
	ル・エストロジェル®	1.08 mg	経皮
	ディビゲル®	1 mg	経皮
	ホーリン®	1 mg	経腟
	エストリール®	0.5 mg	経口
黄体ホルモン	ヒスロン®	5 mg	経口
混合ホルモン	ボセルモンデポー®	50 mg	筋注
ラロキシフェン	エビスタ®	60 mg	経口
活性型ビタミンD₃	アルファロール®	1 μg	経口

果公表後の現在でもホルモン補充療法（hormone replacement therapy：HRT）が中等度以上の更年期障害治療における主力薬剤であることには変わりないが，性器出血の出現や長期投与による乳癌発症率の上昇など，リスクの説明と系統的な経過観察を要する．また，ホルモン製剤は数多く市販されているが，症状を十分見極めたうえで慎重な使い分けと必要最低限の投与期間が望まれる[1]．

B ラロキシフェン

ラロキシフェンは第2世代SERM（selective estrogen receptor modulator）と呼ばれる薬剤で現在は骨粗鬆症の予防・治療に用いられている．組織特異的なエストロゲン作用により乳癌や高リスク群における心血管疾患発症頻度を大幅に減少させることが，複数の大規模臨床試験の結果より報告されている[2]．「のぼせ，ほてり，発汗」など，更年期の血管運動神経症状の改善には適さないが，性器出血を認めないので，産婦人科以外の医師にとって大きなメリットである．

C 活性型ビタミンD

婦人科外来においても比較的高齢女性の骨粗鬆症予防と治療に用いられている．ビタミンD受容体はステロイドホルモン受容体の一つでもあり，ビタミンDはビタミンD受容体を介してさまざまな組織の細胞増殖や分化を調節する[3]．本剤は乾癬の治療にも用いられているように，アンチエイジング医療においては骨・カルシウム代謝だけでなく皮膚への作用を主体とした今後の発展が期待されている．

D 漢方エキス製剤

女性が中高年になって遭遇する不定愁訴と呼ばれる各種の体調不良を早期に改善することは，その後の生活の質に大きく影響する．筆者らは，多数の更年期障害不定愁訴例で加味逍遥散などの医療用漢方エキス製剤を頻用し，その評価を報告してきた[4]．現在，医療用漢方エキス製剤は海外で販売されていないが，米国においても桂枝茯苓丸や大建中湯の大規模臨床試験が計画されており，近い将来アンチエイジング領域における東洋医学の役割はますます大きくなると思われる．

E イソフラボン

植物エストロゲンのなかでもイソフラボンは大豆胚芽中に高濃度に存在し，体内吸収率の良好な非配糖体型イソフラボンはWHI試験以降，軽度の更年期障害治療や健康維持を目的にHRTに替わる製剤として我が国だけでなく欧米でも注目されている[5]．「天然のSERM」として更年期症状の改善や乳癌の抑制作用以外にも，製剤によっては高い抗酸化活性も報告されており，作用機序や長期投与における安全性について現在検討が進められている．

F その他

婦人科アンチエイジング関連の民間療法には数多くのホルモン療法が存在するが，最近は胎盤抽出製剤による治療法が散見される．主にヒト由来の注射製剤とブタ由来の経口剤が使用され，注射製剤は肝細胞増殖因子などの肝細胞修復，抗ウイルス作用により慢性肝疾患における肝機能の改善の適応症にて医薬品として認可されている．しかし，そのほかの作用に関して客観的評価に耐えうる臨床研究報告が存在しない現状では，美容目的や安易な適応拡大に対して学術的立場からは慎重にならざるを得ない．しかし看過せず，今後の議論や評価の推移に注意したい．

まとめ

今やHRTが「夢の」薬でも「危ない」薬でもなく，ほかの薬剤で効果が少ない場合の更年期障害治療法として適切な位置づけがなされようとしている．現存する多くの治療法を患者個人のライフステージに合わせて効果的に選別することが重要であるが，これら治療法もやがてHRTが大規模臨床試験により明確な位置づけがなされたよう

に，EBM に即したアンチエイジング医療の時代が 1 日も早く到来することを願う次第である．

文　献

1) Stevenson JC：Hormone replacement therapy：review, update, and remaining questions after the Women's Health Initiative Study. Curr Osteoporos Rep **2**(1)：12-16, 2004
2) 太田博明，他：ホルモン補充療法の新たなストラテジー SERM はホルモン補充療法にとってかわれるのか？．骨粗鬆症治療 **4**(1)：57-64, 2005
3) Kira M, et al：Vitamin D and the skin. J Dermatol **30**(6)：429-437, 2003
4) 高松　潔，他：更年期障害に対する漢方療法の有用性の検討　三大漢方婦人薬と十全大補湯の無作為投与による効果の比較．産婦人科漢方研究のあゆみ **19**：111-116, 2002
5) Geller SE and Studee L：Botanical and dietary supplements for menopausal symptoms：what works, what does not. J Womens Health（Larchmt）**14**(7)：634-649, 2005

7. 泌尿器科医からのアンチエイジング・アドバイス

札幌医科大学医学部泌尿器科 塚本　泰司
同 舛森　直哉

Key words	加齢，前立腺疾患，男性更年期障害
要　点	1．加齢により泌尿生殖器の機能は低下する．
	2．加齢により前立腺は萎縮あるいは肥大の方向に向かうが，その決定要因は明らかではない．
	3．メタボリックシンドロームなどの全身性疾患が下部尿路症状の出現に関与する可能性がある．
	4．前立腺癌の発生・進展に影響を及ぼす要因は多岐にわたるが，その機序が確立されたものは年齢・テストステロン以外には，現時点ではない．
	5．男性更年期障害に対してはテストステロン補充が適応になることがあるが，現在のところその実施にあたっては多くの注意が必要である．

　加齢による泌尿・生殖器の機能低下は誰にでも出現してくる．しかし，その出現時期あるいは程度には個人差がある．機能低下を完全に防止することは不可能ではあるが，その出現時期を遅らせること，低下の程度を軽減することは，場合によっては可能である．

　ここでは，泌尿・生殖器に関連する臓器の加齢による機能低下と，それによる代表的な疾患を取り上げ，抗加齢の立場から解説する．

A 前立腺疾患とアンチエイジング

　加齢に伴い前立腺が小さくなる（萎縮する）人と大きくなる（前立腺肥大が明らかになる）人がいる（図1）．全体では前立腺肥大を伴う人の割合が加齢とともに増加する[1]．前立腺が大きくなる人とならない人の差を決定する要因ははっきりしないが，人種，遺伝的要因，食事などが関与している可能性がある．食事では，高カロリー，高蛋白，高脂肪，肉食摂取などが前立腺肥大の発生，進展に促進的に関与している可能性が推測されてきたが，これらを明確に支持する結果は得られて

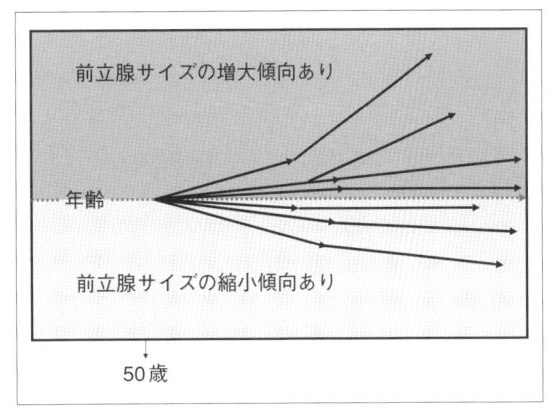

図1　前立腺サイズの加齢による変化
(Masumori N, Tsukamoto T, Kumamoto Y, et al：Age-related differences in internal architecture on transrectal ultrasonography：results of a community based study. J Urol 157：1718-1722, 1997 より改変・引用)

いない．一方，野菜の摂取などは前立腺腫瘍（肥大，癌）に抑制的に作用することが推測されている．

　尿が出にくいなどの排出症状，尿が近いなどの蓄尿症状は「下部尿路症状」と総称されるが，これも加齢とともに中等度以上の症状がある人の割合は増加する．このような症状の出現にも多くの

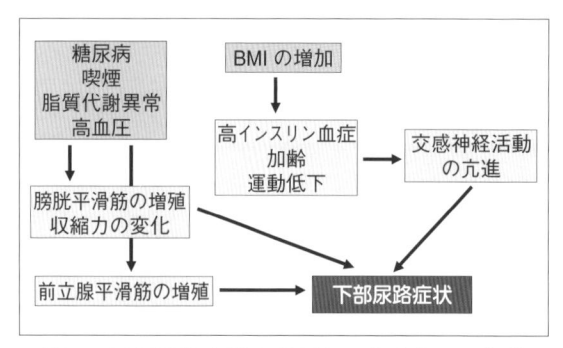

図2 下部尿路症状の出現と全身疾患・メタボリックシンドローム（仮説）

（McVary KT：Erectile dysfunction and lower urinary tract symptoms secondary to BPH. Eur Urol 47：838-845, 2005 より改変・引用）

関連する要因があるが，前立腺肥大の程度とは直接関連するというわけではない．最近，種々の全身疾患，特にメタボリックシンドロームと下部尿路症状の出現との関係が取り沙汰されている（図2）．下部尿路症状出現の過程が必ずしも確立されているわけではないが[2]，喫煙やメタボリックシンドローム関連疾患である糖尿病，脂質異常症，高血圧，肥満などは下部尿路症状の出現に促進的に働く可能性がある．これらの予防と適切な治療が症状の出現時期を遅延させる，あるいはその程度を軽減させる可能性がある．

加齢現象と臨床的な前立腺癌の発生とは密接な関係がある．年齢調整罹患率は40歳以下では人口10万人当たりほとんど0に近いが，80歳以上では300を超える（1998年の結果）．現在，前立腺癌は我が国でも急速にその患者数が増加している癌の一つであることはいうまでもなく，欧米と同様にその発生予防を考える必要がある．

前立腺癌の発生あるいは進展に影響する可能性のある要因，食物，栄養素は多岐にわたる（表1）．しかし，これらはいずれもその機序が確立されたものではない[3]．しかも，その摂取量によっては全く逆の影響を生ずることもあるし，むやみに大量に摂取するとむしろ有害事象を招く可能性があるとの報告があったことは，かつてのイソフラボンでも経験している．なによりも，その摂取量，摂取開始時期，摂取期間などが全く不明であることには，十分注意しておくことが必要である．

現時点では，大豆製品とイソフラボンの摂取や，魚あるいは長鎖ω-3系多価不飽和脂肪酸（エイコサペンタエン酸，ドコサヘキサエン酸など）の摂取は前立腺癌のリスクを下げる方向に作用すると推測されている[4]．一方，肉あるいは飽和脂肪酸の摂取はそのリスクを上げる可能性が指摘されている．

B 加齢男性性腺機能低下（LOH）症候群とアンチエイジング

更年期が生理学的な機能の転換期であるとするならば，女性と同様に男性でも更年期と呼ばれる時期が当然あり，それに基づく障害，いわゆる更年期障害があることになる．実際，最近の研究はその存在を支持している．しかし，女性と大きく異なるのは，テストステロンを主体とする男性ホルモンの加齢による低下が緩徐で，しかも個人差が大きいという点である．これが男性の更年期障害の診断を非常に複雑にしている．このような病態は，最近は，加齢男性性腺機能低下症：late-onset hypogonadism（LOH）と呼ばれているが，「加齢に伴う生化学的症候群であり，男性ホルモンに対する感受性低下の有無に関わらず，男性ホルモンの低下を特徴とする．その結果，QOLや多臓器機能に悪影響をもたらす」との定義で，診断・治療が行われるようになってきている[5]．我が国でも，日本泌尿器科学会，日本 Men's Health 学会が共同でこの疾患の診療の手引きを作成している[6]．通常，質問票で男性更年期障害の程度と内容を評価するとともに，血中の種々のホルモンを測定し，最終的には遊離テストステロン値を参考に診断する．遊離テストステロン値が11.8 pg/ml 未満であれば，一応テストステロン補充を考慮する対象とすることができる．LOHの治療には実際にはテストステロンの補充療法が用いられる．

我が国では保険診療で使用可能なテストステロン製剤が少なく，かつ経口薬は肝機能障害のリスクが高いので，結局注射薬であるテストステロンエナント酸エステル（商品名：エナルモンデポー®）が使用されることが多い．125〜250 mg

※編者注：多価不飽和脂肪酸の名称において，「ω-3系」と「n-3系」，「ω-6系」と「n-6系」は同義語であり，その表記はともに正しい．

7. 泌尿器科医からのアンチエイジング・アドバイス

札幌医科大学医学部泌尿器科 塚本 泰司
同 舛森 直哉

Key words	加齢，前立腺疾患，男性更年期障害
要 点	1．加齢により泌尿生殖器の機能は低下する． 2．加齢により前立腺は萎縮あるいは肥大の方向に向かうが，その決定要因は明らかではない． 3．メタボリックシンドロームなどの全身性疾患が下部尿路症状の出現に関与する可能性がある． 4．前立腺癌の発生・進展に影響を及ぼす要因は多岐にわたるが，その機序が確立されたものは年齢・テストステロン以外には，現時点ではない． 5．男性更年期障害に対してはテストステロン補充が適応になることがあるが，現在のところその実施にあたっては多くの注意が必要である．

　加齢による泌尿・生殖器の機能低下は誰にでも出現してくる．しかし，その出現時期あるいは程度には個人差がある．機能低下を完全に防止することは不可能ではあるが，その出現時期を遅らせること，低下の程度を軽減することは，場合によっては可能である．

　ここでは，泌尿・生殖器に関連する臓器の加齢による機能低下と，それによる代表的な疾患を取り上げ，抗加齢の立場から解説する．

A 前立腺疾患とアンチエイジング

　加齢に伴い前立腺が小さくなる（萎縮する）人と大きくなる（前立腺肥大が明らかになる）人がいる（図1）．全体では前立腺肥大を伴う人の割合が加齢とともに増加する[1]．前立腺が大きくなる人とならない人の差を決定する要因ははっきりしないが，人種，遺伝的要因，食事などが関与している可能性がある．食事では，高カロリー，高蛋白，高脂肪，肉食摂取などが前立腺肥大の発生，進展に促進的に関与している可能性が推測されてきたが，これらを明確に支持する結果は得られて

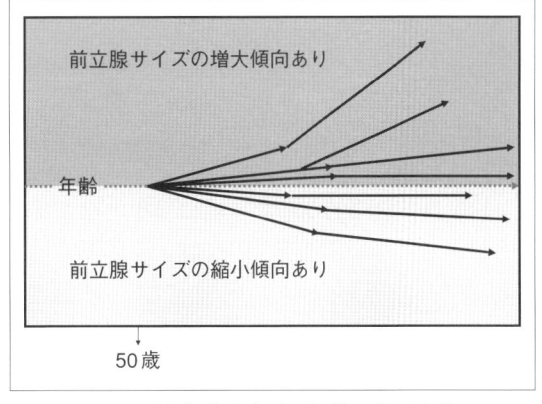

図1 前立腺サイズの加齢による変化
(Masumori N, Tsukamoto T, Kumamoto Y, et al : Age-related differences in internal architecture on transrectal ultrasonography : results of a community based study. J Urol **157** : 1718-1722, 1997 より改変・引用)

いない．一方，野菜の摂取などは前立腺腫瘍（肥大，癌）に抑制的に作用することが推測されている．

　尿が出にくいなどの排出症状，尿が近いなどの蓄尿症状は「下部尿路症状」と総称されるが，これも加齢とともに中等度以上の症状がある人の割合は増加する．このような症状の出現にも多くの

第Ⅳ章 治療法—各論

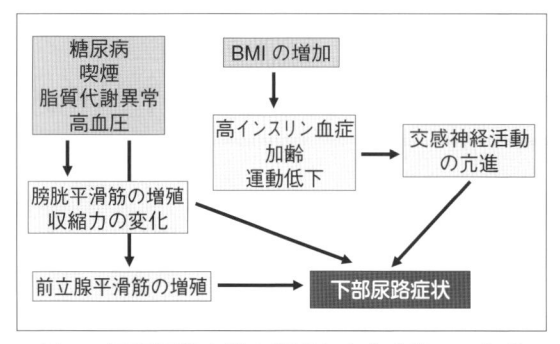

図2 下部尿路症状の出現と全身疾患・メタボリックシンドローム（仮説）
(McVary KT：Erectile dysfunction and lower urinary tract symptoms secondary to BPH. Eur Urol 47：838-845, 2005 より改変・引用)

関連する要因があるが，前立腺肥大の程度とは直接関連するというわけではない．最近，種々の全身疾患，特にメタボリックシンドロームと下部尿路症状の出現との関係が取り沙汰されている（図2）．下部尿路症状出現の過程が必ずしも確立されているわけではないが[2]，喫煙やメタボリックシンドローム関連疾患である糖尿病，脂質異常症，高血圧，肥満などは下部尿路症状の出現に促進的に働く可能性がある．これらの予防と適切な治療が症状の出現時期を遅延させる，あるいはその程度を軽減させる可能性がある．

加齢現象と臨床的な前立腺癌の発生とは密接な関係がある．年齢調整罹患率は40歳以下では人口10万人当たりほとんど0に近いが，80歳以上では300を超える（1998年の結果）．現在，前立腺癌は我が国でも急速にその患者数が増加している癌の一つであることはいうまでもなく，欧米と同様にその発生予防を考える必要がある．

前立腺癌の発生あるいは進展に影響する可能性のある要因，食物，栄養素は多岐にわたる（表1）．しかし，これらはいずれもその機序が確立されたものではない[3]．しかも，その摂取量によっては全く逆の影響を生ずることもあるし，むやみに大量に摂取するとむしろ有害事象を招く可能性があるとの報告があったことは，かつてのイソフラボンでも経験している．なによりも，その摂取量，摂取開始時期，摂取期間などが全く不明であることには，十分注意しておくことが必要である．

現時点では，大豆製品とイソフラボンの摂取や，魚あるいは長鎖 ω-3系多価不飽和脂肪酸（エイコサペンタエン酸，ドコサヘキサエン酸など）の摂取は前立腺癌のリスクを下げる方向に作用すると推測されている[4]．一方，肉あるいは飽和脂肪酸の摂取はそのリスクを上げる可能性が指摘されている．

B 加齢男性性腺機能低下（LOH）症候群とアンチエイジング

更年期が生理学的な機能の転換期であるとするならば，女性と同様に男性でも更年期と呼ばれる時期が当然あり，それに基づく障害，いわゆる更年期障害があることになる．実際，最近の研究はその存在を支持している．しかし，女性と大きく異なるのは，テストステロンを主体とする男性ホルモンの加齢による低下が緩徐で，しかも個人差が大きいという点である．これが男性の更年期障害の診断を非常に複雑にしている．このような病態は，最近は，加齢男性性腺機能低下症：late-onset hypogonadism（LOH）と呼ばれているが，「加齢に伴う生化学的症候群であり，男性ホルモンに対する感受性低下の有無に関わらず，男性ホルモンの低下を特徴とする．その結果，QOLや多臓器機能に悪影響をもたらす」との定義で，診断・治療が行われるようになってきている[5]．我が国でも，日本泌尿器科学会，日本 Men's Health 学会が共同でこの疾患の診療の手引きを作成している[6]．通常，質問票で男性更年期障害の程度と内容を評価するとともに，血中の種々のホルモンを測定し，最終的には遊離テストステロン値を参考に診断する．遊離テストステロン値が 11.8 pg/ml 未満であれば，一応テストステロン補充を考慮する対象とすることができる．LOHの治療には実際にはテストステロンの補充療法が用いられる．

我が国では保険診療で使用可能なテストステロン製剤が少なく，かつ経口薬は肝機能障害のリスクが高いので，結局注射薬であるテストステロンエナント酸エステル（商品名：エナルモンデポー®）が使用されることが多い．125〜250 mg

※編者注：多価不飽和脂肪酸の名称において，「ω-3系」と「n-3系」，「ω-6系」と「n-6系」は同義語であり，その表記はともに正しい．

表1 前立腺癌の発生・進展に影響する可能性のある要因，食物，栄養素

要因/食物/栄養素	原因/含有食品	影響
エネルギーバランス・肥満	運動不足，高カロリー食	悪影響？
脂肪・脂肪酸の摂取過多	動物性食品	悪影響？
肉の摂取過多	動物性食品	悪影響？
乳製品，カルシウムの摂取過多	動物性食品	悪影響？
β-カロテン	果実，野菜	好影響？
ゲニスタイン	大豆食品	好影響？
ダイアゼイン	大豆食品	好影響？
ポリフェノール	緑茶	好影響？
リコペン	トマト	好影響？
ビタミンA/レチノイド	肝臓，魚油	好影響？ / 悪影響？
ビタミンD	日光，魚，乳製品	影響なし？
ビタミンE	ナッツ，種類，植物油	影響なし？
ビタミンC	果実	影響なし？
セレニウム	肉，魚，穀物類	影響なし？ / 好影響？
亜鉛	肉，豆類，乳製品	影響なし？ / 好影響？
喫煙	タバコ	影響なし？
アルコール	酒類	影響なし？

を2～3週に1回ごとに筋注する方法で用いるが，生理的な血中濃度推移にはならないので，そのための弊害もある．通常，3ヵ月程度治療を行い，その効果を評価することが望ましい．効果がなければ速やかに中止するほうがよい．この治療でLOHのすべてが解決するわけではないが，明らかな効果が認められる場合がある．実際の使用にあたっては，前立腺癌，乳癌，高度の排尿障害，肝機能障害，腎機能障害，虚血性心疾患など，多くの疾患を除外しておく必要がある．特に，治療開始前の前立腺癌の除外は必須である．血清前立腺特異抗原（prostate specific antigen：PSA）が4ng/ml以上を示した場合には，前立腺生検で癌がないことを確認しておくことが不可欠である．さらに，テストステロン補充中はPSAの明らかな上昇がないことを定期的に確認する必要がある．

まとめ

加齢に伴う機能の低下を防止する方法はないが，その低下速度，程度の軽減を図ることは場合によっては可能である．しかし，どのような方法を用いるのが最も効果的であるのかに関しては，十分確立されてはいない．いわゆる健康食品も使用過多の場合には思わぬ有害事象を引き起こすことがあることには，十分な注意が必要であろう．

文献

1) Masumori N, Tsukamoto T, Kumamoto Y, et al：Age-related differences in internal architecture on transrectal ultrasonography：results of a community based study. J Urol 157：1718-1722, 1997
2) McVary KT：Erectile dysfunction and lower urinary tract symptoms secondary to BPH. Eur Urol 47：838-845, 2005
3) Nelson PS, Montgomery B：Unconventional therapy for prostate cancer：good, bad or questionable. Nat Rev Cancer 3：845-858, 2003
4) Mori M, Masumori N, Fukuta F, et al：Traditional Japanese diet and prostate cancer. Mol Nutr Food Res 53：191-200, 2009
5) Morales PLunenfeld B：Investigation, treatment and monitoring of late-onset hypogonadism in males. Aging Male 5：74-86, 2002
6) 日本泌尿器科学会/日本Men's Health学会「LOH症候群診療ガイドライン」検討ワーキング委員会：LOH症候群―加齢男性腺機能低下症候群診療の手引き．じほう，東京，2007

8. 皮膚科医からのアンチエイジング・アドバイス

群馬大学大学院医学系研究科皮膚科学
石川 治
いしかわ おさむ

Key words	シワ，たるみ，生理的老化，光老化，コラーゲン
要 点	1．皮膚の老徴はシワ，たるみ，シミによって象徴される． 2．皮膚の老化には生理的老化と紫外線による光老化が深く関与している． 3．光老化の予防は乳幼児期からの遮光剤などの使用により可能である． 4．老朽化した工場（老化細胞）に大量の原料を搬入しても，生産量は頭打ちである．

　皮膚の老化（老徴）はシワ，たるみ，シミによって象徴される．皮膚の色調や立体構造の変化は見て（視診），触って（触診）確認することができるため，人々のアンチエイジング分野への関心も高い．

　生物寿命の決定において遺伝子そのものが関与する割合は20％以下であり，80％以上は環境因子が寄与しているとされている[1]．皮膚の老化も例外ではない．皮膚は体の最外層にあるため環境因子の影響を受けやすい．皮膚の老化には暦年齢に順ずる生理的老化（chronological aging）と環境因子である紫外線による光老化（photoaging）の両者が深く関与している．最近では，喫煙もシワの形成に関与していることが指摘されている[2]．

A 皮膚の生理的老化

　皮膚の線維芽細胞はコラーゲン，弾性線維，プロテオグリカンなどの結合組織構成成分を産生する主役の細胞である．高齢者皮膚由来の線維芽細胞を若年者皮膚由来の線維芽細胞と比べると，増殖能力とⅠ型コラーゲン（皮膚コラーゲンの80％以上を占める）産生能が低下している．逆に，コラーゲンを分解する酵素の一つであるmatrix metalloproteinase-1産生能は亢進している（図1，図2）．すなわち，コラーゲン代謝は加齢とと

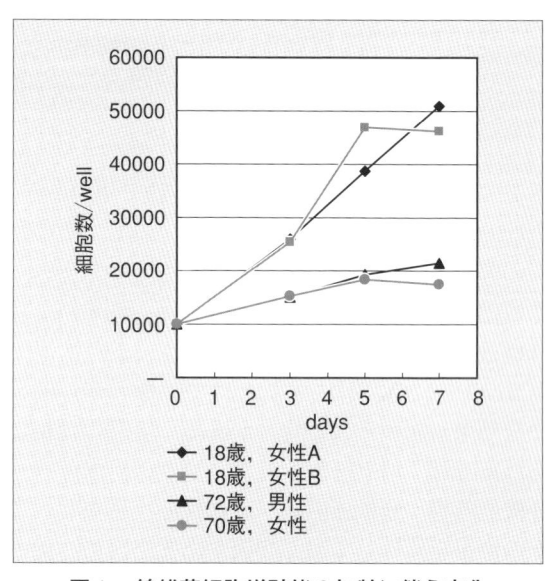

図1 線維芽細胞増殖能の加齢に伴う変化

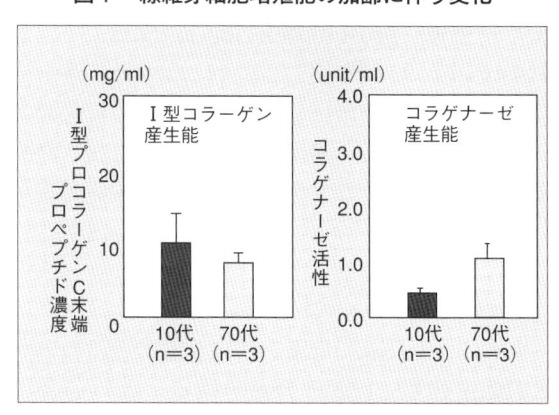

図2 コラーゲン合成能と分解能の加齢に伴う変化

8. 皮膚科医からのアンチエイジング・アドバイス

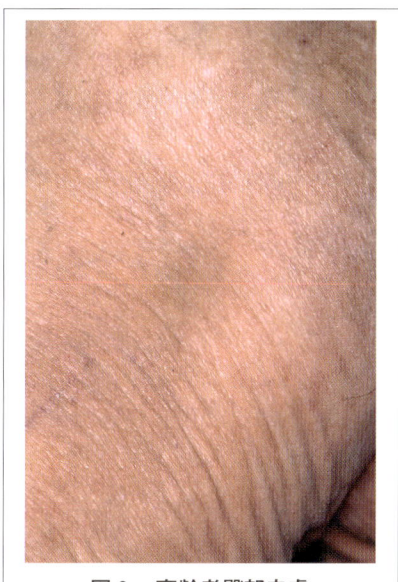

図3 高齢者臀部皮膚

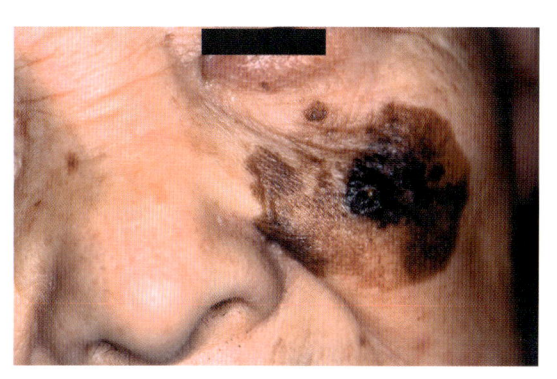

図5 悪性黒子

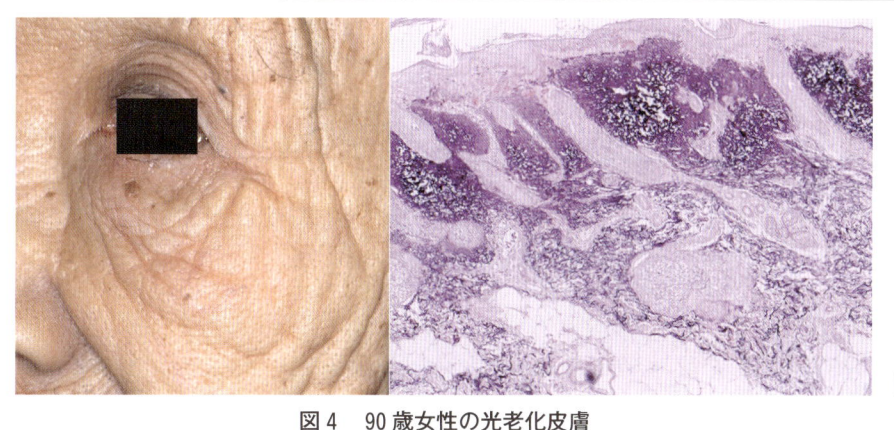

図4 90歳女性の光老化皮膚

もに分解系に傾くことが示唆され，真皮が加齢とともに菲薄化することの理由の一つといえる．

皮膚の生理的老化は紫外線曝露機会の少ない臀部皮膚を観察するとよい（図3）．皮膚にはたるみと細かなシワとがみられる．たるみは皮下脂肪組織以下の変化，シワは真皮と表皮の変化によって起こる．通常，加齢に伴って筋肉と脂肪組織は減少するが，それらを覆う表皮と真皮は伸展したままの状態である．そのため，空気が抜けた風船のように皮膚は自重を支えきれずにたるんでしまう．細かなシワは，加齢に伴う真皮上層の弾性線維の減少と真皮の菲薄化（コラーゲンの減少），表皮の菲薄化によって起こる．すなわち，体動に伴って皮膚は伸展と弛緩を幾度となく繰り返すうち，加齢変化によって生じた力学的に弱い部分にシワが刻まれる．

B 皮膚の光老化

紫外線に曝露した表皮細胞や線維芽細胞からはTNF-α，IL-1，PGE$_2$などが産生分泌され，autocrineまたはparacrineに周囲の細胞に作用する．通常，紫外線は線維芽細胞のコラーゲン合成を抑制し，分解を亢進するが，弾性線維の合成は亢進する．しかし，合成分泌された弾性線維は線維状構造をとらず，塊状となって真皮上層へ沈着する（図4-b）．

顔面や項部にみられる光老化によるシワの特徴

は，太くて深いことである（図 4-a）．塊状弾性線維が沈着した皮膚は真皮自体の体積が増し，外観的にはやや黄白色調を呈して張りがある．しかし，正常の構築を失った真皮の外力分散機能が低下するため，生理的老化と同じ理由でシワが刻まれる．

乳幼児期からの積極的な遮光剤の使用により光老化の予防は可能である．くる病予防の見地から母子手帳には日光浴の勧めの文言が載せられていた．しかし，顔面と両手背を 1 日 1 時間陽にあてるだけで，1 日必要量（100 IU）を上回るビタミン D の活性化が起こる（晴天：500～1000 IU，雨天：200 IU）ことが明らかとなった．キノコ類などの食物からも摂取可能である．現在，日光曝露は皮膚にとっては百害あって一利なしといっても過言ではない．

C コラーゲンを多く含む食品を摂ると肌に張りが出て若返るか？

真皮の主要なコラーゲンは I 型コラーゲンで，このコラーゲン 1 分子は α_1 鎖 2 本と α_2 鎖 1 本が絡み合ったヘリクス構造をとっている．α 鎖 1 本の分子量は約 30 万である．コラーゲン分子のアミノ酸配列の特徴は，（―グリシン―X―Y―グリシン―）のようにグリシンがアミノ酸 3 つごとに，X，Y にはプロリンまたはハイドロキシプロリンが存在することである．プロリンは食物から摂取できるが，生体内ではオルニチン，グルタミン酸からも合成される．一方，ハイドロキシプロリンはコラーゲン特有のアミノ酸で，プロリンがコラーゲン分子内に取り込まれてから水酸化を受ける．

腸管から吸収される分子の大きさは分子量30000 以下ということが判明している[2]．蛋白質は胃内のペプシンで消化が始まる．次いで，膵臓が分泌する蛋白分解酵素（プロテアーゼ：トリプシン，キモトリプシン，エラスターゼ，カルボキシペプチダーゼ A/B）の作用により，遊離アミノ酸（40％）と 2～6 個のアミノ酸からなる小ペプチド（60％）に分解される．さらに 4～6 個の小ペプチドは腸上皮刷子縁のペプチダーゼがアミノ酸 2 個ないし 3 個のジペプチド，トリペプチドに分解する．遊離アミノ酸，ジペプチド，トリペプチドは小腸上皮から吸収され，末梢組織の細胞へ輸送される．すなわち，高分子蛋白を摂取しても，そのままの形で生体内に取り込まれ，利用されることはない．

このように，コラーゲンを多く含む食品を食べて肌に張りを戻すことは期待し難い．例えは悪いが，設備が老朽化して生産性の落ちた工場（細胞）に大量の原料を運び込んでも生産量は増えない．むしろ，設備の老朽化を遅らせるための普段のメインテナンスが重要である．メインテナンスの最大のポイントは紫外線回避である．どんなに立派な設備でも，雨風・日光に直接曝されていれば急速に老朽化は進む．なお，コラーゲン合成に必須であるビタミン C や鉄なども不足しないようにバランスの取れた食事を心がけるべきである．

D 紫外線とメラニン産生能

紫外線自体は表皮細胞を介してメラニン産生細胞（メラノサイト）の増殖能とメラニン産生能を亢進させる．紫外線照射された表皮細胞はエンドセリン-1，stem cell factor，MSH（melanocyte-stimulating hormone）を産生分泌し，これらがメラノサイトを刺激する．刺激を受けたメラノサイトはメラニン産生を増やし，このメラニン色素は表皮細胞に取り込まれて基底細胞の核上へと集まる．これを nuclear cap と呼び，紫外線傷害から基底細胞 DNA を守る日傘の役割を果たしている．ひと夏を経た肌が褐色になるのは生体防御反応の結果といえる．

シミ（老人性色素斑）は顔面，手背，肩や上背部などの日光曝露部に生じることはご存知のとおりである．組織学的には，小型の表皮細胞から成る表皮突起が太鼓ばち状に増殖し，先端部にメラニンが沈着した状態である．白人では 10 代後半から顔面や肩にシミが現われ始める．しかしながら，シミという一定範囲にメラニン色素が増加する理由は明らかにされていない．おそらく，メラニン産生を負に制御する遺伝子 DNA が紫外線により傷害を受け，メラニン産生にブレーキがかか

らなくなっているのではないかと推定される．同時に，表皮細胞側の異常も十分に考えられる[4]．サプリメントとしては，抗酸化作用をもつブドウ種子ポリフェノール，ビタミンC，Eなどが肝斑（中年女性の眼周囲の色素斑）に有効との見解がある[5]．

シミは整容面で問題にあることはあっても，生命を危うくすることはない．しかし，メラノサイトの増殖を制御する遺伝子DNAの傷害が蓄積すると悪性黒色腫へと進展することがある．このタイプの悪性黒色腫は高齢者の顔面に好発し，悪性黒子と呼ばれる（**図5**）．発症初期は通常の色素斑（シミ）となんら変わらないが，次第に拡大して色調に濃淡が生じてくる．さらに放置すれば結節が盛り上がってくる．幼少時からの紫外線防御はシミやシワばかりでなく皮膚癌の予防にも重要である．

文　献

1) 石井直明：分子レベルで見る老化．Blue Backs．講談社，東京，2001
2) Yin L, Morita A, Tsuji T：Tobacco smoke extract induces age-related changes due to modulation of TGF-beta. Exp Dermatol **12**(Suppl2)：51-56, 2003
3) 川嶋　朗：ドクターズサプリメントの可能性．日本抗加齢医学会雑誌 **1**(1)：36-40, 2005
4) 塚本克彦, 富田　靖：メラニン産生機構とシミの発症機序．Visual Dermatology **3**(10)：1066-1073, 2004
5) 小林裕美：漢方, サプリメントを用いたシミ予防対策補助の試み．Visual Dermatology **4**(8)：828-830, 2005

9. 耳鼻咽喉科医からのアンチエイジング・アドバイス

日本鋼管病院耳鼻咽喉科
相馬　啓子
そうま　けいこ

Key words	老人性難聴，抗酸化，カロリー制限，めまい，良性発作性頭位眩暈症（BPPV），嗅覚識別
要　点	1．老人性難聴は蝸牛の変性が主な原因であると考えられる． 2．加齢に伴うミトコンドリア DNA 変異の蓄積が老人性難聴の発症に関与する． 3．カロリー制限と抗酸化作用のある物質の投与が，老人性難聴を抑制できる可能性がある． 4．末梢前庭系のめまいの予防には，頭部を空間的に動かす半規管体操がよい． 5．アルツハイマー病の早期発見には嗅覚識別検査が有用である．

A 老人性難聴

「年をとると耳が遠くなる」．このことは昔からよく知られている．一般に 500 Hz から 2000 Hz の音は会話音域と呼ばれ，会話の聞き取りに重要な周波数といわれているが，老人性難聴は，2000 Hz 以上の高音域の周波数より難聴が始まることが多い（**図1**）．その特徴は，a. 高音域の障害，b. 感音難聴，c. 両側性で左右対称，d. 徐々に進行，e. 言葉の聞き取り能力が悪い，f. 個人差，がある．

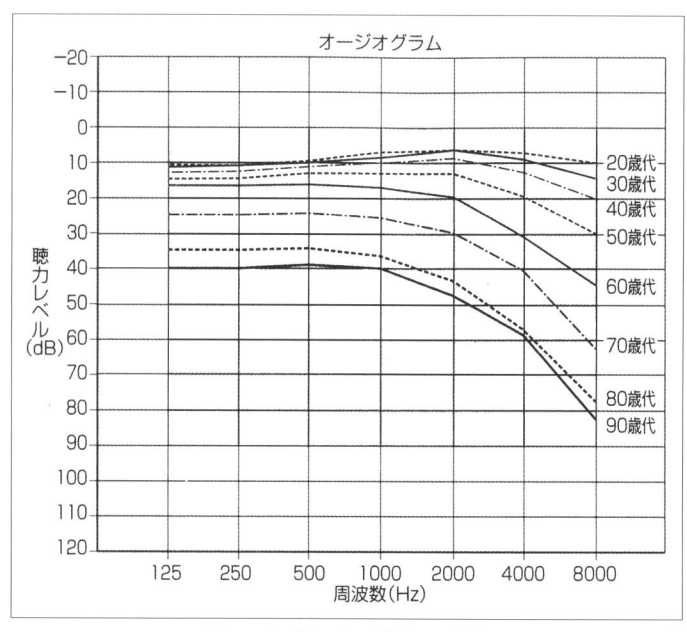

図1　加齢による聴力の変化
（相馬啓子：耳やのどの病気と症状．福祉ライブラリ 医学入門．土田 隆，渡辺雅幸編著，建帛社，130-136，2008）

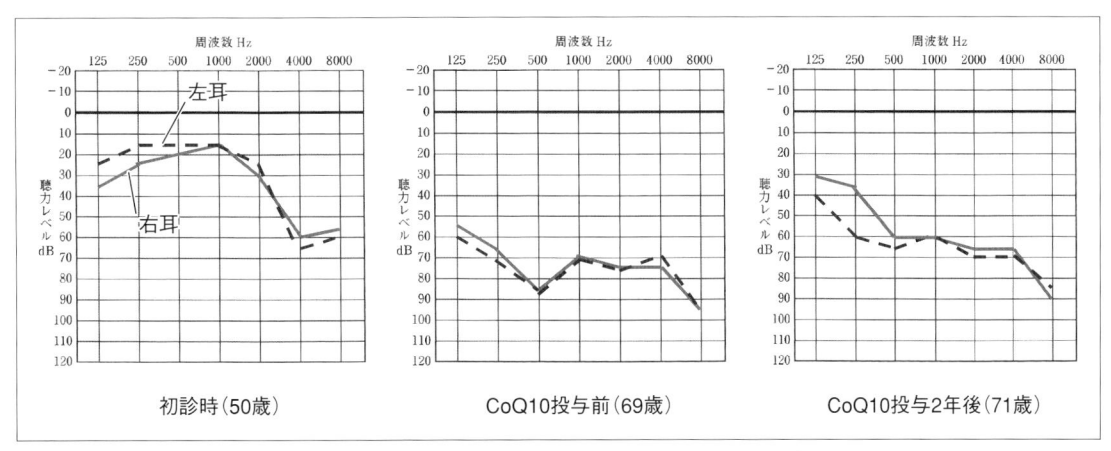

図2　ミトコンドリア遺伝子3243変異症例の聴力変化

　女性より男性のほうが障害の程度が大きいが，これは環境騒音の影響もあるといわれている．
　老人性難聴は蝸牛の変性が主な原因であると考えられ，蝸牛のラセン神経節および血管条の萎縮，有毛細胞の変性などが報告されている．これら内耳障害に加え，それより中枢の聴神経，脳幹，大脳にいたる後迷路障害も加齢によって起こる．老人性難聴は個人差が大きいが，これは遺伝的な要素と身体的ストレスによるところが大きい．
　耳の病気にかかると老人性難聴を悪化させる．身体的ストレスを避け，内耳を保護するためのアドバイスを以下に述べる．中耳・内耳に強い圧をかけない（強く鼻をかまない，かぜや鼻閉時に飛行機に乗ったりダイビングをしたりしない），騒音環境にさらさない（騒音職場は避ける，騒音曝露時は耳栓をする，イヤホーンで長時間音楽を聴かない，コンサートではスピーカーから離れる，剣道などで頭部打撲されない），耳毒性のある薬剤を避ける（アミノグリコシド系抗菌薬など）．
　内耳性難聴では，活性酸素が関与している報告[1,2]や抗酸化剤による改善が報告されてきたが[3]，生理的変化である老人性難聴を予防できるのか，今のところ人でははっきりしたEBMは確立されていない．
　老人性難聴の発症のメカニズムとしては，加齢に伴うミトコンドリアDNA変異の蓄積が原因となりえると報告されている[4]．Seidmanらは，活性酸素によるミトコンドリアDNAの損傷が老化のメカニズムであるという仮説にもとづき，老化モデルラットの難聴に対するミトコンドリア代謝物であるαリポ酸とアセチルLカルニチンの予防効果について検討した[5]．これらは活性酸素の抑制に効果があり，6週間投与によって難聴の進行が優位に抑制された．これらの報告は老人性難聴の発症に活性酸素によるミトコンドリアDNAの損傷が関与していることを示している．
　ミトコンドリア3243変異の遺伝子難聴は，ちょうど老人性難聴が早期に進行した聴力像を呈す（図2左）．筆者は3243変異の患者9症例中，難聴が中程度以上の4例に対して，治療目的で抗酸化作用をもつCoQ10，150 mg/日を約1年間経口投与したが聴力は変化しなかった[6]．しかしその後，2年間投与した1症例でわずかではあるが聴力が改善しており，老人性難聴の防止および治療に期待できる可能性を残した（図2中央，右）．
　Seidmanは老化モデルラットを用いて，30％のカロリー制限群とビタミンE，ビタミンC，メラトニン，ラザロイド類各投与群，そしてプラセボ群との間で生後2ヵ月から死亡するまで（2年以上），聴性脳幹反応（auditory brain-stem response：ABR）検査で聴覚機能を測定した[7]．その結果，プラセボ群に比較してカロリー制限および各薬剤投与群のいずれも聴覚機能の悪化が抑制され，内耳の外有毛細胞数の減少も抑制されたが，最も効果が高かったのはカロリー制限群であったと報告している．またミトコンドリア遺伝子の欠

第Ⅳ章　治療法—各論

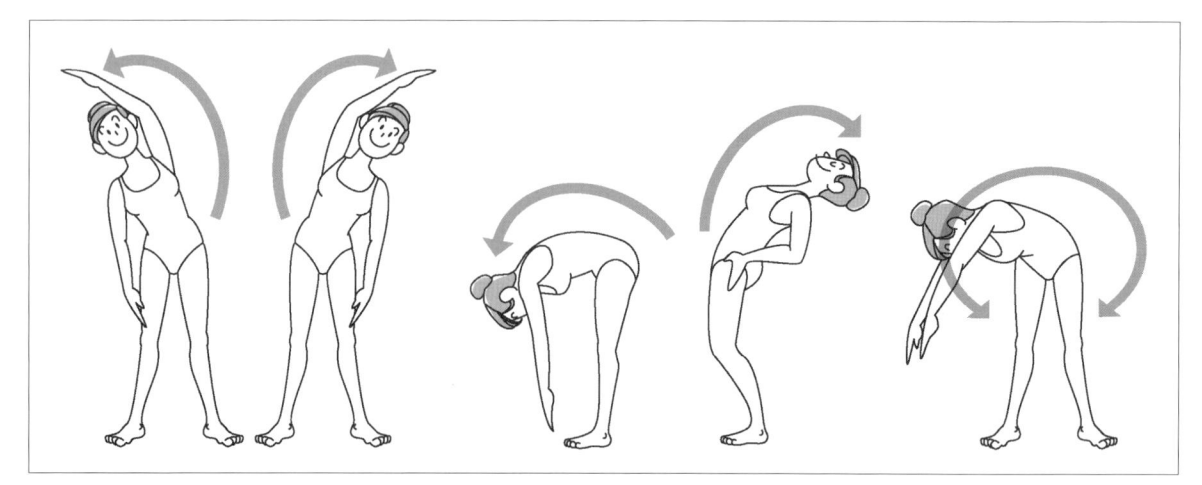

図3　半規管体操1
頭を空間的に動かす．ラジオ体操に出てくるような運動が効果的である．

失もプラセボ群で進行していた．Someyaらはカロリー制限によって，老人性難聴のモデルマウスの蝸牛におけるアポトーシスによる細胞死が制限され，老人性難聴が抑制されることを組織学的に証明した[8]．これらの報告より，カロリー制限は老人性難聴の予防に期待できると思われる．

筆者らは，日本鋼管病院で老人健診を受けた人のBMIと平均純音聴力（6分法）とを比較したが，相関関係は認められなかった．日常診療においても，カロリー摂取過多と思われる肥満の人に老人性難聴が多い傾向は経験しない．これは基礎代謝や運動量の違い，老化抑制遺伝子発現の時期やカロリー過多となった時期，その他環境要因などいろいろな要素がからんでいるためと思われる．

以上動物実験の結果からではあるが，カロリー制限と抗酸化作用のある物質の投与が，老人性難聴を抑制できる可能性があるが，これは聴力に限定されたことではなく全身のアンチエイジングと共通の話題である．したがって具体的なアドバイスについてはほかの項を参照していただきたい．

B 平衡覚

身体の平衡を維持するためには，三半規管や前庭などの内耳，視覚，筋肉からの深部知覚の3つの入力が必要であり，これらの調節は小脳で行われている．いずれの器官も加齢に伴って障害を生じるため，高齢者にめまいやふらつきが多くなる．健常者の重心動揺計による検査においても，動揺は50歳代より年齢とともに大きくなる．

高齢者のめまいは，非高齢者に比較すると中枢性のめまい（椎骨脳底動脈循環不全，脳梗塞など）の割合が多くなってくるが，末梢前庭障害では良性発作性頭位眩暈症（benign paroxysmal positional vertigo：BPPV）が多い[9]．これは前庭にある耳石が剥がれて半規管の中などに入り込むことによって，ある特定の頭位でめまいが誘発される疾患である．実際には，起床・就寝時，洗濯物を干すときなどの上向き頭位，靴を履くなどの下向き頭位，また寝返りなどで誘発される．治療は，後半規管や水平半規管など，特定部位に入り込んだ耳石を追い出すEpley法やLempert法などの頭位治療（耳石置換法）とよばれる理学療法がある．同じ頭位を長時間とる習慣のある人に起こりやすく，高齢者では日常の運動量が低下しているので罹患しやすい．またひめまいが起こると，その恐怖感でなるべくめまいが誘発されないように頭を動かさないため治りにくい．

加齢による平衡障害で問題なのは，転倒しやすいことである．骨折が寝たきりにつながるだけでなく，ふらつくことを怖がり，起き上がることに消極的となってQOLが著しく低下するおそれがある．これを予防するために，筋力を鍛えることは重要であるが，耳鼻科医としては三半規管に浮

9．耳鼻咽喉科医からのアンチエイジング・アドバイス

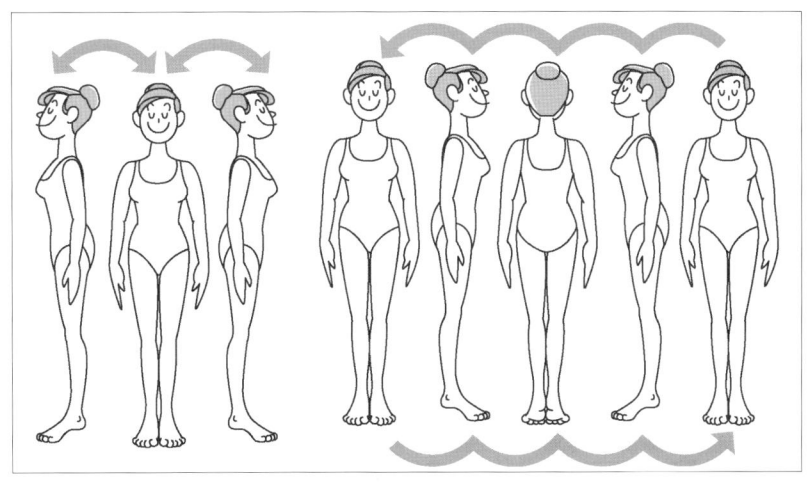

図4　半規管体操2

［左］仰臥位になった後，右側へ，その後左側へ体幹ごと移動．この動作を2～3回繰り返す．

［右］仰臥位になった後，右回りに回転して仰臥位にもどる．その後左回りに回転してもとにもどる（左右どちらからでも可）．

遊耳石などが貯留しないよう前庭系を鍛えることを提唱したい．高齢の人が夜中にトイレに起きようとして起き上がった途端ふらついて倒れてしまったという話をよく聞く．起立性調節障害などが考えられるが，この中にBPPVによるものも含まれている．以下の日常生活のアドバイスはBPPVの予防[10]と共通しているが，末梢前庭系のアンチエイジングともいえる．草むしり，風呂掃除など前屈みで頭を低くする動作を長時間行わない．いつも横になってテレビをみたり本を読んだりしない．寝るときはいつも同じ姿勢で寝ない．また頭を空間的に動かす半規管体操をおすすめする．ラジオ体操に出てくる図3に示すような運動が効果的である．これは同時に筋力や身体のバランスを鍛える効果がある．また布団の上で横に転がる運動は簡単にでき，水平半規管に対して効果的である（図4）．起床時または就寝時に行うだけでよい．筆者の理想をいえば，高齢になってもでんぐり返し（前転）ができるくらいに内耳が鍛えられていればアンチエイジングとして申し分ない．子供の頃はだれでも簡単にできたでんぐり返しであるが，大人になってやってみるとふらつきや悪心がかなり誘発される．無理はせず，簡単に毎日どこでもできる半規管体操をおすすめする．

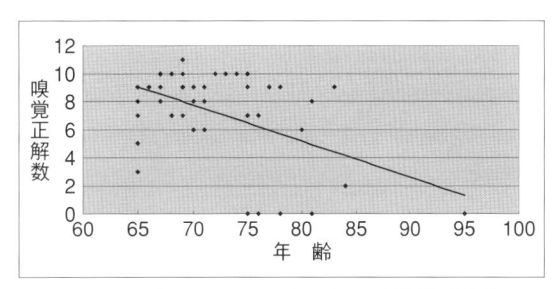

図5　においスティックによる嗅覚識別検査

C　嗅　覚

筆者らは老人健診のために受診した人を対象に，においスティックによる嗅覚識別検査を行ったところ，加齢にしたがい識別能の低下が認められた（図5）．聴力や平衡覚は固体差が大きかったが，嗅覚識別能は加齢の影響がより大きかった．加齢により嗅神経のレセプターが減ってきて知覚が悪くなることが要因の一つである．それに加えて，においを識別するには，過去の自分の記憶と現在知覚しているにおいとを照らしあわせる作業をしなくてはならない．

アルツハイマー病やパーキンソンの初期では，まず嗅覚の識別が悪くなることが知られており，海外では嗅覚識別検査はこれらの疾患のスクリーニング検査として行われている．もちろん鼻・副

鼻腔の局所疾患や服用している薬の副作用によって嗅覚は低下する．ただ，アルツハイマー病の早期発見が簡単に行える検査として嗅覚識別検査が有用だということを覚えていて欲しい．

文　献

1) 伊藤まり，相馬啓子，安藤麗子：急性感音難聴症例における酸化ストレス度の検討．耳鼻咽喉科臨床 101 (10)：743-748, 2008
2) 工田昌矢：末梢前庭器障害におけるフリーラジカル．Equilibrium Res 64(2)：43-49, 2005
3) Takumida M, Anniko M, Ohtani M：Radical scavengers for Ménière's disease after failure of conventional therapy：a pilot study. Acta Otolaryngol 123：697-703, 2003
4) Someya S, Yamasoba T, Kujoth GC, et al：The role of mtDNA mutations in the pathogenesis of age-related hearing loss in mice carrying a mutator DNA polymerase gamma. Neurobiol Aging 29：1080-1092, 2008
5) Seidman MD, Khan MJ, Bai U, et al：Biologic activity of mitochondrial metabolites on aging and age-related hearing loss. Am J Otol 21：161-167, 2000
6) 相馬啓子，大築淳一，吉田昭男，佐藤彰芳：ミトコンドリア遺伝子異常による糖尿病と聴力．Audiology Japan 38(5)：603-604, 1995
7) Seidman MD：Effects of Dietary Restriction and Antioxidants on Presbyacusis. Laryngoscope 110：727-738, 2000
8) Someya S, Yamasoba T, Weindruch R, et al：Caloric restriction suppresses apoptotic cell death in the mammalian cochlea and leads to prevention of presbyacusis. Neurobiol Aging 28：1613-1622, 2007
9) 肥塚　泉：高齢者のめまい．MB ENT 87：56-62, 2008
10) 高橋正紘：良性発作性頭位めまい（BPPV）up date．生活習慣病としてのBPPV．ENTONI（1346-2067）60：59-65, 2006

10. 整形外科医からのアンチエイジング・アドバイス

中村整形外科リハビリクリニック
中村　巧
なかむら　たくみ

Key words	ロコモティブシンドローム（locomotive syndrome：運動器症候群），廃用症候群，ピンク筋，加速度的トレーニング，マスターズスポーツ
要　点	1．80歳以上が700万人，100歳以上が3万人を超え，運動器症候群（locomotive syndrome）が注目される． 2．日本整形外科学会は2009年よりロコモティブ検診の必要性を唱え，厚生労働省研究班も設立された． 3．静的なメタボも動的なロコモも，60兆個の細胞における広義な意味での廃用症候群といえよう． 4．膝・腰などの運動器疾患の予防目的に，加齢とともに徐々に体脂肪率を下げ筋肉率を上げていきたい． 5．加齢に伴いトレーニング回数を増し，強度も加速度的に上げていく．赤筋，白筋，ピンク筋も鍛える．

　主に整形外科が扱う運動器は，狭義には骨・筋・腱・関節（骨・軟骨・靱帯・関節包）・脊椎である．広義には，運動器の位置を知覚し動かす神経（中枢神経，三半規管・耳石器・脊髄，末梢神経）も含まれる．さらに栄養素・酸素・二酸化炭素などを運搬する血管（赤血球・血漿）・心臓・肺も運動器の範疇に加えて考えたい（図1）．

　ところで，運動器のアンチエイジングで究極の姿は，100歳を超えても速く・長く走ることができることであろう．すなわち，600個の筋によって200個の骨・関節をしなやかに速く，意のままに動かせられるかがポイントとなる．
　このための必要条件は，a）体重を必要最小限とする，b）狭義の運動器のみでなく，広義の運

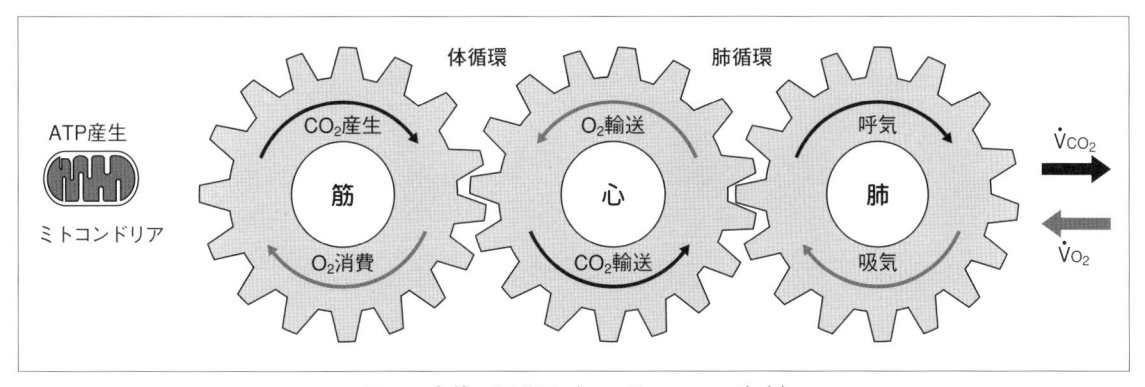

図1　広義の運動器（ワッサーマンの歯車）
（Wasserman K, et al：Principles of exercise testing and interpretation. Lea & Febiger, 1987, 改変）
心臓，血管，肺も広義の運動器である．

第Ⅳ章　治療法—各論

動器も鍛え，ATP産生能力を高める，という2点に集約される[1,2]．

そこで，A）ロコモティブシンドローム，B）当院におけるアンチエイジングの実際，C）120歳まで維持できる運動器のアンチエイジング，について述べてみたい．

A ロコモティブシンドローム
～腰痛・膝痛・骨粗鬆症の新常識～

2008年4月からメタボリック健診が内科を中心に始まった．一方，現在はロコモティブシンドローム（locomotive syndrome：運動器症候群）が注目されている[3]．これは，運動器の障害により日常生活の自立度が低下し，要介護や寝たきりになる可能性の高い状態である．

日本整形外科学会は2009年よりロコモティブ検診の必要性を唱え，厚生労働省研究班も立ち上げた．同症候群では，運動器の障害を個別の疾病としてではなく，加齢などの全身変化が出現していると捉え，全身状態の把握が重要となる．

我が国の高齢化はその規模や速度で，人類400万年の歴史上類をみないものである．運動器を80年以上使う人は700万人，100年以上は3万人を超えた．骨・関節・筋がこれほど長く使用されるのは想定外である．従って，これに対応した社会像やトレーニング像を描かねばならない．

静的なメタボに対して，動的なロコモとなるが，両者とも60兆個の細胞の廃用症候群であることが共通点となろう．

a）肥満（全身）：予備軍を含め約5000万人
b）変形性膝関節症（膝）：2530万人
c）腰部脊柱管狭窄症（腰）：3790万人
d）骨粗鬆症（脊椎，股関節，上肢）：1710万人
e）廃用症候群（筋を含め全身）：約5000万人

このような状況により，日本整形外科学会では，イラスト入りのパンフレットを作成し，啓発活動を推進してきている（図2-a, b）．ただし，この程度の運動レベルでは，アンチエイジング的に効果が得られるまで達するのは難しい．

B 当院におけるアンチエイジング療法の実際

筆者らは管理栄養士2名とともに肥満外来を行ってきている．その内容を順に示す．

a）減量：2003年～2008年の5年間に，体脂肪率を減らし筋肉率を高める健康的な減量を約1000名に行った．全体の53％が5kg以上の減量に成功し維持できている[4]（図3）．

b）筋トレ（インナーマッスル・アウターマッスルトレーニング），有酸素運動，ストレッチング，バランストレーニング，ゆる体操，ヨガなどにより全身を鍛え，調整するコンディショニングを継続している．

C 運動器のアンチエイジング
～120歳まで維持～

1．運動器の細胞のアンチエイジング

運動器の細胞は，運動に伴って必要な代謝が営まれており，そのメカニズムを図4にまとめた．

a）運動器のパフォーマンスを上げるため，ATP産生を速やかに行う（異化）．
b）酷使された筋細胞・組織は損傷を受けるため，速やかに再生する（同化）．
c）古くなり傷んだ筋細胞，細胞内小器官，ミトコンドリアなどを速やかに分解，リサイクルする（蛋白質分解機構）．

以上の3点が滑らかにより速く行われることが重要である．そのためには，カロリーリストリクション（カロリー制限）と運動が最も有効であろう．

2．筋肉のアンチエイジング

(1) 解剖学的分類
・インナーマッスル（深層筋）
・アウターマッスル（浅層筋）

インナーマッスルは解剖学的には骨・靱帯とアウターマッスルの間にあり，脊椎，肩甲帯・肩，骨盤・股関節の体幹近くにある短く小さい筋群である．関節を安定化する靱帯を補助する働きと，関節を不安定に速く動かすアウターマッスルの働きの橋渡しを行う．200個の関節を安定化しつつ，

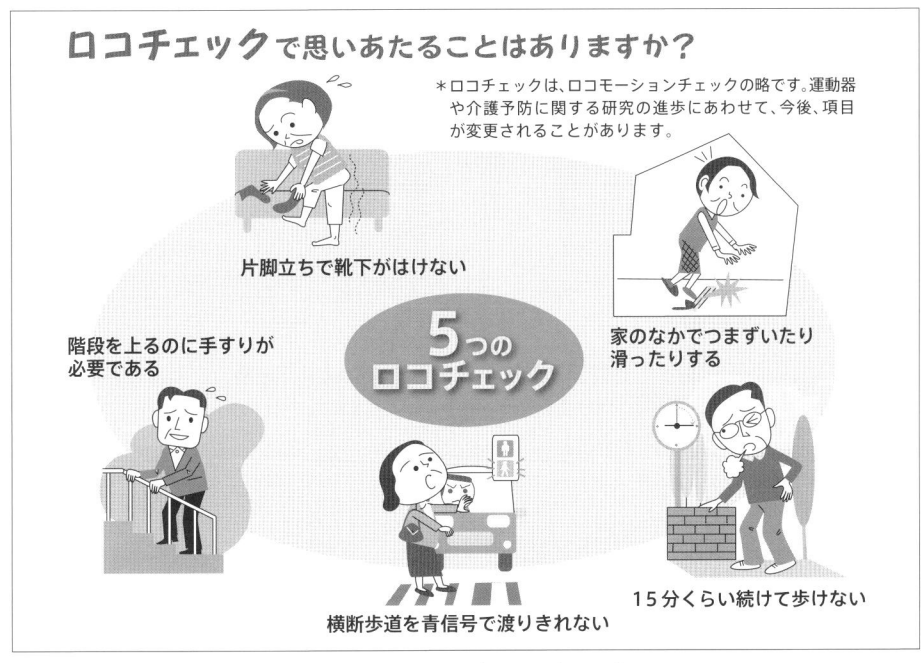

10. 整形外科医からのアンチエイジング・アドバイス

図 2-a　ロコモーションチェック
（社団法人日本整形外科学会：ロコモパンフレット 2009 年版より）

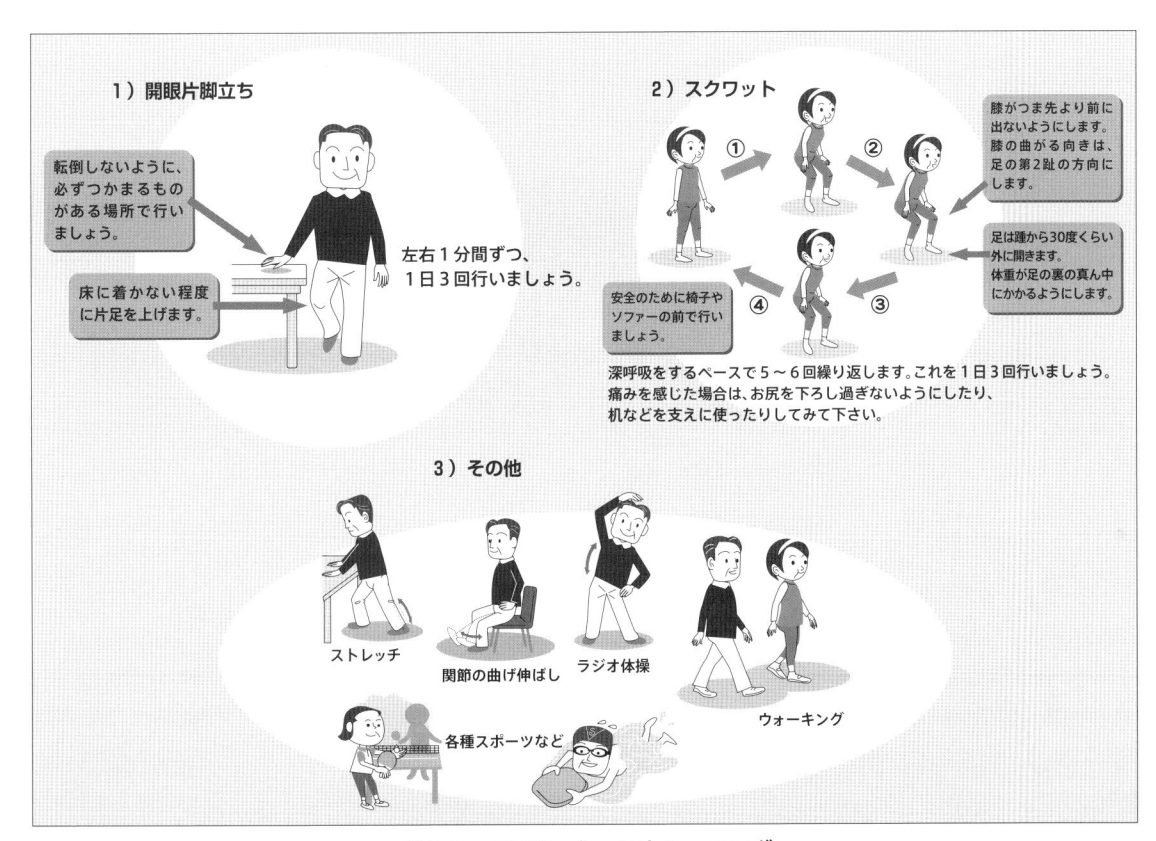

図 2-b　ロコモーショントレーニング
（社団法人日本整形外科学会：ロコモパンフレット 2009 年版より）

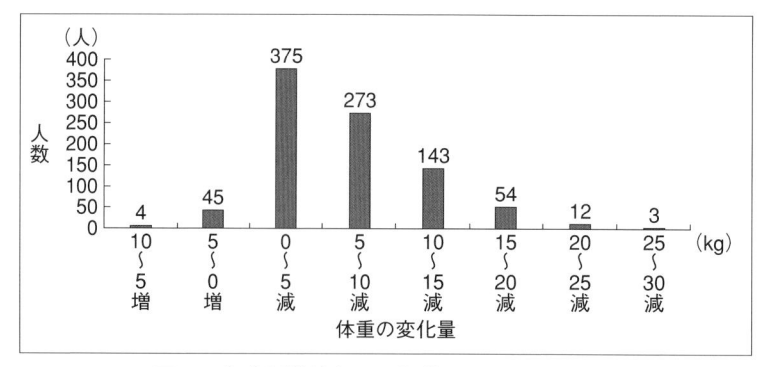

図3 当院肥満外来での指導による減量の結果

対象者909人中95%が減量できた．5kg以上の減量が53%，10kg以上の減量が23%であった．

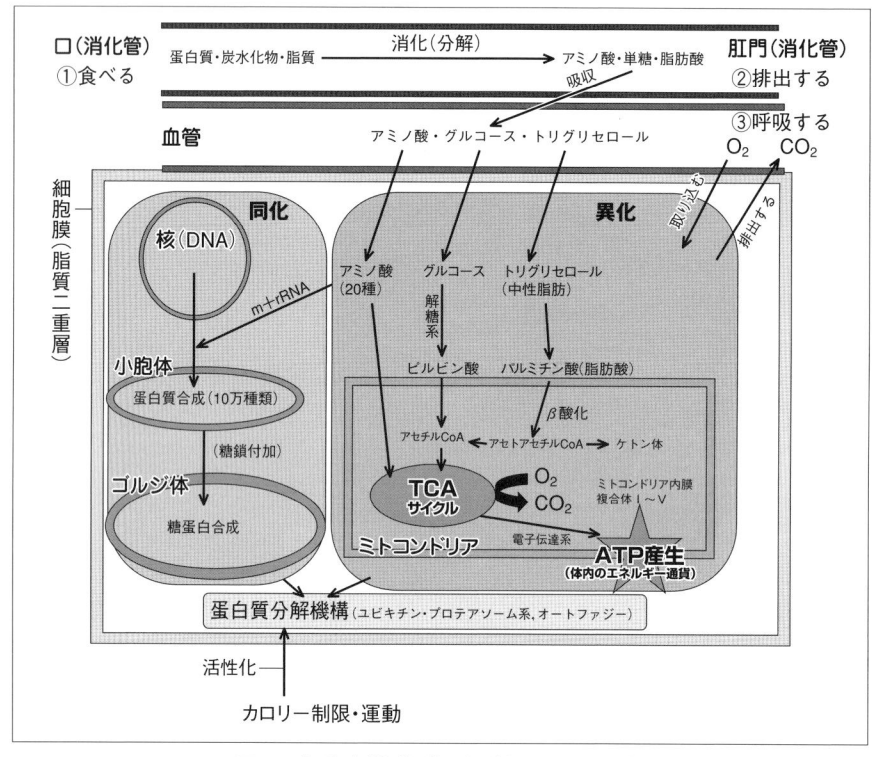

図4 細胞内代謝（細胞が生きるとは？）

カロリーリストリクションと運動により，傷んだ細胞や細胞部品の分解が進む．リサイクル率が上がり長寿となり，癌やアルツハイマー病などになりにくいとされる．

いかにカロリーを大量に摂り健康に生きるかという考え方から，いかにカロリーを必要最小限として運動を継続し健康を維持するか，という発想の転換（パラダイムシフト）が重要となろう．

細やかにバラバラに動かすという，相反する奥深い作用を司る．肩腱板・股関節回旋筋群・脊椎固有背筋群などが含まれる．一方，アウターマッスルは皮膚上から触れる大きく長い筋である．加速しスピーディに動く．すなわち，インナーマッスルで各関節を安定化させながら細やかに動かし，アウターマッスルで不安定な速い運動を行う．従って，別々に鍛える必要がある．

インナーマッスルを「ゆる体操」や「ヨガ」などで鍛え，アウターマッスルを筋トレやダッシュなどで鍛えるとよい．

(2) 組織学的分類
・赤筋（Ⅰ型，長距離10000 m～マラソン）
・白筋（Ⅱa型，短距離100 m）
・ピンク筋（Ⅱb型，中距離400～800 m）

赤筋（Ⅰ型）は，脂肪酸からβ酸化を経てTCA回路，電子伝達系へと進む有酸素的代謝で産生されるATPをエネルギーとして動く．一方，白筋（Ⅱa型）は解糖系での無酸素的代謝で産生されるATPをエネルギーとして動く筋肉である．ピンク筋（Ⅱb型）はその両者を効率よく行うハイブリッド（hybrid）タイプで，持続性とスピードを併せ持つ．まさに現代のハイブリッド車のように高性能であり，21世紀に期待される筋線維といえる．

3．筋肉以外の運動器のアンチエイジング

腰椎疾患で最も多い椎間板障害，腰部脊柱管狭窄症，骨粗鬆症はそれぞれ，椎間板，椎間関節，骨が重力に耐えきれなくなり障害を来す疾患といえる．従って，腰椎の屈曲・伸展・回旋などのストレッチは重力に抗して伸び上がる方向に行う．これにより，抗重力筋を鍛えることに加え，関節包・靱帯などの軟部組織の拘縮を予防する．

膝関節疾患で最も多い変形性膝関節症も，肥満で重力に絶えきれずに膝が曲がり，横ぶれ現象（スラスト現象）を起こし，軟骨・骨に障害を来す病態といえよう．従って，大幅な減量と全身を伸ばすストレッチ・全身の筋トレが必要である．

4．21世紀の運動器アンチエイジング

120歳までQOLを維持するための運動処方の世界標準は，現在のところ存在していない．100～120歳まで走ることができる運動器づくりを，筆者は自分の身体で試し，感じながら行っている．そのEBMを凌ぐNBM（Narrative Based Medicine）について述べてみたい．

スピードを上げるに従い，腓腹筋・大腿四頭筋・ハムストリングス・大臀筋の順に末梢から体幹に近い筋肉が必要となる（**表1-a**）．従って老人で腓腹筋がよくつる人は，全身の機能低下（特にミトコンドリアでのATP産生機能低下）が背景にあり，さらに腓腹筋でのATP産生能力が著明に低下していると思われる．また，大腿四頭筋がつるレベルでは，まだ，それほどスピードがでていない．スピードを上げ，ハムストリングス・大臀筋がつるレベルまで運動器機能を高めていくのが理想と考えている．ちなみに，スポーツで発症する肉離れ（筋部分損傷）も，初級者は腓腹筋，中級者は大腿四頭筋，上級者はハムストリングスを損傷する場合が多い．すべてのスポーツの上級者は主に体幹に近い筋を使っている．

なお，**表1-a**のⅠ～Ⅵまでのレベルと，寿命，運動器の状況にはある程度関係がみられる．

> Ⅰ），Ⅱ）：平均寿命が50～70歳の20世紀前半には，日常生活で赤筋のみを使用し，白筋を訓練する運動は稀であったと考えられ，70歳以降はロコモから運動器不安定症となる可能性が高かった．
>
> Ⅲ），Ⅳ）：平均寿命が70～90歳の20世紀後半には，健康維持を目的とした赤筋＋白筋のトレーニングが奨められていた．しかし，90歳以降はロコモとなる可能性が高い．
>
> Ⅴ），Ⅵ）：平均寿命が90～120歳となるかもしれない21世紀には，健康増進を目指した赤筋＋白筋＋ピンク筋の加速度的トレーニングを要する．120歳までピンピンの可能性が高い．

人は加齢で老化する以上に，肥満と運動不足によって廃用症候群となり，細胞・個体の機能低下を来し衰弱すると考えられる．老化の25％は遺伝子，75％は環境因子とされるが，メタボとロコモはその典型であろう．

また，赤筋よりも白筋の方が萎縮しやすいとされる．これは加齢（遺伝因子）のためというより，むしろ白筋を刺激するトレーニングを行っていないためと考えられる（環境因子）．50～100歳でダッシュ練習を行っている人は極めて稀であろう．さらには，ピンク筋に負荷をかけ訓練している人はどれほどいるだろうか？　21世紀には，特に抗加齢医学の専門家は，少なくともⅣ，できればⅤ，Ⅵのトレーニングを率先して行うことが推奨される．**表1-a**から自らの運動器の老化を知り，一つずつ上位のアンチエイジングへと進化して頂きたい．

表1-a 21世紀の運動器アンチエイジング（中村式）

レベル	有酸素運動 （時間）	無酸素運動	Hybrid運動（ピンク筋）	つり感を感じる筋肉	評価
I	ウォーキング（5分）	なし		腓腹筋（こむら返り）	運動器不安定症（医療）
II	ウォーキング（15分）	なし		腓腹筋（こむら返り）	運動器症候群（ロコモ）（介護予防）
III	ウォーキング（60分）	30m走（3本）		大腿四頭筋	average aging
IV	ジョギング（60分）（8 km/h）	50mダッシュ（5本）		大腿四頭筋	anti aging (successful aging)
V	ジョギング（60分）（10 km/h）	100mダッシュ（5本）		ハムストリングス 大臀筋	super anti aging (powerful aging)
VI	ジョギング（60分）（12 km/h）	100mダッシュ（5本）	400m走（2本）	ハムストリングス 大臀筋	optimal aging (top masters athlete)

抗加齢の指導者にはレベルV，VIを目指してもらいたい．

表1-b 理想的なBMI，体脂肪率，筋肉率（年齢別）

		20歳〜	40歳〜	60歳〜	80歳〜	100歳〜	120歳〜
BMI		22.0	22.0	21.5	20.5	19.5	18.5
体脂肪率（%）	男性	15〜20	15〜20	15〜20	15	10	7
	女性	20〜25	20〜23	20	18	15	12
筋肉率（%）	男性	35	35	35	37	39	40
	女性	30	30	30	32	34	35

加齢とともに，体脂肪率を減らし，筋肉率を増やし，BMIを減らしていく．

表1-c 加齢によるトレーニング回数（回/週）と重り（ダンベル）

		20歳〜	40歳〜	60歳〜	80歳〜	100歳〜	120歳〜
トレーニング回数（回/週）		2	3	4	5	6	7
重り（kg）	男性	10	8	6	4	2	1
	女性	4	3	2	1.5	1	0.5

加齢とともに，重りは減らしていくが，トレーニング回数（回/週）は増やしていく．

5．減量とマスターズスポーツ

　加齢とともに関節軟骨や椎間板の保水機能が低下することで，クッション機能も低下し，身長も若い頃よりも低くなる．従って，腰や膝にかかる重力負担を軽減して，運動器疾患を予防したい．そのためには，加齢とともに次第に減量していく必要がある（表1-b）．ただし，この場合，単なるBMIではなく，体脂肪率と筋肉率の数値で検討されるべきであろう．すなわち，体脂肪率を下げ筋肉率を上げることを考慮したい．

　また，ウォーキング程度の軽度のトレーニングでは筋肉量も減少傾向となってしまう．この点は重要で周知する必要がある．

　そのため，中等度から強度のトレーニングも少しずつ追加する．アンチエイジング領域の元祖であるGrossmanが提唱しているように，筋トレ

図5 マスターズ陸上大会（国内，国外への参加）

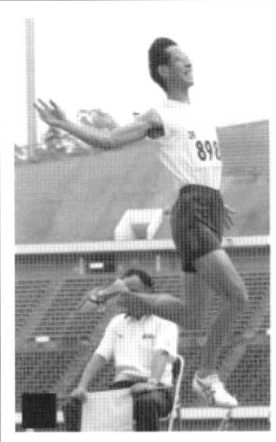

著者の中村 巧（52歳）：兵庫県大会100m金，走幅跳銀（2008.9）．100歳での全日本での100m，200m，走幅跳の三冠を目指している．マラソンにも出場し，高校3年時のBMI 20.5，体脂肪率10%以下を維持．takumi-e@sb3.so-net.ne.jp http://kobe.cool.ne.jp/takumi42/

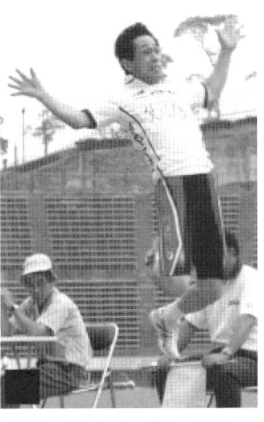

板東 浩氏（52歳）：現在，徳島県記録保持者（50〜54歳の部60m）．37年間50mは6.9秒と同タイムを維持し，体重も65kgと不変．アイススケート国体選手（42〜46歳），インラインスケートや野球も継続中（2008.9）．pianomed@bronze.ocn.ne.jp http://hb8.seikyou.ne.jp/home/pianomed/

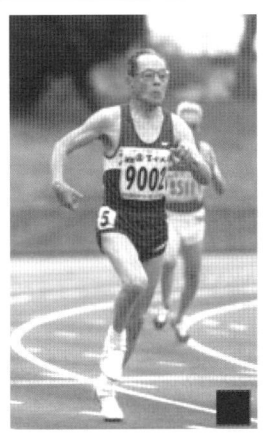

渡邊源太郎氏（91歳）：90〜94歳の部の日本短距離界のスーパースター．歴史的に，我が国のマスターズ陸上の生みの親でもある．80〜84歳の部400mアジア記録保持者（77秒85）．NHK教育テレビ特集（2009.1.14）で紹介される．中村整形外科で健康・運動器機能をチェック中．

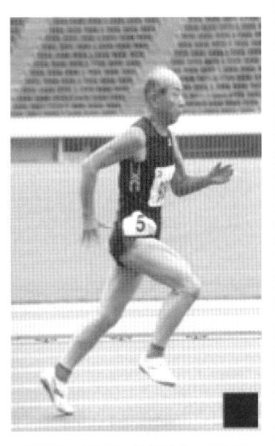

宮本 弘氏（83歳）：80歳から100m，81歳から80mハードル，82歳から棒高跳びを開始．マスターズ陸上アジア大会（2009.1.於チェンマイ）の100m，棒高跳び，80mハードルで，金，金，銀メダルを獲得（80〜84歳の部）．有酸素および筋トレ，栄養指導による減量を含めて，中村整形外科で調整中．

の頻度を増していく（**表1-c**）[5]．さらに，今日最高のパフォーマンスを行っていないと，明日以降それ以上のレベルは行えない．日々，可能なパフォーマンスを発揮し継続することで，廃用症候群を食い止められよう．

なお，2009年5月，女優の森光子さん（89歳）は「放浪記」2000回公演を達成したが，数年前から，毎日のヒンズースクワットを150回から200回に増やしていると報道されている．

まとめ

以上の記述が我が国の社会で達成され継続されるためには，今後，各種マスターズスポーツのさらなる普及が望まれる．筆者らは実際にマスターズ選手として活動を実践しながら指導してきており，**図5**を参考として掲載し，稿を終えたい[6,7]．

稿を終えるにあたり，本論文作成に関してご指導頂きました，日本抗加齢医学会評議員の板東浩先生に深く感謝致します．

文 献

1) 中村 巧：アンチエイジングの実践と指導．日本抗加齢医学会雑誌 4(4)：84-89，2008
2) Luigi Fontana：栄養と長寿（Nutrition and Longevity）．日本抗加齢医学会雑誌 5(1)：4-7，2009
3) 中村耕三：ロコモティブシンドローム（運動器症候群）〜超高齢社会における健康寿命と運動器〜．日本整形外科学会雑誌 1：1-2，2009
4) 中村 巧，板東 浩：患者への動機づけ，アドバイス法，効果的な行動修正法（食事栄養療法）．治療 91(4)：602-609，2009
5) Grossman T：筋力トレーニングによるアンチエイジング対策．日本抗加齢医学会雑誌 3(1)：102-106，2007
6) 中村 巧，板東 浩：アンチエイジング的なコンディショニングの実践〜マスターズ陸上競技選手を中心に〜．治療 88(6)：1781-1790，2006
7) Bando H, Nakamura T, Yonei Y, Yoshioka T：Investigation of quality of life in athletes from an anti-aging perspective. Primary Care 4(1)：47-51, 2006

11. 内科医の実践する美容皮膚科療法

衣理クリニック表参道
片桐　衣理
(かたぎり　えり)

Key words	トータルアンチエイジング，美容皮膚科，健康な身体，若々しい容姿，軽やかな精神状態，内科医
要　点	1．トータルアンチエイジング治療が，ますます注目され，その必要性も増している． 2．それぞれの医師が専門外の分野をも学び，統括的な診断・治療が必要である． 3．美容医療とは体内が健康なうえに成り立つ医療であり，疾患の早期発見・早期治療が必要不可欠である． 4．美容皮膚科における外観的所見は内科疾患が起因していることが少なくなく，内科医には導入しやすい分野である．

　内面的および外面的アンチエイジングを合わせたトータルアンチエイジングがあちこちで唱えられるようになり，いよいよあらゆる方面でタッグを組んだ本格的なアンチエイジング療法が求められる時代になってきている．

　各分野が専門的に抗加齢を追求するとともに，ほかの分野との接点を学び融合を試みる．決して単一な科の枠（または医師である・ないにかかわらず）だけにとらわれることのない意識・知識が，これからの厳しい高齢社会にとって非常に要求されているのである．

　筆者の場合，大学病院にて内科（循環器）で8年勤務した後，現在は内科を基盤として美容皮膚科を中心に抗加齢診療を行っている．当時抗加齢医療を究めるのが目標だった筆者は，科を決断するにあたって，内科からのアプローチが至極あたり前に感じられた．それは美容に至るまで同様で，病気のない健やかな身体があってこそ，若々しい容姿や明るい精神状態を維持することも意味あるものとなるからである．女性の立場から抗加齢・美容医療を究めたいと念じたからこそ，内科を選択したといっても過言ではない．真の抗加齢医療は上記三つの，①健康な身体，②若々しい容姿，③軽やかな精神状態，そのどれが欠けても成り立たないものなのである．

　以下に筆者の未熟な経験値からではあるが述べられることを列記した．

A 当院での抗加齢・美容医療（図1）

1．美容皮膚科
- 美肌ドック（水分・皮脂・色素・シワ・毛穴・キメによる肌年齢）
- ケミカルピーリング（ニキビ全般，毛穴，小ジワ，シミ）
- レーザー治療
  （LPIRM 1による脱毛，レーザーピーリング）
  （QスイッチYAGレーザーによるシミ，刺青）
- 光治療（クリアタッチ・アイクリアXLによるニキビ・シワ）
- ボツリヌス菌注射（シワ，多汗症）
- ヒアルロン酸注射（シワ，たるみ，プチ整形）
- 化粧品アドバイス

2．美容内科
- ダイエット外来
- サプリメント・漢方指導

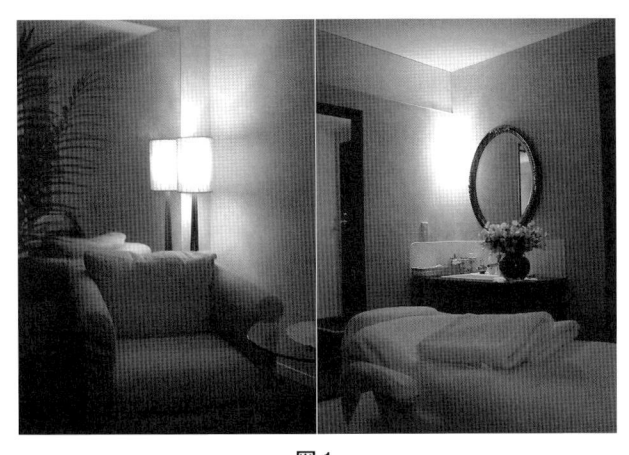

図1 患者がリラックスでき，十分に満足度を上げることができるように落ち着いた雰囲気で，カウンセリング，前述したすべての施術が同時に受けられるようになっている個室．

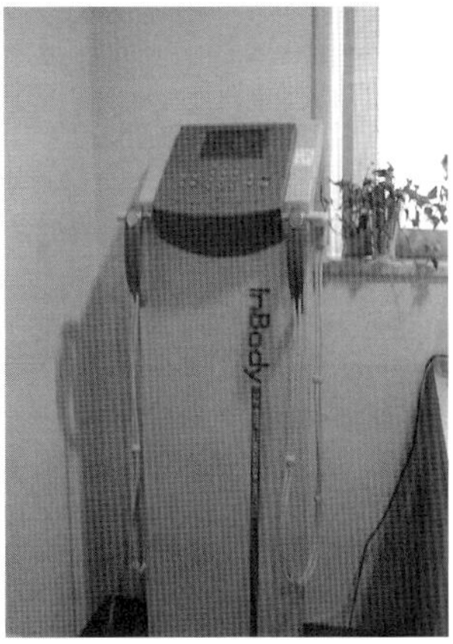

図2 ダイエット外来で用いられる体内組成を測定するインボディ

- キレーション
- プラセンタ・ビタミン注射および点滴
- リフレクソロジー（足裏ツボ押し）

3．保険診療

内科，皮膚科の各種保険診療適応疾患において行っている（高血圧，高脂血症，高尿酸血症，糖尿病，甲状腺疾患，自律神経障害，アレルギー疾患，真菌症が主）．

B 内科医が抗加齢医療および美容医療を行う利点

- 一見表面的な老化と思われがちな（シミ，たるみ，血行不良，浮腫，多汗など）の諸症状を体の内分泌や血行，代謝の変化などの内科疾患をもふまえた総合的な診断および治療対策がたてられる（美容的な容姿の改善目的にて来院される患者に甲状腺疾患，副腎疾患，糖代謝異常，鉄欠乏性貧血などを合併している症例もある）．
- ダイエット外来においてエンダモロジー，スリミングマッサージなどのエステティックな痩身術に加え，問診・体内組成（**図2**）・採血検査での全身チェック・生活習慣病の有無を把握したうえでの食事，運動，サプリメントなどの安全で統括的な生活指導が可能である（ダイエット目的の患者に内服治療が必要な程度の生活習慣病を合併していることも少なくない）．
- キレーション，メソテラピーなどの点滴・注射における薬剤の配合やその効能を熟知し，禁忌疾患においても入念な問診のうえ，安全性の高い治療を行うことができる．

まとめ

以上のように内科疾患に関連するサインと一般の老化サインは，似通ったところが少なくなく，それを見過ごすことのないような日々のトレーニングと実際の経験が非常に大切であり，内科医はその経験値からも比較的スムーズに抗加齢医療を実践することが可能であると思われる．

もちろん，他科においても努力次第でそれは十分に可能であり，それぞれ専門分野の感覚器官における抗加齢医療の重要性も認識されていることから，垣根のない幅広い知識の交換・共有が一層望まれる．

そして，単に健康で長生きするだけではなく，外見的にも若々しく，美しく維持（美容医療）することにより，より快適で，満足のいく人生をわれわれ自身が実践するとともに，より多くの人々にその必要性を広めていくことがこれからの大きな使命だと強く感じている．

文 献

1) 日本美容皮膚科学会監修．漆畑 修，他編集：美容皮膚科プラクティス．南山堂，東京，1999

12. 消化器内科医からのアンチエイジング・アドバイス

東海大学医学部付属東京病院
西﨑 泰弘
にしざき　やすひろ

Key words	胃食道逆流症（GERD），萎縮性胃炎，大腸憩室炎，便秘，薬物代謝，消化器癌
要　点	1．消化器諸臓器は水や栄養素を取り込む門戸であり，外的リスクに常に曝されている． 2．高齢者で増加する消化器症状は，「便秘」「胃もたれ・胸やけ」「食思不振」である． 3．加齢に伴う消化管の病的症候として，胃食道逆流症，萎縮性胃炎，大腸憩室症，虚血性大腸炎が挙げられる． 4．肝臓も加齢に伴って萎縮し，血流量低下から薬物代謝能の低下が発生する． 5．全癌死亡率に占める消化器癌の割合は男女とも50％を上回っており，高齢者での罹患率の上昇が明らかである．

　加齢に伴う心身の負の変化が老化であるが，その一因に加齢に伴う体細胞数の減数が関わっている．ヒトの体細胞数は，次世代を現世に残すべき生殖期をピークに自然に減少するが，それ自体はいわば生命現象そのもので「生理的老化」と呼ばれ問題とはならない．問題は，喫煙，過度のアルコール摂取，紫外線，大気汚染，水質汚染，重金属，感染などさまざまな要因によって，その減数が局所的あるいは全身的に早く発生したり，発癌のような変異や変性が発生し，結果的に寿命を縮めてしまうことにある[1,2]．消化器諸臓器は，生命活動に必要不可欠な水や栄養素を取り込む門戸であり，常に外的リスクに曝されているといっても過言ではない．本稿では加齢に伴って増加する症候や疾患について解説し，その回避方法について触れる．

Ⓐ 加齢に伴う消化器諸器官の変化とアドバイス

1．食　道

　2007年版『国民衛生の動向』の有訴者率をみると，「胃のもたれ・胸やけ」を感じる人は55歳から64歳では1000人あたり39.3人であるが，65歳から74歳の高齢者では51.0人と20％以上増加する[3]．高齢者では滑出型食道裂孔ヘルニア（sliding type hiatal hernia）が多く認められ，下部食道括約部（lower esophageal sphincter：LES）における逆流防止障害から胃食道逆流症（gastro-esophageal reflux disease：GERD）の頻度が高くなると考えられる[4]．このGERDは，ロサンゼルス分類[5]によってグレード分類されているが，一方，逆流症状を自覚しながらも粘膜面に変化が認められない「非びらん性胃食道逆流症（non-erosive reflux disease：NERD）」[6]が全体の3～4割に認められる．

　逆流防止のために日常生活の中で注意することとしては，肥満や便秘は腹圧を上昇させるのでそれらを解消するよう努める．同様にベルトやコルセットもゆるめにする．食物が胃に残る食後2時間ほどは胃を圧迫する前屈み姿勢や横になることを避ける．横になると胸やけがする場合には，枕や座布団で上半身を高くする．食べ過ぎ，早食い，夜食を控える．アルコールはLESを弛緩させる

ので控えめにする．脂肪の多い食事，香辛料，コーヒー，味の濃い食品などは酸分泌を刺激して胸やけを起こしやすいので控える，などがある．

2．胃

先述の「胸やけ・胃もたれ」と同様に「食思不振」も年齢とともに増加する症状であり，55歳から64歳では1000人あたり8.6人であるが，65歳から74歳の高齢者では15.6人と最も増加率が高い[3]．

胃粘膜は加齢により萎縮する．高齢者で胃粘膜障害が発生しやすい要因として，胃粘膜血流の低下，細胞レベルでの低酸素，apoptosisマーカーの増強が挙げられている[7]．また，胃粘膜血流は防御因子の中心であり，加齢による低下は粘膜障害のリスクとなる．さらに，*Helicobacter pylori*は攻撃因子の筆頭であり，加齢により感染率は上昇し[8]，上記症状の原因とともに萎縮性胃炎や胃癌へのリスクとなる．

回避策としては，ピロリ菌については除菌治療が推奨される．そして胃粘膜に直接または防御因子脆弱化を介して間接的にダメージを与える諸因子を遠ざけることが必要となる．具体的には，喫煙，アルコール，ストレス，味の濃い食品，各種薬剤などであり，特に高齢者は，複数の疾患を患っていることが多く，非ステロイド性抗炎症薬（non-steroidal anti-inflammatory drugs：NSAIDs）や副腎皮質ステロイド，血小板凝集抑制剤は注意を要する．

3．腸　管

小腸壁も胃粘膜同様年齢とともに萎縮し，それに伴って脂質や蛋白質の吸収効率が低下する．しかし，その速度は緩徐で，予備能力があるため日常生活にはほとんどの場合問題ない[9]．

大腸の加齢性変化としては大腸憩室がある．腸管壁の弱い部位が内圧によって嚢状に腹腔側に飛び出して発生し，組織学的には固有筋層を欠く仮性憩室である．憩室保有者の80％は無症状のまま一生を終えるが，約20％に憩室炎と出血などの合併症が生じ，その頻度は加齢とともに上昇するとされ，悪化すれば憩室周囲炎，膿瘍，穿孔性腹膜炎などにより生命の危険に陥る．虚血性腸炎も高齢者の疾患で，特に動脈硬化，高血圧，糖尿病患者に好発し，腸管の血管れん縮や閉塞を契機に発症する[10]．憩室自体の発生を抑制することはできないが，憩室炎は食物繊維の多い食材を積極的に摂取して便通を正常に保つことが予防につながる．

また，虚血性大腸炎も高齢者に多い疾患として挙げられる．もともと血管が動脈硬化で狭小化して循環障害となっているところに便秘などが誘因となって発症する．避けるべきリスクとしては，便秘，喫煙，過度のアルコール，動脈硬化促進性の食事内容などが挙げられる．

一方便秘は，大半が大腸に原因を求めうる．加齢によって増加する重要な徴候である．便秘とは，一般に，「便の量と排便の回数が減少した状態」と理解され，4日以上の無排便状態を指すことが多いが，明確な定義はない．4日ごとであっても，定期的で腹痛などの症状を伴わなければ病的意義は存在しない．ゆえに，「個人が習慣的に持つ快適な排便間隔を越えて排出が行われず，腹痛，腹部膨満感，排便困難など種々の愁訴を来す状態」が便秘といえる．

便秘は，日本人男性の2.0％，女性4.9％，全体では3.5％が便秘を自覚している．年代で比較すると，45～55歳では男女合わせて2.5％だが，55～64歳は3.9％，65～74歳6.7％，75～84歳9.9％，85歳以上12.4％と加齢に伴う増加が明らかである[1]．

便秘の原因は多岐にわたるが，高齢者で増加するのは弛緩性便秘である．日本人の最も一般的要因であり，男性より女性に多く，腸蠕動と平滑筋の緊張度低下による[11]．排便とは，直腸の進展刺激により誘発されるため，一般に食事量が少ないと便秘傾向となる．加齢に伴う便秘へのリスクに食事量の減少が関与する可能性は高い．回避策として食物繊維の摂取が推奨される．食物繊維は保水作用があるため便を軟化させて総量を増し排出しやすくする．また老人は脱水に陥りやすい．脱水時には大腸の吸収力が上がり便に残る水分量が少なくなる．結果的に硬便となって排出困難に陥るので，十分な飲水が勧められる．また，運動は腸管運動を促進する．高齢者では筋力の低下に加え関節痛やさまざまな疾病によりその制限を余儀

なくされることが多い．この場合，可能な範囲で身体を動かす積極さが必要であり，医療サイドは過度な制限によって筋肉量低下や関節可動域縮小に陥らせてしまわないよう注意が必要である．さらに，高齢者は複数の薬剤を日常的に使用していることが多いが，蠕動抑制的な作用を持つ薬剤への注意が必要である．

また，急な発症，便線狭小化，治療抵抗性，血液付着がみられる場合は，大腸癌を疑い検査が必要である[11]．

4．肝　臓

メタボ老化説で知られるごとく，メタボリックシンドロームは老化の促進因子の代表である[12]．内臓脂肪とは，解剖学的に腸間膜や大網に付着する脂肪であるが，一見無関係に思える肝臓は血行動態的に腸間膜静脈の下流に位置している．そして，インスリンの第一標的臓器としてさまざまな栄養素の代謝，貯蔵，再合成を中心的に行っている．すなわち内臓脂肪と肝臓の脂肪は同じ導線上にあり，脂肪肝とは内臓脂肪そのものと考えられるのである．脂肪肝患者の近年の増加[13]は，日本人の寿命を短縮しかねない大きな問題と懸念されている．その改善策については，肥満の解消，過栄養の是正を主とする食事，運動によるコントロールを記した他項にゆずる．

加齢に伴い肝臓も萎縮する．剖検例から検討した片山らの成績では，肝重量の平均は30歳で約1300～1500g，60歳代後半は1000～1100gで，80歳以上では700～800gまで減少する[14]．Wynneらは，肝血流量は24歳の1700ml/minから91歳では800ml/minとほぼ半減し，年齢と肝血流量/体重比および肝重量/体重比は逆相関すなわち加齢による低下が明らかであったとしている．しかし，ICG（indocyanine green）摂取率も逆相関したことから，肝細胞の機能低下はないとしている[15]．

肝臓の重要な機能に解毒・薬物代謝がある．薬物は，肝臓でのクリアランスが肝血流量に依存する薬物（血流依存性薬物：flow limited drugs）と処理能に依存する薬物（肝代謝能依存性薬物：capacity limited drugs）に分けられる[16]．先述のように肝血流量が高齢者で明らかに低下していることから，肝での薬物の取り込みは低下している．一方代謝酵素であるP450やグルクロン酸包合系など酵素反応は低下しないとされるが[17]，肝細胞の絶対数が減少することから，肝血流量低下とともに，解毒・薬物代謝能は低下しているといえる．ゆえに過度の飲酒は控えるべきであり，治療上必要な薬物についても投与量は考慮して，特に肝代謝性薬物の種類が多いときは配慮が必要である．

B 加齢に伴う消化器癌の動向とアドバイス

癌は昭和56年以後連続して日本人における原因別死因の第1位であり，2007年の全死亡における割合は30.4％と，第2位の心疾患の約2倍を占めている．消化器癌は男女とも全癌の過半数を占めており（表1），さらにこの消化器癌は，癌死亡全体の増加をはるかに上回るペースで増加している．全癌死亡者数は，1975年の206702人から2005年325941人で，1.58倍増加したが，消化器癌は，胃癌と食道癌を除くすべてでこれを上回って増加している[18]．高齢者の癌罹患率の増加については，癌全体が1975年から2001年の間に206702人から560694人と2.7倍増加したのに対し，65歳以上では98570人から363388人へと3.7倍も増加し，65歳以上が全体に占める割合は1975年の47.7％から2001年には64.8％へと明らかに増加している[19]．以上より，消化器癌は，今後日本人の平均寿命や人口動態，そして医療経済を左右する重要な要素といえる．

1．食道癌

高齢男性の胸部中部に好発し，病理学的に扁平上皮癌が多く，リスクとして，過度の喫煙とアルコールおよびアルコール摂取時の顔面紅潮（flushing）がその発生に関係する[20]．近年欧米では腺癌が増加しており，その素地としてBarrett上皮が，また要因として肥満や食道裂孔ヘルニアおよび逆流性食道炎（GERD）の関与が指摘され[21]，最近ではピロリ菌感染が高リスクとなることが大規模試験で明らかにされている[22]．ゆえに回避策としては，喫煙，高濃度のアルコールを避けることや，ピロリ菌の除菌が勧められる．

表1 人口10万人あたりの全癌死亡率に占める消化器癌の割合（2005年）

男性		女性	
全癌死亡	319.1	全癌死亡	200.3
食道	15.4	食道	2.7
胃	53.0	胃	27.4
結腸	21.8	結腸	21.2
S状と直腸	14.1	S状と直腸	7.7
肝臓	37.7	肝臓	17.1
胆道	12.7	胆道	13.5
膵臓	19.9	膵臓	16.5
合計	174.6	合計	106.1
パーセント	54.7	パーセント	53.0

（厚生統計協会編『国民衛生の動向』2007年版より作成．※最下段の「パーセント」は小数点第二位を四捨五入）

2．胃癌

胃癌も高齢者ほど発生数が増加し，加齢とともに進行する萎縮性胃炎や感染率が上昇するピロリ菌との強い因果関係が明らかになっている[23]．また，喫煙や塩蔵品，食塩がリスクとなることもわかっている．ゆえにこれらを避けることと，野菜や果物摂取がリスクを低減するとの報告があり，積極的な摂取が勧められる[24]．

3．大腸癌

近年の増加が著しく，特に女性では現在癌死亡原因の1位となっている．加齢に伴う増加が明らかで，特に高齢者では右側結腸の頻度が高く，腸閉塞や腹膜炎，下血など，進行した状態で発見されることが多い．近年，簡便な便潜血2回法による検診が広く行われているが，厚労省ガイドラインでは，便潜血陽性者への全大腸内視鏡検査が推奨されている[25]．一方注腸検査は，高齢者では体位の変換が困難であり負担となる．近年はCTを用いたバーチャルコロノスコピーの有用性も指摘されている[26]．

生活習慣の欧米化が危険因子となることが広く知られており，平成8年に政府が定めた「生活習慣病」11疾患の中に，癌としては肺癌と大腸癌の2疾患のみが含まれている．疫学的研究が広く行われており，肥満，過体重，運動不足，脂肪摂取量過多がリスクとして，また運動と食物繊維，

12．消化器内科医からのアンチエイジング・アドバイス

カルシウム，ビタミンの積極摂取がリスク低減に作用することが指摘[24]されているので，これらを意識した日常生活と定期的なチェックが推奨される．

文献

1) 西﨑泰弘，桑平一郎：アンチエイジング．家庭の医学，福井次矢編，保健同人社，東京，pp.1604-1621, 2008
2) 西﨑泰弘，桑平一郎：サクセスフル・エイジング-加齢による心身の変化とアンチエイジング．労働の科学 64(3)：9-14, 2009
3) 有訴率．(財)厚生統計協会編．国民衛生の動向 2007年版．p.428, 2007
4) Inamori M, Togawa J, Nagase H, et al：Clinical characteristics of Japanese reflux esophagitis patients as determined by Los Angeles classification. J Gastroenterol Hepatol 18(2)：172-176, 2003
5) Lundell LR, Dent J, Bennett JR. et. al.：Endoscopic assessment of oesophagitis：clinical and functional correlates and further validation of the Los Angeles classification. Gut 45：172-180, 1999
6) Hiyama T, Yoshihara M, Tanaka S, et al：Strategy for treatment of non-erosive reflux disease in Asia. World J Gastroenterol 14(20)：3123-3128, 2008
7) Tarnawski A, Pai R, Deng X, et al：Aging gastropathy-novel mechanisms：hypoxia, up-regulation of multifunctional phosphatase PTEN, and proapoptotic factors. Gastroenterology 133(6)：1938-1947, 2007
8) 西﨑泰弘，塩澤宏和，茂出木茂幸ほか：健診受診者における年代別便中ピロリ菌抗原陽性率とペプシノゲン法，便潜血検査の関係．第36回日本総合健診医学会大会．2008年1月．神戸
9) Drozdowski L, Thomson AB：Aging and the intestine. World J Gastroenterol 12(47)：7578-7584, 2006
10) 井上幹夫：大腸憩室性疾患の疫学と臨床．大腸肛門病会誌 45：904-913, 1992
11) 北野厚生：初期症状としての便通異常診療のコツ．下痢・便秘診療のコツと落とし穴．平塚秀雄監修．中山書店．東京，P2-5. 2005
12) 伊藤裕：メタボリズムからみた老化と臓器障害論．Angiotensin Research 5(1)：1-8, 2008.
13) Nishizaki Y, Shiozawa H, Morino F, et al：Increases over the past 10 years in fatty liver, non-alcoholic fatty liver and suspicious non-alcoholic steatohepatitis as seen in ultrasound examinations attending general health check-ups. Health Evaluation and Promotion 33(5)：495-501, 2006
14) 片山素美，山積清隆，紀健二ほか：加齢に伴う肝重量の推移．日老医誌 27：584-588, 1990
15) Wynne A, Cope LH, Mutch E et. al：The effect of age upon liver volume and apparent liver blood flow in healthy man. Hepatology 9：297-301, 1989

16) Le Couteur DG, McLean AJ：The aging liver. Drug Clearance and an oxygen diffusion barrier hypothesis. Clin Pharmacokinet **34**(5)：359-373, 1998
17) Gorski JC, Wang Z, Haehner-Daniels BD et. al.：The effect of hormone replacement therapy on CYP3A activity. Clin Pharmacol Ther **68**(4)：412-417, 2000
18) 部位別悪性新生物・死亡者数の推移．(財)厚生統計協会編．国民衛生の動向2007年版．p.406, 2007
19) 西野善一．高齢者における消化器ガンの疫学的動向．臨床消化器内科 **22**(13)：1679-1684, 2007
20) Ishiguro S, Sasazuki S, Inoue M, et al：Effect of alcohol consumption, cigarette smoking and flushing response on esophageal cancer risk：a population-based cohort study (JPHC study). Cancer Lett **275** (2)：240-246, 2009
21) Watanabe S, Hojo M, Nagahara A：Metabolic syndrome and gastrointestinal diseases. J Gastroenterol **42** (4)：267-274, 2007
22) Zhuo X, Zhang Y, Wang Y, et al：Helicobacter pylori infection and oesophageal cancer risk：association studies via evidence-based meta-analyses. Clin Oncol **20** (10)：757-762, 2008
23) Horowitz RE, Rad R, Forman D, et al：Gastric cancer in Japan. N Engl J Med **359**(22)：2393-2395, 2008
24) 津金昌一郎．生活習慣改善によるがん予防の可能性．アンチエイジング医学 **1**(3)．375-381：2005
25) 厚生省老人保健福祉部老人保健課監修：老人保健法による大腸癌検診マニュアル．日本医事新報社，東京，pp. 61-65, 1992
26) Arnesen RB, von Benzon E, Adamsen S, et al：Diagnostic performance of computed tomography colonography and colonoscopy：a prospective and validated analysis of 231 paired examinations. Acta Radiol **48** (8)：831-837, 2007

13. 眼科医からのアンチエイジング・アドバイス

同志社大学大学院生命医科学研究科
アンチエイジングリサーチセンター
高橋　洋子
（たかはし　ようこ）

Key words	眼精疲労，老視，調節障害，光老化，加齢性黄斑変性症，白内障，ルテイン，ブルーベリー
要　点	1．加齢とともに調節力が低下し，老視や眼精疲労の原因になる． 2．眼の健康を保つためにも生活習慣病予防対策が重要である． 3．光老化と加齢性黄斑変性症，白内障など眼の関わり合いは深い． 4．加齢性黄斑変性症にサプリメント（ビタミンA，C，E，亜鉛）摂取は有用． 5．ルテイン，ブルーベリー，リコピンなどの抗酸化物質摂取は，アンチエイジング療法に関しても有用．

　一般に感覚器つまり目，耳，歯，皮膚などから老化を感じる場合が多い．実際に「年を取った」と感じる時に，目がかすむ，近くが見えない，視力が落ちた，目の疲れが取れないなど，目にまつわる兆候をあげる人は多く，目は最初に老化を体験する器官の一つといえるであろう．こうした老化現象といわれる体の変調も病気の初期症状とみなし，それを早期治療でケアしていこうとするのがアンチエイジング医療の目的であるが，実際にはアンチエイジング医療はまだまだエビデンスが少ないジャンルである．しかしながら，アンチエイジング的な観点から眼科疾患を検証し，生活上のアドバイスを考えることは，臨床的には必要かつ有意義である．今回は，一般的に訴えの多い『目がかすむ』『近くが見えない』などの調節力低下の問題と生活習慣病に付随するもの，さらに光老化にまつわる眼科学的な疾患を，アンチエイジング的な解釈を加えつつ，考察解説してみた．

A　調節力改善・眼精疲労対策

　若いときは眼鏡なしでよく見えたのに，年とともに視力が下がった，乱視になったと感じる人は多い．これは，調節力と呼ばれるピント合わせの

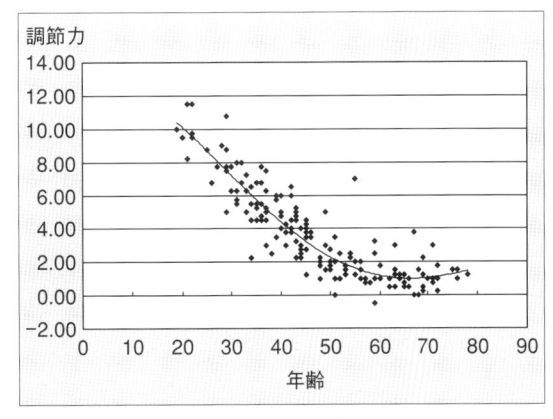

図1　加齢と調節力

能力が年齢とともに低下していくことに起因する．つまり，若いときは多少の近視や乱視が存在してもピントを合わせる能力が大きいので良好な視力を得ることが可能であるが，調節力が低下するに従ってそれらをカバーすることができなくなって，視力低下や乱視が顕性化するのである．ピント合わせの能力は25歳前後より65歳まで減退し続け，調節力減退や老眼の状態となる（**図1**）．これは元来，水晶体（＝レンズ）が柔軟で自ら厚みを可変することにより遠くや近くのピント合わせを可能としているのが，加齢とともに水晶体の硬化度

第Ⅳ章 治療法—各論

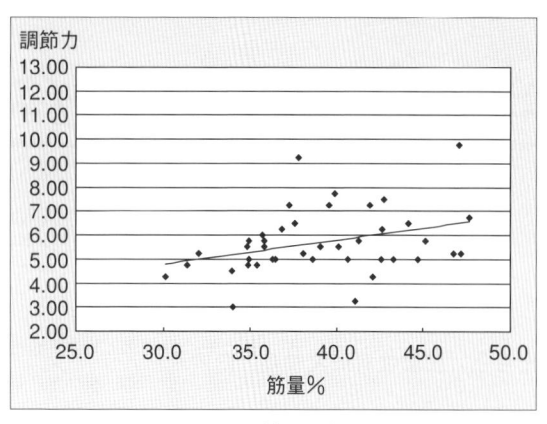

図2 調節力と筋量

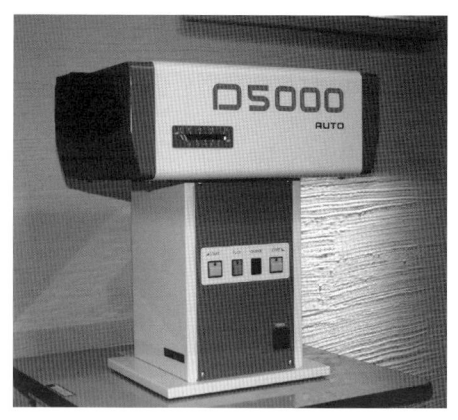

図3 眼精疲労改善器

表1 調節力を改善させる可能性のある方法
- 眼周囲を温める
- 遠方を見る
- 閉瞼する
- ビタミン系眼精疲労用目薬の使用
- 瞳孔調節剤目薬の使用
- 眼精疲労改善器の活用
- 筋トレなどのエクササイズ

表2 薦められる生活習慣
- 節食
- 炭水化物を取りすぎない
- 野菜を重点的に摂取する
- 禁煙
- 適度な運動を取り入れる
- 十分な睡眠

が増し可変性が失われていくことにより生じる.水晶体の柔らかさや可変性を保つ有効な手段は,現在のところ見つかっていないが,自験例においては,調節力の低下は自律神経系機能によっても影響され,体組成における筋肉量にも関連していることがわかってきた[1](図2).そのため調節力減退対策としては,第一に自分に適した眼鏡をかけるなどの眼鏡処方や調整を基本に,ホットタオルなどにより目の周りを温めたり,遠くを眺めたり,眼精疲労改善器の活用(図3)や点眼治療,筋トレーニングなどの運動を取り入れるなどが考えられる(表1).また改善方法にリラックスすることが有利に働くことから,自律神経機能を良好に保つこと,つまり上手にストレスコントロールができる人は,比較的調節力が保たれる.よってストレスの少ない人に健康長寿の人が多いといわれるが,目の老化に関してもアンチエイジングとストレスは重要な項目である.

B 生活習慣病対策

糖尿病網膜症や動脈硬化性網膜症,多因子疾患であるとされる緑内障などの眼科疾患は,40歳以降で発症率が高く,生活習慣病と関連が深い.欧米の中途失明第1位である加齢黄斑変性も心血管疾患,高血圧,栄養状態,喫煙の影響が指摘されている.アンチエイジング医療が推進する,節食,炭水化物を取りすぎない,野菜を重点的に摂取する,禁煙,適度な運動を取り入れる,十分な睡眠などの生活習慣は,肥満や動脈硬化,高血圧を予防し,ホルモン分泌にも望ましい環境を提供する(表2).眼科的疾患は中高年者が対象の疾患が多く,アンチエイジング医療における生活習慣病の予防は重要な項目であり,日常生活の見直しや生活習慣の改善は,全身疾患の進行を遅らせ,結果として良好な視機能保持を実現させることとなるであろう.

C 光老化

　物を見るとき，目は光を眼内に入れて，感覚細胞内に化学反応を起こしそれを神経伝達して最終的には脳で認知しているので，光とは切っても切れない関係にある．光には波長380～780 nmの領域のヒトの目に見える光（可視光）と見えない光が存在する．虹色はさまざまな色で構成されているが，太陽光が波長ごとに分離されるとあのような順番の色になる．短波長側より紫・藍・青・緑・黄・橙・赤と長波長領域へと変化する．このなかで一般に生体に悪影響を起こすものは短波長側の光つまり青っぽい光である．光老化を起こす器官として代表的なものに皮膚と目があげられるが，どちらも短波長よりもさらに短い紫外線領域の波長によって組織や遺伝子がダメージを受ける．もともと，眼を構成する角膜・強膜・水晶体・硝子体の分光透過曲線は紫外線を通さず光に関しては強固に作られているが，いかんせん物を見るということが光なくしては起こり得ないので，その反応の量や質に対する結果がほかの組織と異なっているといえよう．

　光でなぜ老化するかの主な理由の一つは，フリーラジカルの反応に関するものである．生体は酸素によってエネルギー代謝を行っている限り，その2～3%がフリーラジカルになり特に紫外線曝露ではフリーラジカルは大量に発生する．そのフリーラジカルに対してわれわれは，自らが消去（スカベンジ）する能力を持ち，さらに抗酸化物質やサプリメントなどの摂取などによってその反応が補強されている．加齢黄斑変性という網膜の中心の黄斑部に起こる変性疾患があるが，2001年に行われた米国でのトライアルにおいて，ビタミン類を摂取させた群とさせない群で病気の進行に有意差が認められた[2]．このことから加齢黄斑変性の病因にフリーラジカルが関わっていることが証明され，目に起こる老化の要因の一つが光老化であることが認知されることとなった．

　白内障も光老化による影響が考えられる．元来，水晶体は加齢とともにその分光透過特性を変え短波長領域の透過性を低下させる．つまり紫や青色といった光を眼内に通しにくくなり，紫色や紺色が判別しにくくなるなど反応が鈍くなるが，これは合目的な変化である．なぜなら網膜上に青・黄・赤錐体という3種類の神経細胞が存在するが，このうち青錐体がもっとも障害されやすくその数も少ない．そのため，加齢とともに青錐体を防護する意味もあり水晶体はその分光透過特性を変化させている可能性がある．実際，緑内障など網膜神経細胞が傷害される疾患の場合，青錐体がもっとも先に傷害されるため青錐体の網膜感度測定であるハンフリー視野検査を行うと，その傷害の程度により3年後や5年後の傷害の進行が予測できる．つまり加齢に伴い，生体のなかでも傷害されやすい組織や細胞を防護するシステムの一端が水晶体の透過性変化であると考えられる．そしてそのような合目的な加齢性変化のなか，さらに光によって発生してしまったフリーラジカルを除去する能力に不均衡が生じたことによって，水晶体の混濁つまり白内障が発生する．白内障の原因にも光老化が関連しているのであろうと推測できる．また一方，紫外線は遺伝子にも影響を与えるとされている．紫外線に曝露されることにより正しい遺伝情報を伝えるべき遺伝子が損傷され，これが老化の要因になる．

D サプリメント治療

　前述したように，加齢黄斑変性という網膜変性疾患に対しビタミンA，C，E，亜鉛，銅の摂取によってその進行を有意に抑えることが実証され，この事例はアンチエイジング医療の分野において大きな意味を持っていた．なぜなら今まで臨床においてサプリメントの有効性を有意に示せた論文は，眼科のみならず存在しなかったが，このデータによりサプリメント摂取が加齢を背景とする疾患予防に有効であることを示した貴重なエビデンスとなったからである．現在眼科的には，その進行予防にサプリメント摂取が有用であることがきちんと示されたものは加齢黄斑変性のみであり，白内障に関しては，残念ながらその有用性は証明できていない．しかし，ポリフェノールやリコピンなどの有効性の小さな研究結果は出始めている．理論的には病因の一つにフリーラジカルが関わっ

表3 目に関連が指摘されるサプリメント

- ビタミンA, C, E
- 亜鉛
- ルテイン
- CoQ10
- ブルーベリーなどのカルテノイド

ている疾患に対しては，効果が期待できる余地があると考える．白内障は黄斑変性同様，光老化などによるフリーラジカルが関与している疾患であり，また白内障の罹患患者は死亡率も高いという報告もあるため，全身の加齢が進行していると予想される．そこで「少しでも予防する方法があるか」という問いを持つ患者に対しては，臨床的かつ個人的なアドバイスとして，マルチビタミンなどのサプリメント摂取は目のみならず身体全体への健康改善への一手段と考えられるということを付け加えたうえで，薦めている．ブルーベリーなどのベリー類やルテインなどの強力な抗酸化作用を持つ物質に関しても，摂取することがマイナスにはならず，全身の健康改善は期待できる可能性がある（表3）．アンチエイジング医療においてのサプリメント摂取は，生活習慣とならんで重要な1項目であるので，今後臨床的には幅広い疾病予防に取り入れられていくと思われる．以上簡単に，アンチエイジングをめぐる眼科的疾患の関わりや考え方を考察した．

文 献

1) Takahashi Y, Igaki M, Suzuki A, et al：The effect of periocular warming on accommodation. Ophthalmology **112**(6)：1113-1118, 2005
2) Age-Related Eye Disease Study Research Group：Arandomized, placebo-controlled, clinical trial of high-dose supplementation with vitamins C and E, beta carotene, and zinc for age-related macular degeneration and vision loss：ARMDS report no. 8. Arch Ophthalmol **119**(10)：1417-1436, 2001

14. 歯科医からのアンチエイジング・アドバイス

鶴見大学歯学部口腔病理学講座　梁　洪淵
　　　　　　　　　同　　　　　　斎藤　一郎

Key words　ドライマウス（口腔乾燥症），唾液，重金属，歯科

要　点
1. 抗加齢医学は身体全体を視野に入れ均質な加齢を目標とする．
2. 口腔機能の低下は全身の老化を促進させる．
3. ドライマウス（口腔乾燥症）は老化のサインである．
4. 歯の欠損や不正咬合は脳の機能低下を助長する．
5. 口腔筋機能療法による「唾液分泌促進」および「しわ」「たるみ」の改善．
6. 歯科用金属による重金属汚染．

　従来，医学・歯学の分野では臓器，疾患などに特化した専門性が普及しており，他科との横断的な連携は密接ではなかった．しかしながら，抗加齢医学では身体全体を視野に入れ，脳，目，皮膚，筋肉，血管，口腔などから思考に至るまでの均質な加齢を目標としていることから，歯科における抗加齢医学でも口腔のみならず全身の老化度も把握することが不可欠である．本稿では筆者らが行っているアンチエイジング外来での歯科領域での実践について概説する．

A 口腔から全身を考えるアンチエイジング医学とは

　口腔は眼とともに全身の老化を早期に体感する臓器であることから，歯科医療従事者は抗加齢医学の最前線にいる．歯の喪失，歯周病，口臭，味覚障害，口腔乾燥症で老化を自覚することが多く，歯科医師などの歯科医療従事者の抗加齢医学における役割は大きい．加えて，口腔が全身の健康に深く関与していることは周知であり，食べる，味わう，飲む，話すといった人間の根本的欲求を司る機能のほかに，表情，呼吸などに欠かせない器官である．したがって，口腔の機能の低下が全身

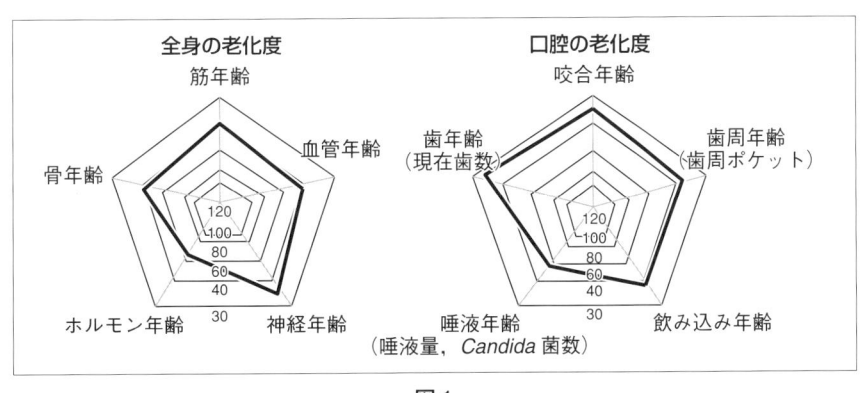

図1

の老化を促進させることは明らかである．このことから当外来では以下に記す口腔機能の検査とともに抗加齢医学に基づいた種々の筋年齢，骨年齢，ホルモン年齢，神経年齢，血管年齢を算出するための全身検査を行っている（図1）．

B ドライマウスは老化のサイン

このような口腔の機能の維持に唾液は重要な役割を担っている．1日1500cc分泌される唾液は単なる水分ではなく，生体の恒常性に重要な成長因子や生理活性物質，抗菌物質，免疫グロブリンなどが多種多様に含まれているほか，洗浄，溶解，消化，解毒，粘膜保護作用を有している．このことから唾液分泌の促進はアンチエイジング療法にも欠くことのできない課題である．加えて唾液は種々のホルモン，ストレス物質，抗酸化物質，酸化ストレス度などを評価する検査材料としても有用であることも示されており，これらを用いることに非観血的な検査が可能である．

ドライマウス（口腔乾燥症）は，唾液の分泌量が減少し，唾液の質が変化する病気と定義されている．本症を介してう蝕や歯周病のリスクが上がるだけでなく感染症，誤嚥性肺炎，上部消化管の傷害，摂食嚥下機能の低下など，さまざまな疾患の原因になり，QOLにも多大な影響を与える．我が国でのドライマウスの患者数の詳細な疫学調査はないが，少なくともドライアイと同数の800万人という報告がある．さらに，欧米の疫学調査では，国民の約25％がドライマウスに伴うさまざまな症状をもつという報告があり，算出すると日本では3000万人の潜在患者がいることになる．

本症の原因は多様であり，その大半は生活習慣から高血圧症を発症し降圧剤の服用で本症を発症するなど薬剤性のドライマウスが多く，そのほかにも糖尿病，高脂血症，動脈硬化などの生活習慣病に起因することが知られ，さらに食習慣による筋力の低下などもあり本症の原因は複合的である．加えて本症の多くがさまざまなストレスを抱えており，精神的ストレスによるドライマウスも少なくない．このように日常的な生活習慣を介して発症するケースが多いことがあげられ，このことか

らライフスタイルの見直しが，ドライマウスの対応に重要であり，本誌で紹介されているさまざまなアンチエイジング療法の実践を介したアプローチが不可欠であり，筆者らの外来でも唾液の分泌量や質の解析を行い，分泌促進のための対処を行っている．

C 残存歯数と咀嚼の重要性

大脳皮質の運動野に対し咀嚼は運動野を刺激することは明らかで，末梢と中枢を連携する強力な神経ネットワークが存在している．咀嚼を介した脳への血流の上昇はさまざまな実験で証明され，血流のみならず全身の代謝を促進することも示されている．このことから咀嚼による血流の上昇は脳の機能の活性化に有効であり，前述した唾液分泌の促進をも促す重要な機能である．

臼歯を欠損させ学習記憶能力を検討したマウスの実験では，臼歯の欠損のないマウスでは餌場を記憶し効率よく摂取したのに対し，臼歯欠損群での摂取率は優位に低下したとの報告があり，さらにこれらのマウスでは記憶を司る海馬の神経細胞が欠損群では著しく減少していたことも明らかにされた．この結果から残存歯数と学習記憶能力との関連が明らかになり，歯の欠損や不正咬合は脳の活性化が抑えられ，機能の低下を助長させる可能性が示唆されている．このことから老化に伴う歯数の欠損から老化度を予測することや，その修復ならびに口腔ケアを介した機能の回復は，アンチエイジング療法として重要である．

D 口腔周囲筋のトレーニング

容貌の若さを保つこともアンチエイジング療法の重要な要素の一つである．歯科領域では審美歯科やインプラントもすでに普及しているが，口腔筋機能療法という口腔周囲筋や表情筋を鍛えるトレーニングにより「しわ」や「たるみ」などの改善を行うことも可能である．アンチエイジングにおいては「しわ」と紫外線による光老化との関係は明らかである．肌老化の8割が光老化によるものとされ，紫外線は活性酸素・フリーラジカルを

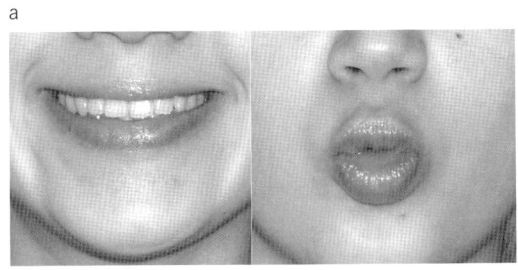

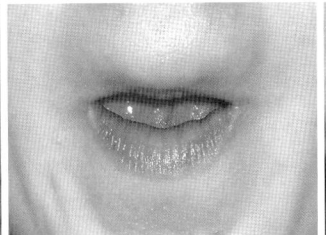

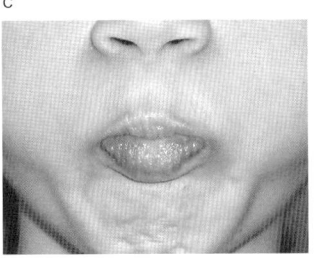

図2 トレーニング
a：リップトレーニング（イー・ウー）
b：リップトレーニング（オー）
c：頬を膨らませるトレーニング（リップバッファー）

介しコラーゲン線維やエラスチン線維を酸化させ弾力性を失わせることから，紫外線を防ぐことも重要である．しかしながら，歯科領域では異なった側面からこの顔貌の改善に対する試みが行われている．

加齢に伴い筋線維の減少が生じ，年齢に関係なくその筋肉は使わなければ萎縮し衰えていくことは自明である．しかしながら，高齢者でも筋力トレーニングにより筋線維の肥大が可能なことから，全身の筋肉と同様に顔面の筋肉も部分的に鍛えることにより「しわ」や「たるみ」の改善が期待できる．顎顔面の筋肉は身体のほかの部位に比べて小さいことや，それぞれの筋肉を意識しやすく，また筋肉に対する脂肪の割合が身体より少ないため，短期間で鍛えることも可能である．このような口腔周囲筋や表情筋のトレーニングは唾液の分泌を促進させる効果もあり，食生活指導とともに具体的なトレーニング法（図2）を確立し当外来では実践している．

E 重金属とアンチエイジング

従来の内科的なアンチエイジングと歯科との違いはどんなところにあるのか，その特色の一つとして重金属汚染レベルの診断と対処がある．なぜ歯科が重金属汚染なのかといえば，歯科治療でかつて多用されていたアマルガムや歯科用金属の存在がその理由である．

重金属とは文字通り比重が重い金属のことであり，白金，金，銀，銅，鉄，鉛，クロム，カドミウム，水銀，亜鉛，ヒ素，コバルト，鉄など人体に必要不可欠なものと人体に悪影響を及ぼすものがある．重金属が体内に蓄積されると，フリーラジカルの産生が促進され，老化が促進することが知られている．

「妊婦は胎児への影響を考慮し，金目鯛などの魚の摂取量を控えるように」と厚生労働省からの勧告があり，「マグロに関しても同様」との警告が発表された．注意が必要とされている魚は，食物連鎖により生き残った大きな魚である．

有害重金属摂取による症状はしびれ，頭痛，運動失調，難聴，視覚障害などさまざまな神経症状や免疫異常であり胎児に対する影響も示されている[1]．最近歯科で特に問題となっているのがアマルガムを代表とする歯科用金属である．水銀を含むアマルガムは100年以上前より歯科材料の主流として使用されてきたが，汚染問題や昨今の技術の進歩により，より良い材料が開発され，今ではほとんど使用されなくなった．しかし，アマルガムがまだ充填されている患者は相当数に及ぶであろう．

このほか歯科材料で使用される金属には，クロム，鉄，コバルト，マンガン，ニッケル，亜鉛，銅，白金，金，銀などの合金が使用されている．白金，金，銀は貴金属でありこの金属の含有量が多いほど人体に影響を及ぼすことが少ないといわれている．しかし，かつて低価格にするためにニッケル，コバルト，クロムなどの金属を積極的に使用した時期があり，現在でも義歯で使用される金属の主流をなしている．これらの金属は酸化

第Ⅳ章 治療法―各論

```
            抗酸化物質の
            口腔粘膜からの摂取
歯科用金属による                    筋機能療法による顔面
重金属汚染の対処                    口腔周囲筋のトレーニング
            ↓
    口腔から実践する全身のアンチエイジング
            ↑
口腔粘膜細胞を用いた    唾液分泌の促進    医科と歯科の連携による
生活習慣病の遺伝子診断                抗加齢医学の実践
```

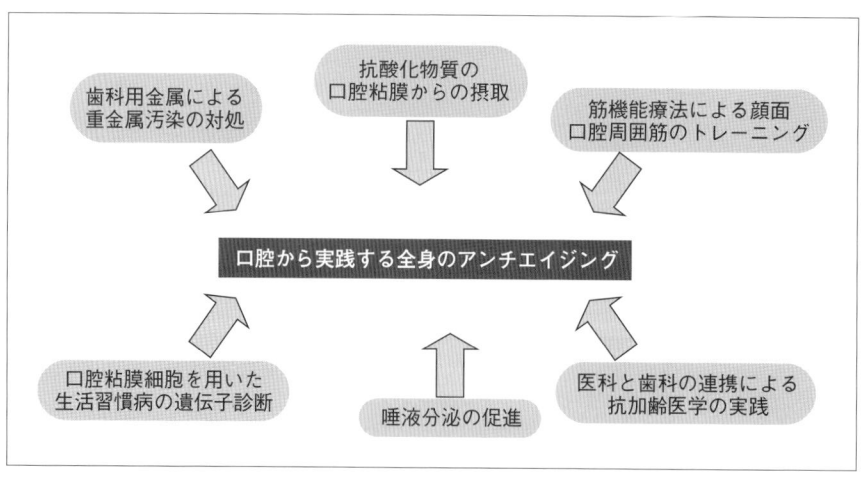

図3

されやすく化学的に不安定なためフリーラジカルを発生し，さらに唾液や咬合などにより金属が溶出しやすい．つまりアマルガム以外の歯科用金属でも微量ながらも重金属が人体へ蓄積されることが想定される．

このような金属の汚染を毛髪や尿で検査することも当外来では行っており，口腔のみならず全身の重金属汚染の診断とそれらの対処を実践している．

まとめ

近年，抗酸化物質などのサプリメントを摂取することにより，老化を防ぐ効果があることが次々に証明されていることから[2]，「ドクターズ・サプリメント」の必要性が求められている．前述したアンチエイジング関連の諸検査によりEBMに基づいて必要なサプリメントを処方する試みはいくつかの施設でも行われており，これらも歯科医師などの歯科医療従事者の新たな役割となるだろう．

さらに口腔粘膜の細胞を用いた遺伝子診断も歯科の新たな診療分野として試みられている．このような検査により生活習慣病や癌，アルツハイマー病に罹患する危険性がある程度予測できるようになり，この解析と従来の検査を組み合わせることにより歯科における新たな予防法としてのアンチエイジング医療の実践が可能になると思われる．

アンチエイジング医学において歯科が関わる領域が多種多様に及ぶことは自明である．これらの実践は歯科と医科との連携により高度な抗加齢医学が達成可能になることから，筆者らは最近，日本抗加齢医学会の分科会として抗加齢歯科医学研究会（http://www.anti-aging-dental.com）を発足し現在1500名（2009年3月現在）の会員と活動している（**図3**）．このような新たな医療の実践が大きなうねりとなって歯科界がさらに活性化されることを切望している．

文 献

1) Canfield RL, et al：Intellectual Impairment in Children with Blood Lead Concentrations below 10μg per Deciliter. N Engl J Med **348**：1517-1526, 2003
2) Age-Related Eye Disease Study Group：A randomized, placebo controlled, clinical trial of high-dose supplementation with vitamin C and E, beta carotene, and zinc for age-related macular degeneration and vision loss. Arch Ophthalmol **119**：1417-1436, 2001

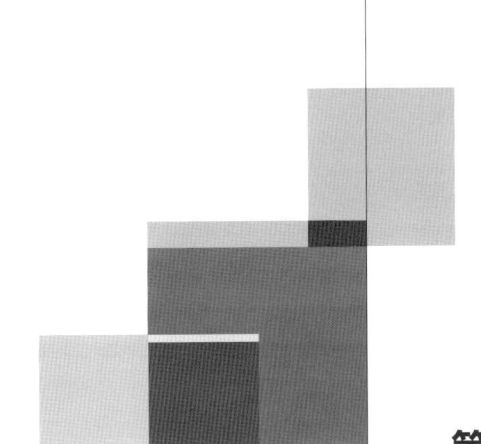

第V章　トピックス

1. 地域医療としてのアンチエイジング —— 福井県の取り組み
2. QOL改善のための外科手術 —— からだにやさしい腹腔鏡下胆嚢摘出術とヘルニア修復術
3. 動脈硬化の危険因子とその対策
4. 脳の老化予防
5. EDからアンチエイジングを考える
6. 頭髪のためのアンチエイジング
7. アンチエイジングとダイエット
8. キレーション療法
9. 内科医のためのコエンザイムQ10基礎知識
10. アンチエイジングドック支援システム Age Management Check® の使用経験
11. 再生医療とアンチエイジング
12. 喫煙・タバコ
13. 睡　眠
14. 臨床現場のストレス
15. 筋におけるアンチエイジング

1. 地域医療としてのアンチエイジング
──福井県の取り組み

社団法人 福井県医師会／池端病院
池端 幸彦
いけばた ゆきひこ

Key words	アンチエイジングドック，メタボリックシンドローム，生活習慣病，特定健診，筋年齢，骨年齢
要　点	1．福井県健康増進課と福井県医師会が共同で，県民が簡便に受けられるメタボアンチエイジングドック「ふくい若さ度チェック」を開発した． 2．このドックは，健診費用も廉価でかかりつけ医でも簡便に行え，特定健診・特定保健指導ともリンクし，県医師会で全健診データ解析が可能，などの特徴がある． 3．これまで約200例の健診結果から，特に県民の筋年齢，骨年齢の衰えの傾向が示唆された． 4．今後はさらに健診数を増やし，可能であれば他県との比較も含めて県民のアンチエイジング度の検討を重ね，健康長寿に寄与していきたい．

A 世界最高峰の長寿県

　福井県は比較的印象の薄い県と言われているが，共働き率日本一，住みやすさ日本一，社長の数日本一（人口当たり）などとともに，これまで大いに県民の自慢の種であったのが，男女とも平均寿命国内第2位の長寿県である，ということであった（残念ながら，最新の統計で男性4位，女性11位とやや後退したが……）．それでも世界に誇る長寿国日本の中でもトップクラスの長寿，すなわち福井県は世界最高峰の長寿県なのである．さらに，「なぜか健康長寿」をキャッチフレーズに，一日当たりの米摂取量が第1位，住まいの広さも第2位，救急告知病院・一般診療所数も第1位，貯蓄残高も第3位，失業率の低さも第1位，食べ物のおいしさ第1位，出生率第2位，三世代同居率第2位，などのデータも紹介されている．平たく言えば，おいしいお米を沢山食べて，広い家に住み，世代同居をして，共働きをしながら，子供をたくさん産んで，医療のアクセスも良く，貯金もいっぱい……といった，働き者で長生きする県民イメージができ上がっている．

　そこでこの健康長寿「ふくい」を，アンチエイジングの視点からアピールすべく，知事自らの肝いりで県健康増進課と県医師会が共同で取り組むことになったのが，「ふくい若さ度チェック推進事業」である．アンチエイジングを行政の立場から推進しようという試みは，恐らく全国初ではないかと思われるので，今回はこの取り組みを中心に紹介したい．

B ふくい若さ度チェック推進事業

　まずこの事業目的は，〈老化による心身の衰えを緩やかにし，健康で長生きするための抗加齢（アンチエイジング）医学の考え方を県民の健康づくりに取り入れ，かかりつけ医で簡便にできる「健康長寿度（若さ度）チェック」手法を開発・普及することにより，県民の健康長寿の推進を図る〉ことである．検討委員会は，委員長の私を含め県医師会代表や県内学識経験者を中心に選任され，同志社大学アンチエイジングリサーチセン

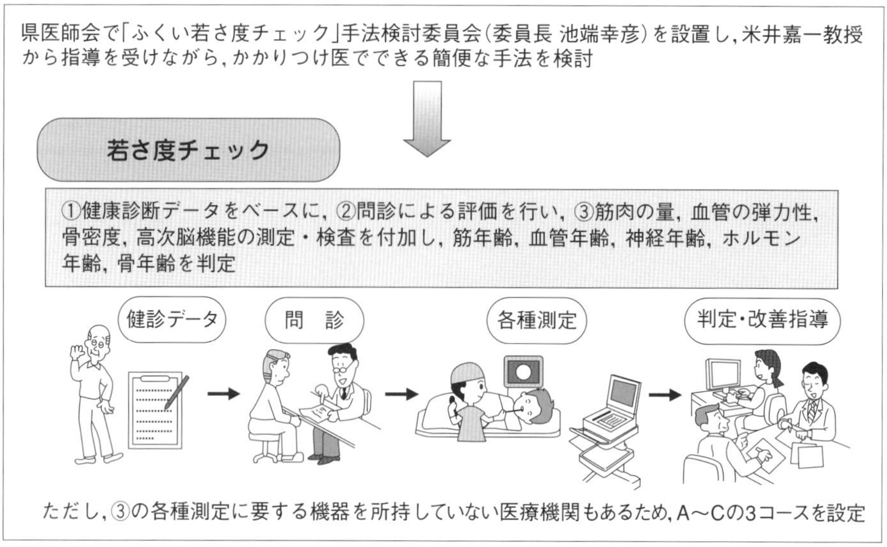

第V章　トピックス

図1　「ふくい若さ度チェック」手法の開発
（福井県医師会，福井県健康福祉部健康増進課発行パンフレット『ふくい若さ度チェック』より）

ター教授の米井嘉一先生に，特別アドバイザーとして参画して頂き，平成18年8月に発足した．

委員会発足当時は，各委員はもとより県の担当者すら，「アンチエイジング」とはいかなるものなのか，学問的根拠がどの程度あるのだろうかといった素朴な疑問を持ちながらのスタートであった．しかしアドバイザーの米井教授のご指導もあり，会を重ねるごとに次第に委員の間でも理解が深まり，また医師会員向け研修会も数回開催することで，興味をもたれる先生も徐々に増えてきた．

手法開発コンセプトは，一般開業医でも興味さえあれば比較的簡単に導入でき，また利用者の希望に添って安価で気軽に受けられることであり，さらに新しい概念のメタボリックシンドローム健診や，平成20年4月から開始された特定健診・特定保健指導ともリンクできるものをということで，（株）銀河工房が開発した既存のアンチエイジングドック・システムをもとに，その検査項目の選定，費用，実施方法や一般医師会員や一般県民への啓蒙活動等の在り方なども含めて検討を重ね，平成19年9月にモデル事業としてスタートした（**図1**）．

その概要は，まず既存の健康診断データや抗加齢QOL共通問診票を利用，それに筋肉の量，血管の弾力性，骨密度，高次脳機能の測定・検査

（ウィスコンシン・テスト）などを付加し，筋年齢，血管年齢，神経年齢，ホルモン年齢，骨年齢を判定する．さらに受託医療機関の検査機器の充実度に合わせて，既存の健診データと共通問診票などを中心にしたAコース（おてがるコース），種々の検査機器を受託医療機関の事情に合わせて取りそろえたBコース（しっかりコース），一連の検査機器をすべて揃えたCコース（じっくりコース）の3つのコースを自己負担金2000～8000円程度で用意し，費用が高額となるホルモン測定などは希望に合わせたオプションとした（**表1**）．「ふくい若さ度チェック」に参加する医療機関は，基本的には既に実施された健診データをもとに，各コースに合わせて追加項目を健診し，そのデータを直接あるいは県医師会の代行入力により，銀河工房のシステムを利用してネット上で入力したうえで，受け取った結果報告書をもとに，各医療機関が独自で検診結果の説明とアンチエイジングに基づいた生活指導などを実施する仕組みである．

この中で一つこだわったのが，医療機関自身での入力によるシステム運用の場合でも，個人情報保護条例に基づく一定の制約のうえで，すべての検診結果を県医師会として把握できるようにしてある点である．これにより，今後経時的に若さ度

表1 「若さ度」チェックの検査項目，費用，受診可能機関

	検査項目	検査費用	受診できる機関
Aコース おてがる コース	① 健康診断データ ・血圧 ・尿（糖，蛋白，潜血） ・総コレステロール ・HDLコレステロール ほか ② 共通問診票による評価 ・目が疲れる ・太りやすい ・いらいらする など	システム使用料 ＋ 問診手数料	全医療機関 ※健康診断でも 受診可能
Bコース しっかり コース	Aコース（① 健康診断データ ② 共通問診票による評価） ＋ ③ 各種測定（所有する機器の測定を選択） a カードソーティング測定 b 骨密度測定 c 加速度脈波計測定 d 体組成計測定	システム使用料 ＋ 問診手数料 ＋ 検査料	骨密度測定器 加速度脈波計 体組成計 のいずれかを 有する 医療機関
Cコース じっくり コース	Aコース（① 健康診断データ ② 共通問診票による評価） ＋ ③ 各種測定（以下の全ての測定） a カードソーティング測定 b 骨密度測定 c 加速度脈波計測定 d 体組成計測定	システム使用料 ＋ 問診手数料 ＋ 検査料	骨密度測定器 加速度脈波計 体組成計 すべてを有す る医療機関

（福井県医師会，福井県健康福祉部健康増進課発行パンフレット『ふくい若さ度チェック』より，一部改変）

チェック健診データを分析できることになり，やがては県民のアンチエイジングの立場からの健康指標の集計結果から，なんらかの傾向が読み取れることを期待している．

結果報告書は，その結果を見やすいようにビジュアル化し，筋年齢，血管年齢，神経年齢，ホルモン年齢，骨年齢の五角形で表し，その各項目に対するコメントが指導の際に参考にできるように自動的に出力される．また前述の通り，同時に特定健診で自動的に行った階層化の結果と，メタボリックシンドロームの結果報告も併せて示され，最後に医師からの総評を記入する（図2）．

C アンチエイジングドックのシステムの特徴

ここで，このシステムの特徴をいくつか挙げておきたい．まずは，全国的にも恐らく初めての試みであろうと思われるが，県と県医師会が共同で，アンチエイジングドックのシステムを開発普及していること，また誰でも（どの医療機関でも），それぞれの医療機関の可能な範囲で手軽にドックが設置できること，既存の健診データを参考にすることで，安価なアンチエイジング診断ができるようにしたこと，そしてメタボリックシンドローム診断や特定健診の階層化も可能にしたので，一般の保健指導がより動機付けしやすくなった，などがある．

現在の課題は，平成21年4月現在，県下で70医療機関が登録しているが（県内医療機関数は約800施設），いまだ一般県民への啓蒙が十分でないことが挙げられる．これに対しては，県も独自に紹介パンフレット配布やテレビコマーシャル放映をしており，また県医師会としても日本医師会の協力で30分のテレビ番組を作成し放映したりしている．またもう一つの課題（批判）として，果たしてこのような簡便な検査項目だけで，アンチエイジングドックと言えるかどうかという点で

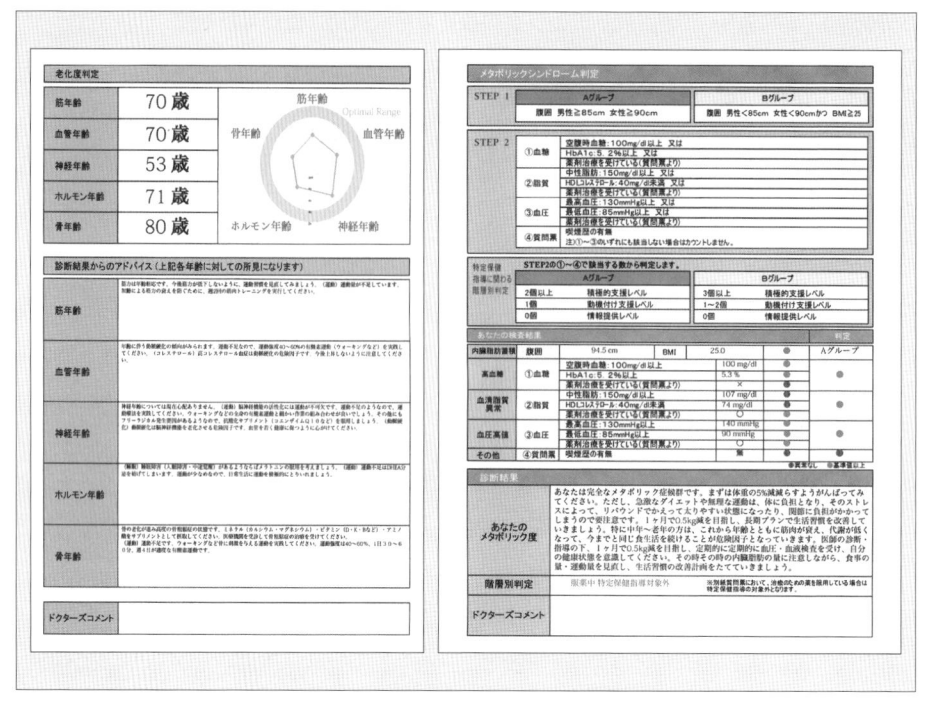

図2 「ふくい若さ度チェック」結果報告書

表2 福井県民の若さ度年齢の平均

	筋年齢	骨年齢	ホルモン年齢	神経年齢	血管年齢	実平均年齢
男性	64.4	68.6	59.1	63.0	62.5	61.7
女性	60.9	57.4	57.2	60.1	59.0	57.9
計	62.6	62.7	58.1	61.4	60.7	59.7

ある．しかし今回のコンセプトは，県と県医師会とが共同で開発したアンチエイジング・システムを，いかに普及させるかという点と，このドックを契機にアンチエイジングの視点から生活習慣を見直すきっかけづくりになり，さらに特定保健指導時の動機付けにも有効なツールになればという意図がある．まずは多くの県民にアンチエイジングに興味を持ってもらい，希望があれば精密なドックへと進んでいただくことを目指しているのである．

まとめ

平成20年末の段階で集まった200件の分析結果からは，「なぜか健康長寿」の福井県民ではあるが，全体としてメタボリックシンドローム対照群が男性約50％，女性でも約25％と比較的高く，また若さ度年齢（推定年齢）は，男女とも筋年齢・骨年齢が実年齢と比較して有意に高い傾向にあり（**表2**），近くのコンビニまでも自家用車でという，地方独特の運動不足の習慣が影響している可能性が示唆された．平成21年4月からの特定健診事業の本格的実施などによりある程度まとまったデータが集計できた時点で，もう少し正確な分析をしていきたいと考えており，また将来的には同様の取り組みをして頂ける都道府県との比較検討もできればと考えている．

＊現在このシステムは，汎用版「メタボアンチエイジングシステム」として（株）銀河工房のホームページ（http://www.metabo-aac.jp）で紹介されているので，ご参照頂きたい．

2. QOL 改善のための外科手術
―からだにやさしい腹腔鏡下胆嚢摘出術とヘルニア修復術

盛岡赤十字病院外科　川村　英伸（かわむら　ひでのぶ）
岩手医科大学外科学講座　若林　剛（わかばやし　ごう）

Key words　抗加齢医療，QOL，腹腔鏡下胆嚢摘出術，ヘルニア修復術，Kugel 法

要　点

1. 腹腔鏡下胆嚢摘出術は胆嚢良性疾患の標準術式として定着しているが，さらなる低侵襲と美容性を追求した術式が考案されている．
2. メッシュを用いた鼠径ヘルニア修復術は，施設によってさまざまな術式が選択されているが，従来法より術後の突っ張り感が少なく，早期社会復帰が可能である．
3. 腹腔鏡下胆嚢摘出術やヘルニア修復術にふさわしいクリニカルパス（CP）とは，医療サイドの一方的な CP ではなく，患者の満足度を向上させることを優先し患者サイドのニーズに合わせた CP であると思われる．

　抗加齢医学が求めている QOL の向上[1]をめざした外科手術として，腹腔鏡下胆嚢摘出術（laparoscopic cholecystectomy：LC）とメッシュを用いた鼠径ヘルニア修復術を取り上げる．我が国で 1992 年に保険適応になった LC は，導入当初は炎症のない胆嚢結石症などに限定されていたが，低侵襲性と美容効果が明らかになるにつれ急速に普及し，現在は胆嚢癌以外のすべての胆嚢良性疾患に対する標準術式となった[2,3]．また，鼠径ヘルニアに対する術式はここ 10 年間で大きく変化し，最近ではメッシュを用いた Tension free の修復術が標準術式となっている．メッシュを用いたヘルニア修復術はいくつかの方法[4〜7]が開発されているが，共通していることはメッシュを使用しない従来法に比べ術後の突っ張り感が少なく，再発が少ないことがあげられる[8]．本稿では，これら二つの手術の最近のトピックスと QOL 改善に寄与すると思われるクリニカルパス（clinical path：CP）を主体に述べる．

A　腹腔鏡下胆嚢摘出術（LC）

1．低侵襲を追求した LC

　LC の導入当時，アプローチ法としてトロカールの数は 4 孔式が標準[9]であった．LC の導入から 10 年以上が経過し，手技の向上と器具の進歩により，さらなる低侵襲と美容性を追求した術式が考案されている．ポート数の減少をめざした 2 孔式[10]や 3 孔式[11]の術式，細径鉗子を用いた方法[12]がそれである．また，LC で使用したクリップが総胆管内に迷入し結石の原因となった報告が散見され[13]，クリップレス LC の有用性を主張する報告[14]もある．教室では，炎症のない胆嚢の LC では操作用トロカールに 2〜3 mm の細径トロカールを使用し，胆嚢管は吸収糸で結紮するクリップレス LC を行っている（図 1）．このように種々の低侵襲をめざした術式があるが，いうまでもなく美容性ばかりを追求し安全性が損なわれる方法であってはならない．

2．LC のクリニカルパス（CP）

　LC は術式の標準化と安全性の確率により，周術期管理や経過が安定しているため，CP の導入がもっとも行いやすい治療の一つといえる．LC

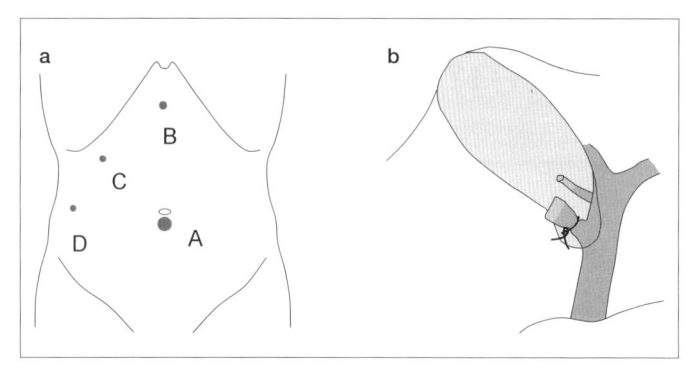

図1 クリップレス腹腔鏡下胆嚢摘出術
a：トロッカーの挿入位置
　A：腹腔鏡用（12 mm），B：術者用（3 mm），C：術者用（2 mm），D：助手用（2 mm）
b：胆嚢摘出後；胆嚢管は吸収糸で結紮し，胆嚢動脈はバイポーラー止血鉗子にてシーリングする．

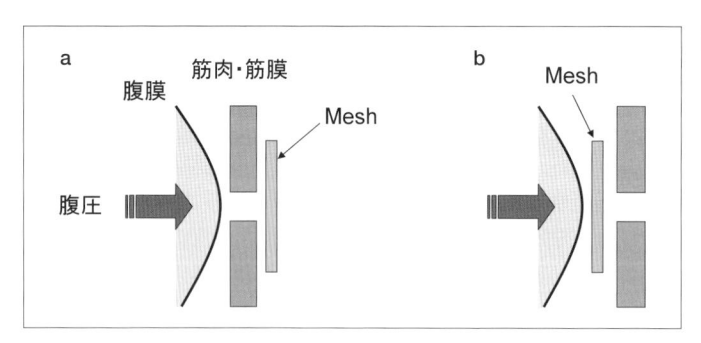

図2 Tension free repair
a：Onlay patch；メッシュを筋膜の欠損部の前方に置く．
b：Underlay patch；メッシュを腹膜と筋膜の欠損部の間に置く．

に対するCPの期間は，日帰り[15]から5～6日間[16,17]までさまざまであるが，我が国の医療費の問題[16]や患者の意識調査[18]によると，必ずしも短期入院を希望している人が多いとは限らないようである．CPの目的の一つである治療の質や患者の満足度を向上させることをふまえたLCにふさわしいCPを考えると，医療サイドの一方的なCPではなく，患者サイドのニーズに合わせたCPが必要になってくることが予想される．教室では，2004年7月より，急性胆嚢炎の緊急手術例を除くLCに対しCPを導入している．CPの概要は，月曜日入院，水曜日手術，土曜か日曜日退院の6日ないし7日のスケジュールである．2005年10月までにCPを110例中94例（85.5％）に施行し，術後在院日数の中央値は3.5日，合併症発生率は1.1％（1/94），逸脱のバリアンス発生率は12.8％（12/94）であった．逸脱の12例中11例は，患者の希望や都合によるもので，合併症によるものは1例のみであった．

B メッシュを用いた Tension free 鼠径ヘルニア修復術

1．Tension free 鼠径ヘルニア修復術の種類

鼠径ヘルニアは加齢によって筋膜が弱くなることが主な原因で，進む高齢社会のなかで増加が予測される疾患の一つである．我が国の鼠径ヘルニアに対する術式はここ10年間で大きく変化し，最近ではメッシュを用いたTension freeの修復術が標準術式となり，従来のBassiniやMcVay法などの伝統的なヘルニア修復術は少なくなってきている．Tension freeのメッシュ（Patch）としては，鼠径管を解放して（前方アプローチ法）ヘルニア門を前から塞ぐOnlay patchと，腹膜前腔に入り（後方アプローチ法）ヘルニア門を後方から塞ぐUnderlay patchの2種類に大きく分けられる（**図2**）が，Underlay patchの方が理論的に優れている．Onlay patchの代表的なものとしてはLichtenstein法[4]，Mesh-Plug法[6]などが，Underlay PatchではPHS法[5]，Kugel法[7]などがある．鼠径ヘルニアの解剖学的複雑性とめまぐるしい新たなメッシュの開発により，施設や

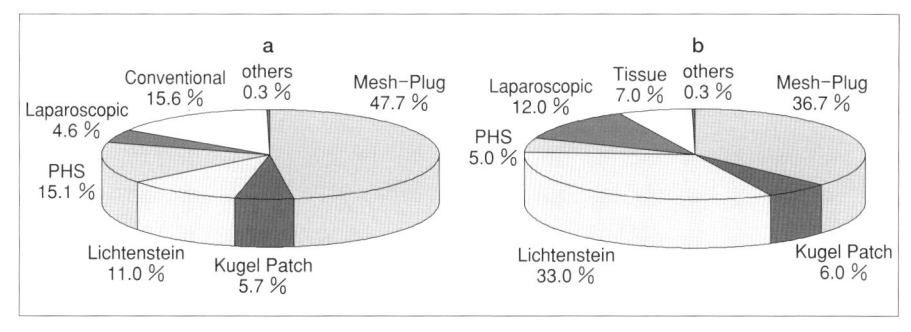

図3 鼠径ヘルニア修復術の術式別シェア
a：日本：2004年―15.3万件
b：アメリカ：2004年―80万件

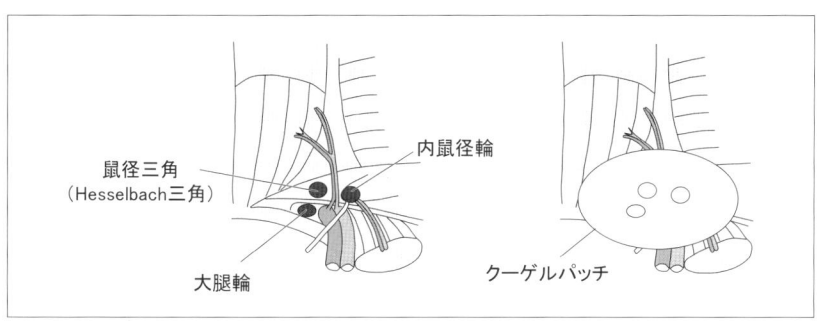

図4 クーゲル法の原理
クーゲルパッチは三つのヘルニア門（内鼠径輪，鼠径三角，大腿輪）を同時に塞ぎ，ほかのヘルニア再発を防止する．

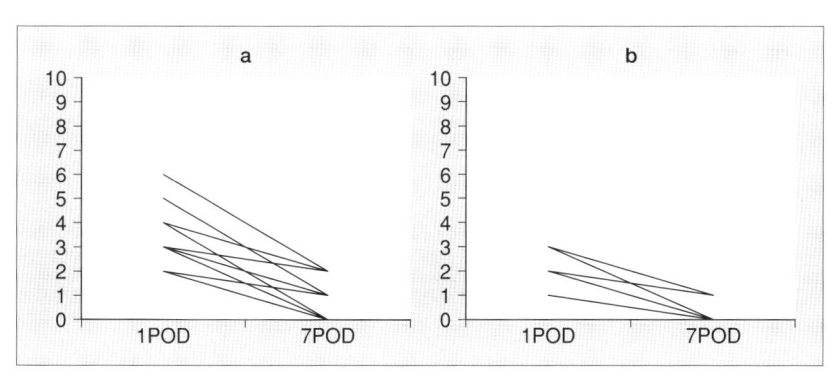

図5 10段階法による"痛み"アンケート
a：Mesh-Plug repair（n=10）
b：Kugel repair（n=10）
*注：痛みアンケート
0：全然痛くない，2：気になる痛み，4：痛いが眠れる，6：痛くて眠れないことがしばしば，8：痛くてまったく眠れない，10：耐えられない（死にたいほど）―pain score 10段階法：東北大学医学部麻酔科

医師の間でさまざまな術式が選択されているのが現状である．日本と米国の術式別頻度を**図3**に示した．米国では，Mesh-Plug法とLichtenstein法で7割を占め従来法はほとんどないのに対し，我が国では，Mesh-Plug法が約半数を占め従来法がいまだ15％に行われている．米国のRobert D. Kugel博士によって開発されたKugel法は，Underlay patchの一つで，鼠径管を開放せずに3～4cmの小切開創から腹膜前腔アプローチでPatchを直視下に挿入する方法であり，すべてのヘルニア門（内・外鼠径ヘルニア，大腿ヘルニア門）を同時に覆うことができ理論的に再発がもっとも少ない（**図4**）といわれており，我が国でも導入する施設が増加しつつある．教室では，2003年4月からKugel法を導入して，鼠径・大腿ヘルニア（非嵌頓例）の基本術式としている．鼠径管を解放しないため，前方アプローチ法でしばしば経験する腸骨鼠径神経損傷の心配がなく，術後の疼痛が少ない[19]のも本法の優れた点である．教室でKugel法導入前に行っていたMesh-Plug法とKugel法について，10段階法による術後疼痛のアンケート（おのおの10例）を行った結果，Kugel法の方が1病日，7病日ともに痛みの程度が軽く，7病日に「気になる痛み：レベル2」以上を感じている人はKugel法では認めなかった（**図5**）．

2. Kugel法のCP

メッシュを用いたヘルニア修復術は，多くの施設で日帰り手術[20]を行っており，実際ヘルニア手術専門の開業医もいくつか存在する．教室では2004年11月よりKugel法におけるCPを導入した．基本的に手術の前日入院，翌日手術，術後1病日か2病日の退院の3日ないし4日間のCPとした．2005年10月までに，67例76病変にCPを使用した．術後在院日数の中央値は2.0日，合併症発生率は3.0%（2/67），逸脱のバリアンス発生率は11.9%（8/67）であった．逸脱の8例中4例は抗凝固剤内服調整のため，4例は患者の都合のためで合併症によるものではなかった．Kugel法をはじめメッシュによるヘルニア修復術は，術後疼痛が少ないため早期の社会復帰が可能で，良好なQOLが得られている．

まとめ

QOL改善のための手術として，腹腔鏡下胆嚢摘出術とヘルニア修復術について述べた．両者とも以前は，若手外科医が最初に経験する手術で難易度の低い手術としてみられがちであった．しかし最近は，より安全性，低侵襲性，整容性が求められるようになり，その技術に熟練した医師が専門に行う施設が増えてきている．これは，患者のニーズに合わせた自然な流れであるともいえる．

文 献

1) 米井嘉一：老化の仕組みと抗加齢医学．抗加齢医学（アンチエイジング）とは．総合リハ 33：645-650, 2005
2) 佐々木章，旭 博史，島田 裕，他：腹腔鏡下胆嚢摘出術．手術 58：1009-1014, 2004
3) 村上昌裕，東野 健，矢野浩司，他：腹腔鏡下胆嚢摘出術905例の検討．外科 66：561-565, 2004
4) Lichtenstein IL, Shulman AG：Ambulatory outpatient hernia surgery, including a new concept introducing tension-free repair. Int Surg 71：1-7, 1986
5) Gilbert AI：Inguinal hernia repair：Biomaterials and sutureless repair. PERSPECTIVES IN GENERAL SURGERY 2：113-129, 1991
6) Rutkow IW, Robbins AW："Tension-free" inguinal herniorrhaphy：A preliminary report on the "mesh plug" technique. Surgery 114：3-8, 1993
7) RD Kugel：Minimally invasive, nonlaparoscopic, preperitoneal, and sutureless, inguinal herniorrhaphy Am J Surg 178：298-302, 1999
8) 今津浩喜，落合正宏，桜井洋一，他：成人鼠径ヘルニア治療における従来法とmeshによる修復法の比較検討．日臨外会誌 64：811-815, 2003
9) 木村泰三，吉田雅行，梅原靖彦，他：腹腔鏡下胆嚢摘出術の手技．臨外 46：955-961, 1991
10) KF Leung, KW Lee, TY Cheung, et al：Laparoscopic Cholecystectomy：Two-Port Technique. Endoscopy 28：505-507, 1996
11) 長谷川博康，林由 浩，新庄泰孝，他：3孔式腹腔鏡下胆嚢摘出術．手術 51：839-843, 1997
12) 山崎 元，山崎芳郎，福井雄一，他：細径鉗子を用いた腹腔鏡下胆嚢摘出術．手術 53：625-630, 1999
13) 小浜和貴，中村吉昭，橋田裕毅，他：腹腔鏡下胆嚢摘出術用のクリップを核として形成された総胆管結石．日消外会誌 33：347-351, 2000
14) 加賀谷正，高山 悟，向後正幸，他：Vale knotによる胆嚢管の結紮—クリップを使わない腹腔鏡下胆嚢摘出術—．手術 54：2023-2025, 2000
15) 島村義行，吉武 理，加賀谷正，他：胆石症に対するDay Surgery. 日外会誌 101：717-721, 2000
16) 針原 康，小西敏郎，伊藤 契，他：ラパコレのクリニカルパス．消化器外科 26：1691-1698, 2003
17) 梅原靖彦，木村泰三，鈴木憲次：胆膵診療のクリニカルパスを考える．腹腔鏡下胆嚢摘出術クリニカルパス導入により何が変わったか？ 胆と膵 24：189-192, 2003
18) 畝村泰樹，藤岡秀一，今井 貴，他：腹腔鏡下胆嚢摘出術における患者の意識．患者側からみたday surgeryへの移行の是非．日消外会誌 32：2643-2648, 1999
19) 山田高嗣，石川博文，山本克彦，他：成人鼠径ヘルニアに対するクーゲル法導入の初期検討．Journal of Nara Medical Association 55：161-168, 2004
20) 宮崎恭介：独立型日帰り手術センターでの鼠径ヘルニア修復術．最新アッペ・ヘモ・ヘルニア・下肢バリックスの手術（改訂第2版）．手術 59（別冊）：247-252, 2005

3. 動脈硬化の危険因子とその対策

我孫子ガーデンクリニック
城戸 牧子
きど　まきこ

Key words	動脈硬化, 危険因子, 冠動脈疾患, 脳血管障害, 生活習慣病
要　点	1. 動脈硬化性疾患には冠動脈疾患, 脳血管疾患, 大動脈疾患, 腎動脈疾患などがある. 2. 動脈硬化性疾患は先進国において主要な死亡原因である. 3. 動脈硬化性疾患は生活習慣病である. 4. その発症, 進展を促進する危険因子として, 高血圧, 脂質異常症, 喫煙, 高齢, 糖尿病などがある. 5. 動脈硬化の危険因子をコントロールすることが発症・進展予防にとって肝要である.

多くの先進国において動脈硬化性疾患（冠動脈疾患，脳血管疾患，大動脈疾患，腎動脈疾患，末梢動脈疾患）は，罹患，死亡，身体障害における主要な原因である．世界保健機構（WHO）は，10年後には発展途上国においても主な死亡原因になると推定している．治療法が進歩しているにもかかわらず罹患・死亡者数が減らないのは，生活習慣の変化と世界人口が高齢化していることを示している[1]．

動脈硬化の発症および進展の過程において，炎症性サイトカインや活性酸素が炎症を促進することが示されている．危険因子がその炎症の過程を促進すると考えられる．動脈硬化性疾患の危険因子の多くは生活習慣に起因し，危険因子をコントロールすることが発症予防のために最優先されるべきであると考えられる．本稿では代表的な危険因子と抗加齢医学的な危険因子について述べる．

A 高血圧

久山町疫学研究によると，140〜159/90〜99 mmHgの軽症高血圧群では，それより血圧の低い群に比し脳梗塞の発症が有意に高く，血圧上昇に伴いその発症率も高くなる[2]．同様に，心筋梗塞，心不全，脳血管障害，腎疾患の頻度も上昇し，動脈硬化性疾患において高血圧は独立した危険因子といえる．厚生労働省による「健康日本21」の試算では，国民の収縮期血圧の平均2 mmHg低下により脳卒中の死亡者は約1万人減少し，日常生活動作（ADL）の新たな低下者を3500人減らすことができるという．生活習慣病である高血圧は早期発見，管理強化が重要であると考えられる．

B 脂質異常症

フラミンガム・スタディにより総コレステロールのレベルと冠動脈疾患の頻度が相関することが初めて明らかになって以来，我が国の旧厚生省調査研究班の「原発性高脂血症」のほか多数の疫学調査が報告されてきた．Adult Treatment Panel Ⅲ（ATP Ⅲ）のガイドラインにおいては，脂質異常症の治療はLDLコレステロールの値に基づき，かつ冠動脈危険因子の数により目標値は異なる．

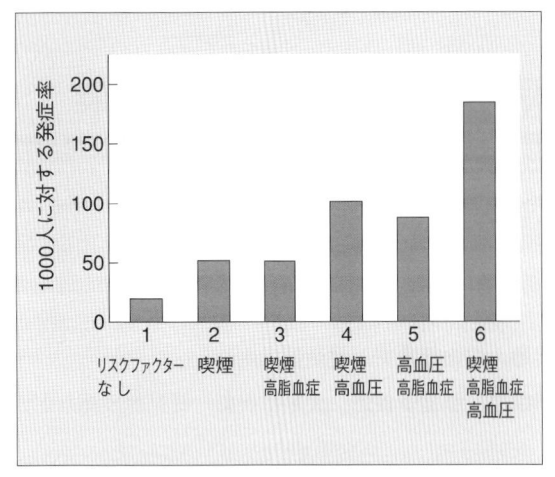

図1 リスクファクターによる虚血性心疾患の発症率（30〜59歳，男性）

(Neaton JD, Wentworth D : Serum cholesterol, blood pressure, cigarette smoking, and death from coronary heart disease. Overall findings and differences by age for 316, 099 white men. Multiple Risk Factor Intervention Trial Research Group. Archives of Internal Medicine **152** : 56-64, 1992)

高脂血症：コレステロール値＞250 mg/ml
高血圧：収縮期血圧＞90 mmHg

C 喫 煙

MRFIT (Multiple Risk Factor Intervention Trial) 研究の12年の追跡調査では，高血圧と高コレステロールを有する喫煙者は，三つの危険因子のいずれもないものと比べると冠動脈疾患の発症率は約20倍高かった（**図1**）．喫煙は動脈硬化性疾患の独立した危険因子である．大規模疫学スタディによると，副流煙によっても非喫煙者の冠動脈疾患の罹患率と死亡率を20％増加させるという報告がある[4]．

D 高 齢

血管は加齢とともに動脈硬化がみられる．生理的老化においても収縮期血圧は加齢とともに上昇し，拡張期血圧は50歳代後半から低下がみられ，結果として脈圧が増大する．加齢による炎症の増加，血管内皮機能障害，テロメア長の短縮などが動脈硬化進展のメカニズムであることが示されている[1]．

E 糖 尿 病

フラミンガム・ハートスタディによると冠動脈疾患は，糖尿病罹患者の55％において認められる．糖尿病罹患者における冠動脈疾患の罹患リスク（年齢補正）は，男性で2倍，女性で3倍[4]であり，独立した冠動脈危険因子である．1型糖尿病においては，1/3の患者が50歳までに冠動脈疾患により死亡する．糖尿病においては高血糖によるAGEの形成，血管内皮機能障害，活性酸素の増加などが動脈硬化の進展に関与するという報告がある．また，内臓肥満蓄積を基盤とするインスリン抵抗性±耐糖能異常，動脈硬化惹起性リポ蛋白異常，血圧高値はメタボリックシンドロームといわれ，危険因子の集積によって動脈硬化性疾患の罹患率が増加する．

F 高ホモシステイン血症

ホモシステインは赤身の肉などに多く含まれるメチオニンから生成する．代謝異常，ビタミンB_{12}，B_6，葉酸の欠乏によってホモシステインが増加する．空腹時のホモシステイン値が特に冠動脈疾患のリスクと相関する．

G 高CRP血症

CRPは慢性炎症のマーカーであり，冠動脈疾患，脳血管疾患と相関する．また，CRP自体が動脈硬化を促進させるという報告もある[6]．

H 鉛，カドミウム

鉛とカドミウムの曝露によって心血管イベントが増加するという報告がある[7,8]．鉛とカドミウムは活性酸素を増加させ，血管内皮機能障害を引き起こし，動脈硬化の一因となる．これらの重金属の除去には，EDTA (ethylene diamine tetra-acetic acid) によるキレーションが有効であると考えられる．

文 献

1) Najjar SS, Scuteri A, Lakatta EG：Arterial Aging. Is it an immutable cardiovascular risk factor? Hypertension **46**：454-462, 2005
2) 谷崎弓裕, 他：久山町の地域住民における JNC-VI の血圧分類とタイプ別脳梗塞発症率の関係—血圧レベルの時代的変化を考慮に入れた検討. 第 21 回日本高血圧学会総会プログラム抄録集：22, 1998
3) Multiple Risk Factor Intervention Trial Research Group. JAMA **263**：1795-1801, 1999
4) Steenland K, Thun M, Lally C, et al：Environmental tobacco smoke and coronary heart disease in the American Cancer Society CPS-II cohort. Circulation **94**：622-628, 1996
5) Kannel WB, McGee DL：Diabetes and cardiovascular risk factors：the Framingham study. Circulation **59**：8-13, 1979
6) Paul A, Ko KWS, Li L, et al：C-reactive protein accelerates the progression of atherosclerosis in apolipoprotein E-deficient mice. Circulation **109**：647-655, 2004
7) Moller L, Kristensen TS：Blood lead as a cardiovascular risk factor. Am J Epidmiol **136**：1091-1100, 1992
8) Carroll RE：The relationship of cadmium in the air to cardiovascular disease death rates. JAMA **198**：267-269, 1996

4. 脳の老化予防

埼玉医科大学神経内科 **大久保 毅**
同 **荒木 信夫**

Key words	アルツハイマー病，アセチルコリンエステラーゼ阻害薬，アミロイドβ蛋白（Aβ），ワクチン療法，ネプリライシン
要 点	1．アセチルコリンエステラーゼ阻害薬は，アセチルコリン系神経の神経伝達機能の改善によりアルツハイマー病の認知機能を改善させ，病気の進行をある程度遅らせる効果がある．一部の薬剤では，NMDA受容体を介して神経細胞保護作用を有する可能性が示唆されている． 2．アルツハイマー病で特徴的な病理変化は老人斑と神経原線維変化である． 3．老人斑の主要成分はアミロイドβ蛋白（Aβ）であり，Aβ42の増加がアルツハイマー病の発症に重要である（アミロイドカスケード仮説）． 4．ヒトにおけるワクチン療法の治験は副作用で中断されたが，臨床的有用性は示唆された．より安全なワクチンの開発が進められている． 5．ネプリライシンが脳内Aβの生理的分解に関与する主要酵素であり，その活性はソマトスタチンによって制御されていることが示唆されている．治療への応用が期待される．

　脳の老化予防の目的は，何歳になっても脳の機能が保たれることと考えられるが，現実には認知症をいかに改善させるか，あるいはいかに認知症の進行を食い止めるかが課題と考える．本稿では，アルツハイマー病において，現在行われている治療，ならびにこれから行われる可能性のある治療戦略を中心に述べる．

Ⓐ 現在行われている治療

1．アセチルコリン系賦活薬

　アルツハイマー病においては，コリン作動性神経細胞が存在するマイネルト基底核や中隔と，それらの投射先である大脳皮質や海馬においてアセチルコリン合成酵素活性が低下していることが示され，認知機能に関係するコリン作動性神経系の障害がアルツハイマー病初期の記憶障害をもたらすであろうと考えられた[1]．このため，脳内アセチルコリン系の機能改善を目的に，多くのコリン系作動薬が開発されてきたが，現時点において臨床的にその効果が確認されているのは，アセチルコリンエステラーゼ阻害作用に基づく薬剤のみである[2]．

　アセチルコリンエステラーゼ阻害薬は，アセチルコリンの分解を抑制することでシナプス間隙のアセチルコリン濃度を高めることにより，アセチルコリン系神経の神経伝達機能の改善をもたらす．何種類かの薬剤が承認されているが，現在のところ我が国で開発されたドネペジル（アリセプト®）が広く用いられている．通常，1日3mgから開始し，1～2週間後に1日5mgに増量して使用する．重症例には1日10mgまで投与できる．

　最近，ラットの培養神経細胞を用いた実験で，ドネペジルが，興奮性アミノ酸であるグルタミン酸の受容体の一つ，N-メチル-D-アスパラギン酸（NMDA）受容体を介する細胞内へのカルシウム

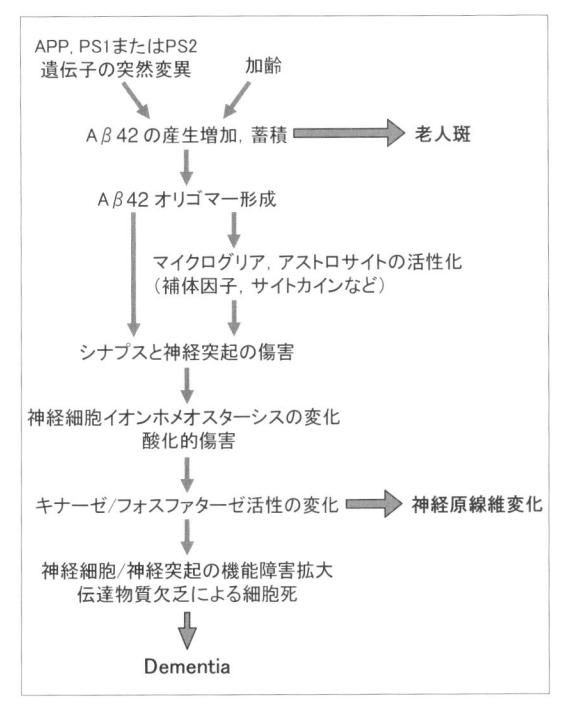

図1 アミロイドカスケード仮説に基づく，アルツハイマー病への病態生理
(Hardy J, Selkoe DJ. Science 297：353-356, 2002[4] より，改変)

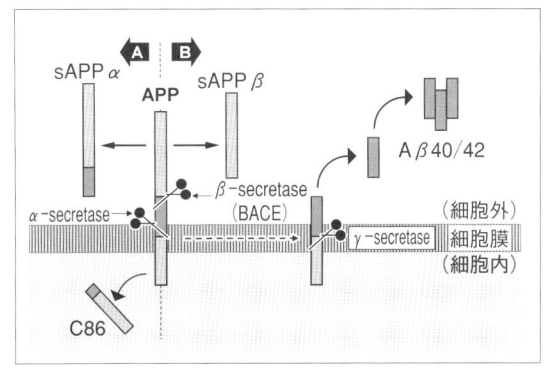

図2 アミロイド前駆蛋白（APP）代謝；β-アミロイドの生成過程
(大久保毅，荒木信夫：中枢神経系の老化とその予防．総合リハビリテーション 33(8)：736, 2005 より，改変)
A矢印方向：APP は α-secretase で切断され，β-アミロイドは生成されない．
B矢印方向：APP は β-secretase で切断されてから γ-secretase で切断され，β-アミロイドが生成される．
(BACE：β-site APP cleaving enzyme)

流入を抑制する成績が報告され，コリン作動性神経系を介さない神経細胞保護作用をも有する可能性が示唆された[3]．アルツハイマー病に対してはあくまでも対症療法であると考えられていたが，神経細胞保護作用を併せ持つことにより，病気の進行をより遅らせる効果が期待される．

B アミロイドカスケード仮説

アルツハイマー病で特徴的な病理変化は老人斑と神経原線維変化である．老人斑の主要成分はアミロイドβ蛋白（Aβ）であり，Aβ は生理的状態で生成・分解されているが，何らかの原因で凝集能の強い 42 個のアミノ酸からなる Aβ（Aβ42）が増加，沈着することがアルツハイマー病の発症に重要であるというアミロイドカスケード仮説が提唱され，現在広く支持されている（図1）[4]．

Aβ の前駆体であるアミロイド前駆蛋白（amyloid precursor protein：APP）は膜1回貫通型の蛋白で，Aβ は膜貫通部付近に存在する（図2）．

大部分の APP は α-secretase によって Aβ 分子内で切断され，N 末端部分が分泌型 APP（sAPPα）として細胞外に分泌されるため，通常，Aβ は生成されない．一方，APP の Aβ の N 末端が β-secretase によって切断された後，C 末端が γ-secretase によって切断されると Aβ が生成される．

すなわち，Aβ の産生・蓄積を抑制するか，あるいは蓄積した Aβ を分解・除去することがアルツハイマー病の予防・治療に有効な手段であると考えられ，さまざまな治療が試みられている．

C アミロイドカスケード仮説に基づく治療

1．これまでに臨床で検討されている主な治療

(1) 抗酸化薬，フリーラジカル捕捉薬

アルツハイマー病では老人斑や神経原線維変化などの形成に酸化ストレスが関与することが知られている．そのため，抗酸化薬，フリーラジカル捕捉薬などのアルツハイマー病に対する有効性が検討されている．ビタミン類には抗酸化作用が認められているが，多数住民を対象にした横断的研

第V章 トピックス

究で，ビタミンEとCの両方を服用している人にアルツハイマー病の患者が少なく，追跡調査でも両ビタミンの服用者でアルツハイマー病のリスクが低かったことが報告されている[5]．

(2) 非ステロイド性抗炎症薬（NSAIDs）

リウマチ様関節炎などで抗炎症薬を長期に使用する患者においてアルツハイマー病の発生が少ないことが指摘され，抗炎症薬の有用性が考えられた．NSAIDs使用群と非使用群でアルツハイマー病の発生頻度を調べた前向き研究で[6]，2年以上の使用例ではアルツハイマー病発生が有意に少ないと報告された．作用機序として，NSAIDsが脳の慢性炎症を抑え，神経細胞死を抑制すると考えられていたが，近年，一部のNSAIDs（sulindac sulfide, ibuprofen, indomethacin）がAβ42の産生抑制作用を有することが報告された[7]．

(3) HMG-CoA還元酵素阻害剤（スタチン類）

コレステロールがAβ代謝に関与することが明らかになっている[8]．

動物実験でスタチン治療がAPPトランスジェニックマウスでのAβ濃度を減少させることが示され，疫学的研究でも，スタチン類を服用していた群では，高血圧治療薬服用群，あるいは心血管疾患治療薬服用群に比べ，3年後のアルツハイマー病の有病率が有意に低かったと報告されている[9]．

2．今後の臨床応用が期待される治療戦略

(1) アミロイドβ蛋白のワクチン療法[10]

基礎実験で，ヒトAPPの遺伝子を過剰発現したトランスジェニックマウスをAβ42で免疫すると脳内のアミロイド沈着が予防され，沈着したアミロイドも除去されること[11]，さらに，Aβ42による受動免疫を受けたトランスジェニックマウスで学習障害が改善することが報告され[12]，アルツハイマー病のワクチン療法が注目された．

ヒトに対しては，1999年にAβ42とアジュバンドからなる筋肉注射タイプのワクチンでの治験が開始されたが，第II相臨床試験まで進んだ段階で髄膜脳炎の副作用がみられたため，2002年3月治験は中止となった．

しかし，ワクチン投与後髄膜脳炎を発症し，1年後に肺塞栓で死亡した患者の剖検脳で老人斑の消失も認められたこと[13]，さらに，ワクチン治療を受けた患者で，30人中20人に抗Aβ抗体の産生を認め，抗体産生患者では非産生患者に比べ，認知機能の低下，日常生活動作の低下が有意に遅かったことが報告され[14]，ヒトにおいても，アルツハイマー病に対するAβワクチン療法自体は有効である可能性が示された．

最近，Haraら[15]が経口ワクチンを開発した．これは，AβcDNAを持たせた遺伝子組み換えアデノ随伴ウイルスベクターで，腸管上皮に感染させてそこでAβが産生され，これに対する腸管免疫が応答して抗体を作る仕組みである．これをAPPトランスジェニックマウスに経口投与したところ，コントロールに較べAβの蓄積が有意に少なく，脳および多臓器に炎症を示す所見もみられなかった．今後の臨床応用へ向けて期待がもたれている．

(2) Aβ分解酵素ネプリライシン（neprilysin）活性を制御する治療[16]

ネプリライシンは脳内Aβの生理的分解に関与する主要酵素であり，弧発性アルツハイマー病患者の海馬や側頭葉脳回で正常老化脳に比し，その発現量が低下することが知られている．最近，ウイルスベクターを用いて，APPトランスジェニックマウスにネプリライシン遺伝子導入を行い，脳内Aβ量が減少した実験結果が報告され，老化により低下したネプリライシン活性を回復させることで，Aβの増加を抑え，アルツハイマー病の進行を抑える可能性が示された[17,18]．

さらに，ネプリライシン活性の制御機能について検討が行われ，現在，ソマトスタチンがネプリライシン活性を制御する可能性が示唆されている．Saitoら[19]は，初代培養神経細胞にソマトスタチンを添加すると，濃度依存性的にネプリライシン活性が上昇すること，ソマトスタチン欠損マウスの海馬では，ネプリライシン活性が低下し，逆にAβ42量が増加していることを示した．さらに，小脳ではネプリライシン活性，Aβ42ともに変化がなかったことから，ソマトスタチンは，ネプリライシンの発現レベルだけでなく，その局在も制

御している可能性を示唆した．ソマトスタチン受容体には5つのサブタイプが存在するが，今後，どの受容体がこの制御機能に関与するのかが明らかになれば，より選択的に活性を高める治療法の開発にも期待がもたれる．

まとめ

アルツハイマー病に対して，現在はアミロイドカスケード仮説を基にして多種多様な試みがなされている．近い将来，より優れた抗認知症薬が開発されることを期待したい．

文 献

1) Coyle JT, Price DL, DeLong MR：Alzheimer's disease：A disorder of cortical cholinergic innervation. Science **219**：1184-1190, 1983
2) 大久保毅, 荒木信夫：中枢神経系の老化とその予防. 総合リハビリテーション **33**(8)：733-738, 2005
3) Akasofu S, Kimura M, Kosasa T, et al：Protective effect of donepezil in primary-cultured rat cortical neurons exposed to N-methyl-D-aspartate (NMDA) toxicity. Eur J Pharmacol **530**：215-222, 2006
4) Hardy J, Selkoe DJ：The Amyloid hypothesis of Alzheimer's disease：progress and problems on the road to therapeutics. Science **297**：353-356, 2002
5) Zandi PP, Anthony JC, Khahaturian AS, et al：Reduced risk of Alzheimer disease in users of antioxidant vitamin supplements. Arch Neurol **61**：82-88, 2004
6) Stewart WF, Kawas C, Corrada M：Risk of Alzheimer's disease and duration of NSAID use. Neurology **48**：626-632, 1997
7) Weggen S, Erikson JL, Golde TE, et al：A subset of NSAIDs lower amyloidogenic Aβ42 independently of cyclooxygenase activity. Nature **141**：212-216, 2001
8) Puglielli L, Tanzi RE, Kovacs DM：Alzheimer's disease：the cholesterol connection. Nature Neurosci **9**：345-350, 2003
9) Wolozin B, Kellman W, Ruosseau P, et al：Decreased prevalence of Alzheimer disease associated with 3-hydroxy-3-methyglutaryl coenzyme A reductase inhibitors. Arch Neurol **57**：1439-1443, 2000
10) 田平 武：アルツハイマー病のワクチン療法. Brain Medical **17**：247-252, 2005
11) Schenk D, Barbour R, Dunn W, et al：Immunization with amyloid-β attenuates Alzheimer-disease-like pathology in the PDAPP mouse. Nature **400**：173-177, 1999
12) Janus C, Pearson J, McLaurin J, et al：Aβ peptide immunization reduces behavioral impairment and plaques in a model of Alzheimer's disease. Nature **408**：979-982, 2000
13) Nicoll JAR, Wilkinson D, Holmes C, et al：Neuropathology of human Alzheimer disease after immunization with amyloid-β peptide：a case report. Natur Medicine **9**：448-452, 2003
14) Hock C, Konietzko U, Streffe JR, et al：Antibodies against beta-amyloid slow cognitive decline in Alzheimer's disease. Neuron **38**：547-554, 2003
15) Hara H, Monsonego A, Yuasa K, et al：Development of a safe oral Aβ vaccine using recombinant adeno-associated virus vector for Alzheimer's disease. J Alzheimer Dis **6**：483-488, 2004
16) 斉藤貴志, 岩田修永, 西道隆臣：Aβ分解機構―ソマトスタチンによるネプリライシン活性制御―. 神経進歩 **49**：339-349, 2005
17) Iwata N, Tsubuki S, Takai Y, et al：Metabolic regulation of Brain Aβ by neprilysin. Science **292**：1550-1552, 2001
18) Marr RA, Rockenstein E, Mukherjee A, et al：Neprilysin gene transfer reduces human amyloid pathology in transgenic mice. J Neurosci **23**：1992-1996, 2003
19) Saito T, Iwata N, Tsubuki S, et al：Somatostatin regulates brain amyloid β peptide Aβ42 through modulation of proteolytic degradation. Nature Medicine **11**：434-439, 2005

5. EDからアンチエイジングを考える

帝京大学医学部泌尿器科学
堀江 重郎
ほりえ しげお

Key words	酸化ストレス，一酸化窒素（NO），テストステロン，血管内皮，PDE5阻害薬
要点	1．EDは男性が自分で気付くことのできる生活習慣病である． 2．EDは酸化ストレスにより血管内皮からNO産生が減少することによる血管病である． 3．PDE5阻害薬にはEDを一時的に治療するだけでなく，酸化ストレスを減少したり，血管内皮を改善する作用があることがわかってきた．

A 勃起不全（ED）と生活習慣病の関連

勃起不全（erectile dysfunction：ED）は，決して勃起しない病態ではない．いつも勃起できるか不確実であった，あるいは勃起している時間が短いためにQOLが損なわれる病態であり，老眼や排尿障害と似た，QOL疾患である．本来勃起は哺乳類すべてにとって生殖を行うための重要な機能であるはずだが，日本では1130万人が満足できる勃起ができないEDにあるとされている．具体的には40歳代の2割，50歳代の4割，60歳代の8割がEDであると推定されている．

EDには器質性のものと心因性のものがあるというのが従来の教科書の内容であった．気質性の

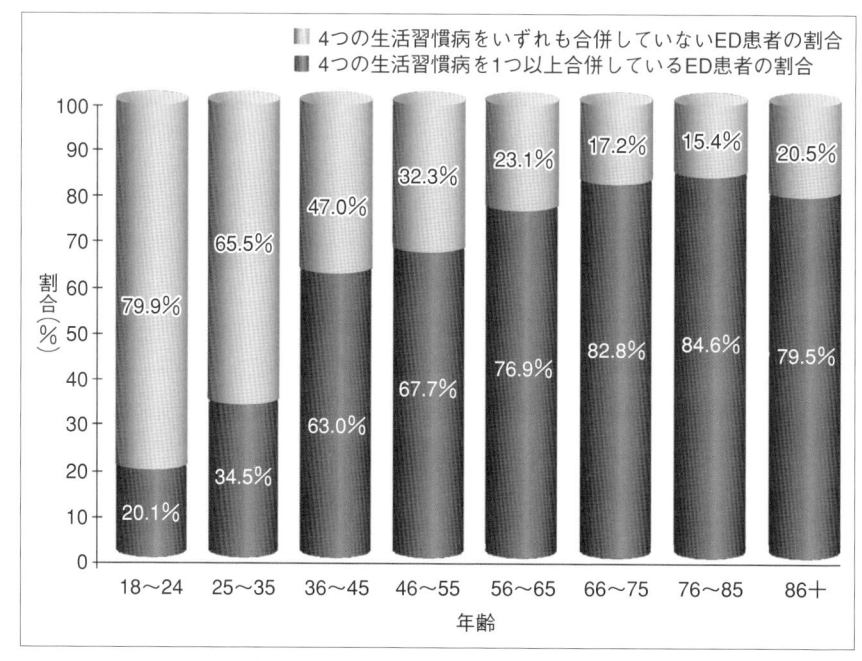

図1 EDにみられる生活習慣病の頻度
（Seftel AD, Sun P, Swindle R. J Urol 171：2341, 2004[1]より）

EDは特殊な病態で，ほとんどが心因性のため，案ずるに足らずであろうといわれていたが，はたしてEDは心の病といってよいのだろうか？

実はEDは生活習慣病を合併する率が高い．たとえば「健康」なED患者27万人の調査では，高血圧，脂質異常症，糖尿病，うつ病のいずれかに相当するED患者は40歳代では70％近い．したがってEDは生活習慣病発見の手がかりになる（図1）[1]．

ではEDと生活習慣病には共通点はあるのか．勃起は副交感神経の興奮により，神経からNOが産生されて陰茎海綿体の平滑筋がcyclic guanosine monophosphate：cGMPを産生し，これが平滑筋を弛緩することにより血液が流入することでスタートし，さらに血管内皮から持続的に産生されるNOにより完成する（図2）．EDはerectile dysfunctionであるが，その原因の大きな部分に血管内皮機能の異常すなわちendothelial dysfunctionがある．

酸化ストレスにより血管内皮が損傷されるとNOの産生が低下し，海綿体平滑筋の弛緩が十分でなく，またcGMP量が少なくなる．図3のように陰茎動脈は冠動脈や内頸動脈よりも内径がかなり狭いため，動脈硬化病変はまず陰茎動脈から狭窄が起こってくるといっても過言ではない[2]．図4のようにprospectiveな調査でも重度のED患者では新血管イベントのリスクが2.6倍になることが示されている[3]．したがってEDは男性の最初の血管病あるいは自分で気付く生活習慣病といえる．

B EDと酸化ストレス，テストステロンとの相関

実際に血管病であるEDと酸化ストレス，そして男性において抗酸化作用の源ともいえるテストステロンについて，筆者らは検討を行った．対象はパートナーがいる健康男性128名，平均年齢

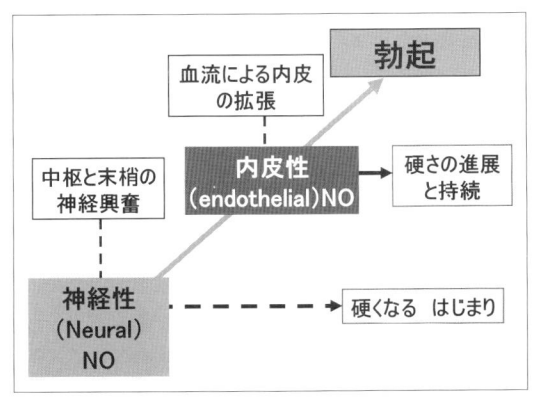

図2　勃起は副交感神経興奮で起こる

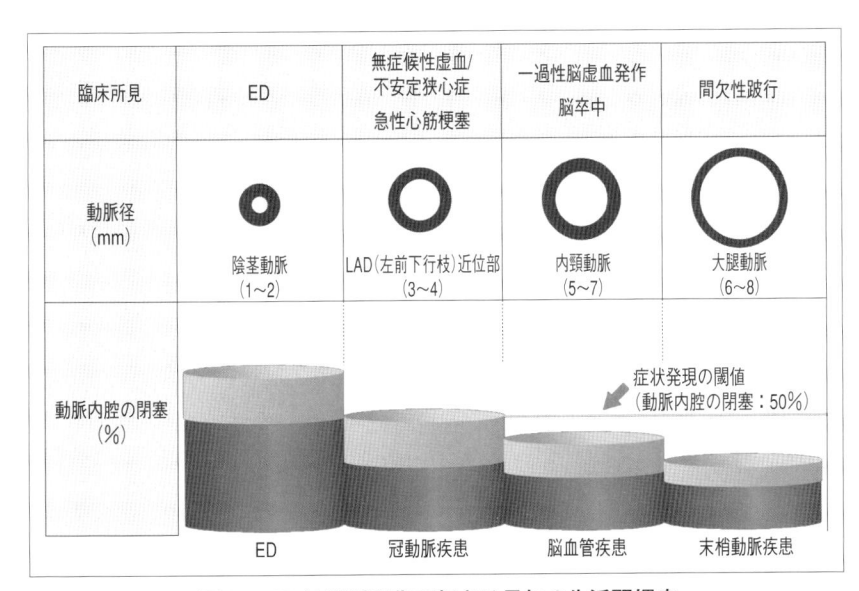

図3　EDは動脈硬化で起きる最初の生活習慣病
(Montorsi P, Montorsi F, Schulman CC. Eur Urol 44：352, 2003[2]より)

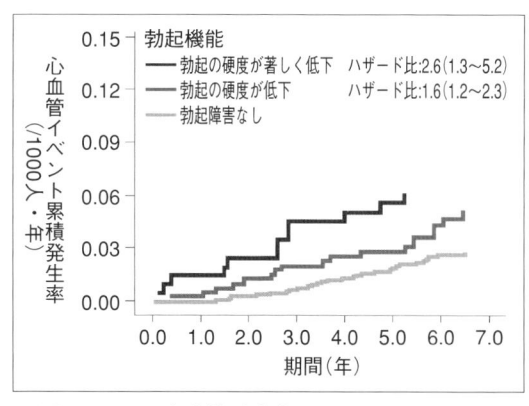

図4 EDは心血管系疾患のリスクファクター

(Schouten BW, Bohnen AM, Bosch JL, et al. Int J Impot Res 20(1): 92-99, 2008[3]より)

表1 EDの重症度別頻度

EDなし	(IIEF-5≧22):	72例 (56.3%)
Mild ED	(IIEF-5:17〜21):	42例 (32.8%)
Mild to moderate ED	(IIEF-5:12〜16):	5例 (3.9%)
Moderate ED	(IIEF-5:8〜11):	3例 (2.3%)
Severe ED	(IIEF-5:0〜7):	6例 (4.7%)

重度ED〜中等度ED群(IIEF-5:0〜16)と軽度EDまたはEDなし群(IIEF-5:17〜25)の2群に分けてそれぞれの因子との関連を検討した.

(Yasuda M, Ide H, Furuya K, et al. J Sex Med 5: 1482-1491, 2008[4]より)

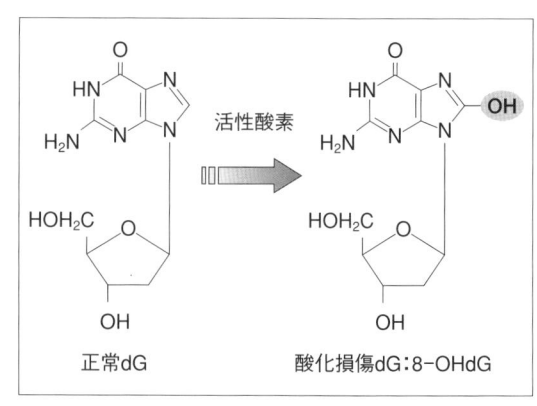

図5 8-OHdG

遺伝子DNA中のグアニン塩基は活性酸素の作用により8位の炭素が酸化され, 8-OHdGが生成される. DNAが修復される過程で8-OHdGは, 細胞外に排出される. 8-OHdGは比較的安定な物質で, 生体内で代謝や分解されることなく体液中に速やかに排泄されることから, 活性酸素による生体損傷を鋭敏に反映する優れたバイオマーカーとされている.

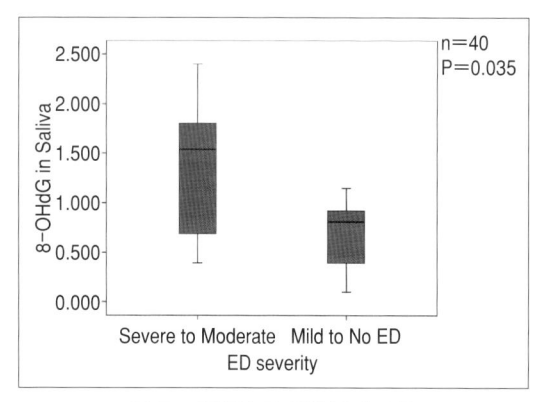

図6 唾液中8-OHdGとED

(Yasuda M, Ide H, Furuya K, et al. J Sex Med 5: 1482-1491, 2008[4]より)

唾液中8-OHdGとEDの重症度との間には, 強い相関がみられる.

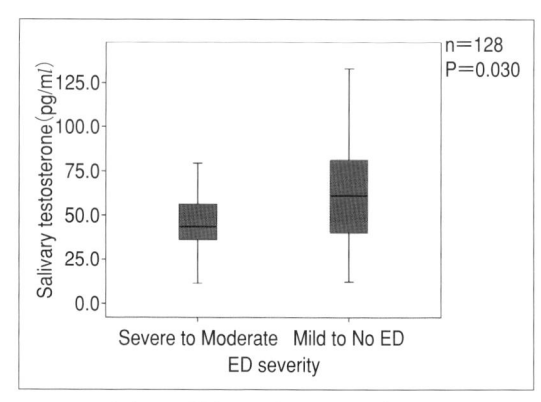

図7 唾液テストステロンとED

(Yasuda M, Ide H, Furuya K, et al. J Sex Med 5: 1482-1491, 2008[4]より)

唾液テストステロンは, EDが重症な群で有意に低い値を示した.

40.5歳(25〜59歳)でEDの指標として床上調査票であるinternational index of erectile dysfunction(IIEF-5), また酸化ストレス指標として8-OHdG(**図5**), また唾液中のテストステロンを測定した[4]. この集団でEDは全体の44%にみられ(**表1**), EDがなし, あるいは軽度(IIEF17以上)の群〈ED(−)群〉と中等度以上のED(IIEF16以下)群〈ED(+)群〉で比較す

5．EDからアンチエイジングを考える

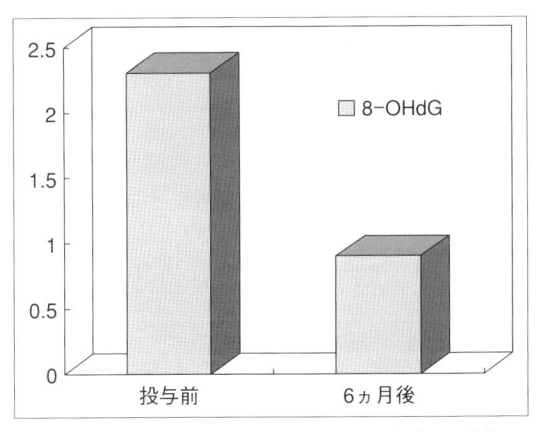

図8　PDE5阻害薬6ヵ月間週1回投与の酸化ストレスへの効果
（Yasuda M, Ide H, Furuya K, et al. J Sex Med 5：1482-1491, 2008[4]）より）
シルデナフィル定期投与で酸化ストレスは6ヵ月後に約1/3に減少した．

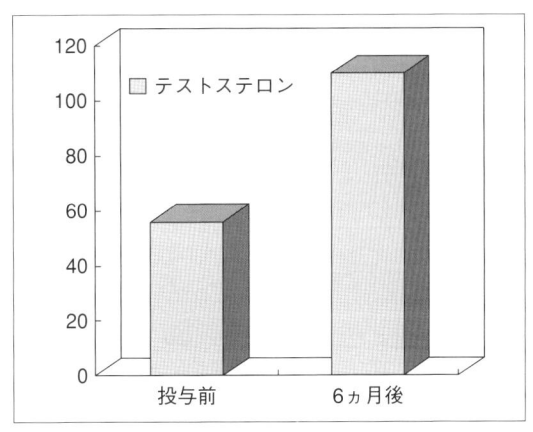

図9　PDE5阻害薬6ヵ月間週1回投与のテストステロン値への効果
（Yasuda M, Ide H, Furuya K, et al. J Sex Med 5：1482-1491, 2008[4]）より）
6ヵ月後にテストステロンは2倍に増加した．

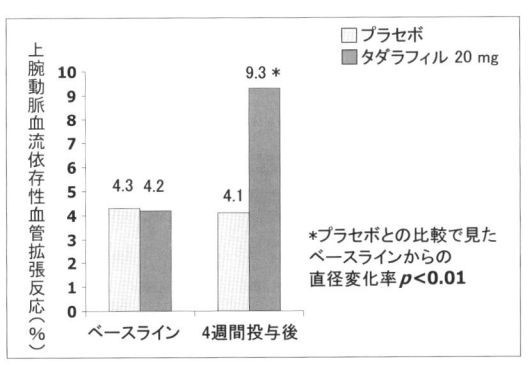

図10　血流依存性血管拡張反応に対するタダラフィルの作用
（Rosano GM, Aversa A, Vitale C, et al. Eur Urol 47（2）：214-220, 2005[6]）より）
タダラフィル投与群は4週間後に有意に血流依存性血管拡張反応が改善．

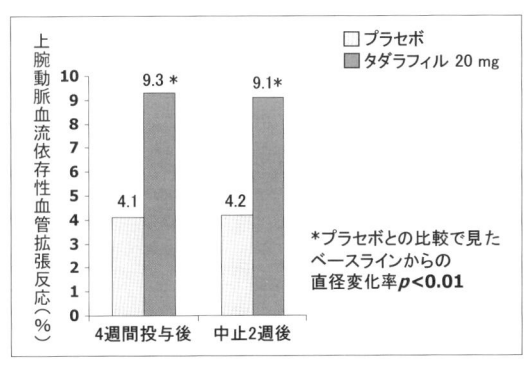

図11　中止2週後の血流依存性血管拡張反応に対するタダラフィルの作用
（Rosano GM, Aversa A, Vitale C, et al. Eur Urol 47（2）：214-220, 2005[6]）より）
タダラフィルの血管拡張作用は，投与中止の2週後でも維持されていた．

ると，ED（＋）群はED（－）群よりも酸化ストレスが高く（図6），唾液テストステロンが有意に低かった（図7）．

C　PDE5阻害薬のもつ可能性

そこでEDが重症なものに，性行為に関係なく毎週末シルデナフィルクエン酸塩（バイアグラ®）50 mgを定期的に服用してもらったところ，6ヵ月後には8-OHdGは1/3に（図8），テストステロンは2倍に上昇していた（図9）[5]．PDE5（phosphodiesterase type5）阻害薬は，血管内皮機能を改善したり[6]，血管内皮前駆細胞を増加させたり[7]，さらに酸化ストレスを消去する作用[8]が実験的に報告されている．

心血管系リスクのある男性での無作為化二重盲検並行群間試験では，タダラフィル20 mg隔日投与を4週間行った群では，血管内皮機能を評価する血流依存性血管拡張反応（FMD）が有意に改善し（図10），さらにこの効果は服用中止後2週間後にも確認された（図11）[6]．この結果から，PDE5阻害薬の作用点は主としては陰茎海綿体平

第Ⅴ章 トピックス

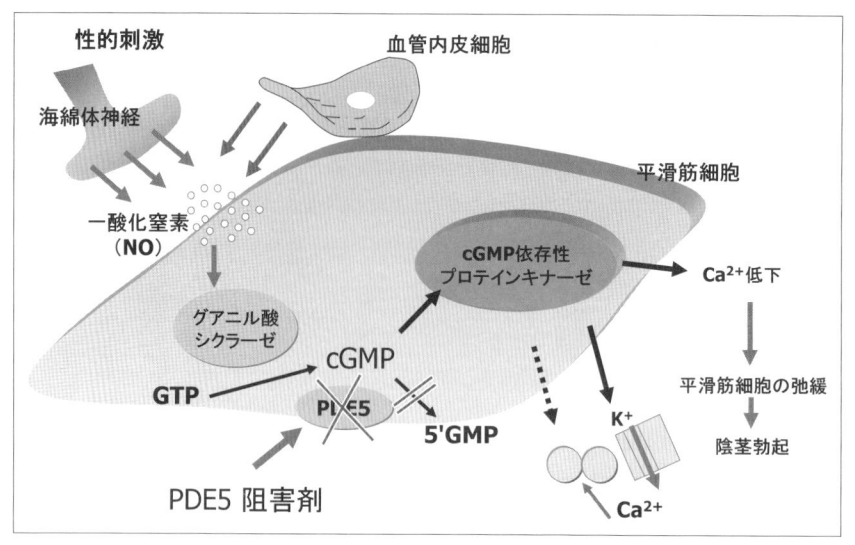

図12 陰茎勃起に関する NO-cGMP の作用機序

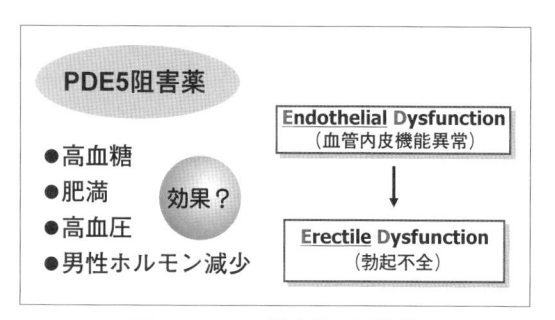

図13 PDE5 阻害薬の可能性

滑筋の cGMP 濃度を高めることにあるが（図12），実際には血管を含むより多くの臓器においても NO の作用点での cGMP を高めている可能性がある（図13）．

まとめ

ED は酸化ストレスにより血管内皮細胞からの NO 産生が減少することが大きな原因であり，男性が自分で気付く最初の生活習慣病であり，また血管病であるといえる．ED の画期的な治療薬である，PDE5 阻害薬には，さらに定期的な服用によりテストステロンを高め，酸化ストレスを低下させる作用があり，また血管内皮機能が高まることから，生活習慣病の予防，癌予防につながるアンチエイジング薬となる可能性が期待される．

文 献

1) Seftel AD, Sun P, Swindle R：The prevalence of hypertension, hyperlipidemia, diabetes mellitus and depression in men with erectile dysfunction. J Urol 171：2341, 2004
2) Montorsi P, Montorsi F, Schulman CC：Is erectile dysfunction the "Tip of the iceberg" of a systemic vascular disorder? Eur Urol 44：352, 2003
3) Schouten BW, Bohnen AM, Bosch JL, et al：Erectile dysfunction prospectively associated with cardiovascular disease in the Dutch general population：results from the Krimpen Study. Int J Impot Res 20(1)：92-99, 2008
4) Yasuda M, Ide H, Furuya K, et al：Salivary 8-OHdG：a useful biomarker for predicting severe ED and hypogonadism. J Sex Med 5：1482-1491, 2008
5) Asai A, Sahani N, Kaneki M, et al：Primary role of functional ischemia, quantitative evidence for the two-hit mechanism, and phosphodiesterase-5 inhibitor therapy in mouse muscular dystrophy. PLoS ONE 2(8)：e806, 2007
6) Rosano GM, Aversa A, Vitale C, et al：Chronic treatment with tadalafil improves endothelial function in men with increased cardiovascular risk. Eur Urol 47(2)：214-220, 2005
7) Foresta C, Lana A, Cabrelle A, et al：PDE-5 inhibitor, Vardenafil, increases circulating progenitor cells in humans. Int J Impot Res 17(4)：377-380, 2005
8) Bivalacqua TJ, Sussan TE, Gebska MA, et al：Sildenafil inhibits superoxide formation and prevents endothelial dysfunction in a mouse model of secondhand smoke induced erectile dysfunction. J Urol 181(2)：899-906, 2009

6. 頭髪のためのアンチエイジング

新垣形成外科
新垣 実
あらかき みのる

Key words	男性型脱毛症（AGA），女性の男性型脱毛症（F-AGA），ジヒドロテストステロン（DHT），CAG リピート数，再生医療，HARG，分子整合栄養学
要 点	1．男性型脱毛症（AGA）には DHT 阻害剤が最も有効であり，効果は約 1 年でピークに達し，2～3 年の維持が可能，以後緩徐な後退がみられる． 2．AGA の確定診断には，アンドロゲン受容体遺伝子の DNA 塩基検査（CAG リピート数）が有用であり，将来の予後と DHT 阻害剤の有効度判定が可能である． 3．DHT 阻害剤による副作用の改善や無効例に対して，栄養療法が有効である． 4．女性の男性型脱毛症や顕著な若年性 AGA には脱毛を増悪させる素因（肝機能低下，鉄欠乏，低蛋白など）があり，栄養療法が有用である． 5．毛髪の再生治療として，成長因子蛋白を用いた hair regeneration therapy（HARG 療法）が期待されている．

男性型脱毛症（androgenetic alopecia：AGA）や女性の男性型脱毛症（female androgenetic alopecia：F-AGA）は，実年齢より見かけ上の老いを感じさせる．AGA に対しては，ジヒドロテストステロン（dihydro-testosteron：DHT）阻害剤の登場で画期的な治療効果が得られるようになったのは既に周知されている．しかし，服用後約 1 年で良好な結果が得られるが，それ以後は維持か緩徐な後退がみられる．また DHT 阻害剤服用を中断すると薬理効果も失われるため，患者は生涯にわたり服用を継続せざるを得ない．長期的な効果や副作用，無効例に対する対策は不十分である．本稿では，アンチエイジングという観点から，長期的な治療を行ううえでの診断法や栄養療法の意義，最新の毛髪再生治療について解説する．

A AGA の診断

AGA の臨床診断は，問診，家族歴，視診で比較的容易であるが，予後や治療効果の予測は臨床診断だけでは困難である．現在では，頭髪を採取し，毛根部のアンドロゲン受容体遺伝子のポリグルタミン領域における塩基配列トリプレットリピート数（CAG リピート数）を解析することで，AGA の予後と DHT 阻害剤の効果判定が可能である[1]．特に AGA 発症前の若年者における脱毛危惧に対する予後判断と将来の治療計画に有用である．

B DHT 阻害剤の種類と臨床効果

国内では 1997 年に AGA 治療薬としてフィナステリドが認可されている．フィナステリドは，選択的 type II 5α-リダクターゼ阻害剤である．当初，type II 5α-リダクターゼは，type I 5α-リダクターゼより強力に毛乳頭に作用して脱毛を発症させると考えられていた．先天性の type II 5α-リダクターゼ欠損症には AGA の発症がないからである．また，前頭部の毛乳頭に type II 5α-リダク

第Ⅴ章　トピックス

図1　AGAの治療効果比較

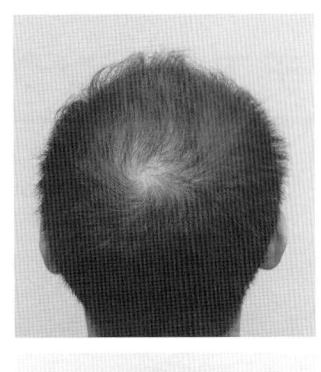

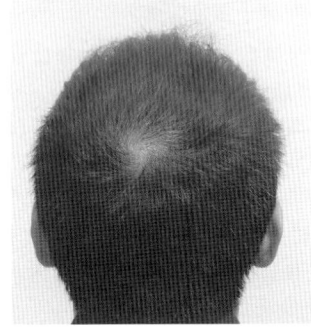

症例1. フィナステリド単独使用例
上：治療前　下：治療後6ヵ月
フィナステリド単独での発毛効果は比較的弱い.

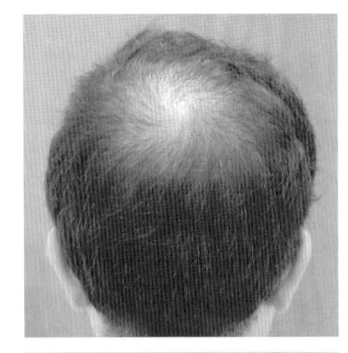

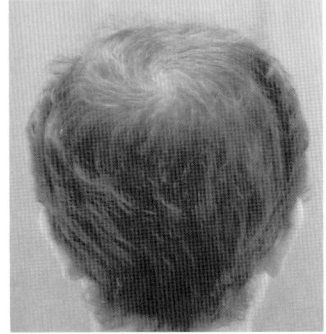

症例2. フィナステリド，ミノキシジル併用
上：治療前　下：治療後6ヵ月
ミノキシジルとの併用では発毛効果が高かった.

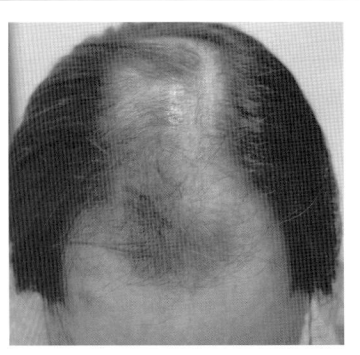

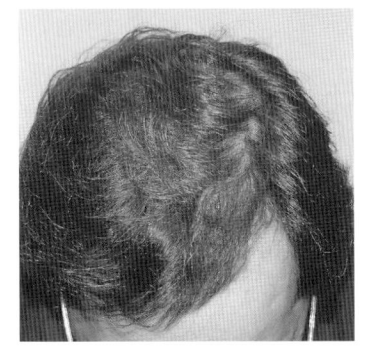

症例3. デュタステリド使用例
上：治療前　下：治療後6ヵ月
デュタステリドがより強力.

ターゼが多く発現することから，特に前頭部への効果が期待されていた．しかし，フィナステリド単独使用の臨床結果は期待したほどではなかった（図1-症例1）．効果の局在においても，ミノキシジルとの併用治療では頭頂部において特に明らかな改善例が多かった（図1-症例2）．

AGAには未認可であるが，前立腺肥大症治療薬のデュタステリドはtypeⅠ5α-リダクターゼとtypeⅡ5α-リダクターゼの両方を阻害する．2001年の米国における臨床治験でOlsenは，416症例のAGA患者に於いて，フィナステリド5mgとデュタステリド0.5mgの投与比較をおこない，後者の方が優れた発毛効果があると報告している[2]．当院における臨床結果でもデュタステリドは前頭部，頭頂部どちらにも有効に作用した（図1-症例3）．しかし，副作用の発現率も高くなる．フィナステリドの副作用発現率が4%に対して

（萬有製薬調査），当院を受診した患者にデュタステリドを投与した1000例の調査では9%の副作用発現率であった．

最も多い自覚症状を伴う副作用は「軽度性欲減退・勃起力低下」で副作用発現の80%を占める．深刻な「勃起不全」の報告はない．そのほかは「乳房肥大」「体力低下・筋力低下」が少数であるがみられた．いずれも服用中止で軽快する．無自覚症状としては血液検査で「AST（GOT）」「ALT（GPT）」「γ-GPT」の上昇が多くみられた．これは主に長期継続服用による副作用であり，定期的な肝機能検査は必要である．また服用後の肝機能悪化と薬理効果停滞の時期が一致する．

C　AGAに対する栄養療法の意義

AGA治療では以下の場合に栄養療法が有効と

考えられる．①DHT阻害剤による副作用発現　②DHT阻害剤薬理効果の停滞　③DHT阻害剤無効のAGA, F-AGA

1. DHT阻害剤による副作用に対してのアプローチ

服用の中止により軽快する．デュタステリドで副作用発現の場合，フィナステリド1mgへ，さらにフィナステリド0.2mgへ適宜減量を行うが，DHT阻害剤を用いないと治療は困難である．アレルギー，重篤な副作用発現により服用困難であれば，ミノキシジル外用と栄養療法，血行促進などその他の治療法を組み合わせる必要がある．「性欲減退」に対しては「ED」に効果があるとされるアミノ酸の一種「アルギニン」で改善がみられた．アルギニンは血中NOの産出を促進，これにより血管平滑筋を弛緩させ，海綿体の血流を盛んにする．

2. DHT阻害剤薬理効果の停滞への栄養アプローチ

DHT阻害剤内服後1〜2年で毛量は最大となり，その後徐々に減少傾向がみられる．これは，治療開始時に抑制されていた成長期毛が一度に成長するため，既存の毛髪と新しく成長した毛髪が同時に存在するが，1年経つと退行期に入った毛髪が抜け始め，見かけ上後退現象が生じるのであり，元の状態に戻ることはないと理解されている．しかし臨床の場では，明らかに元に戻るケースもあり，宿主側の栄養状態や発毛能力によって，その程度はさまざまであると考えられる．このようなケースに対しては，栄養補助によるアプローチが有効である（図2）．

毛髪蛋白質であるケラチンは，19種のアミノ酸からビタミン・ミネラルなどほかの栄養素を必要として合成される．ゆえにケラチン合成に必要な栄養素を特定し，蛋白質代謝を促進させれば育毛を促すことは十分可能である．蛋白質代謝機能の停滞要因は患者によって異なるため，当院では特に補充する必要のある栄養素を血液検査から読み取る分子整合栄養学の分析法を用いている．

AGAにおける栄養療法で最も良好な結果を得た栄養素は蛋白質であった．AGAの患者65人の血液検査では，ほかの疾患患者より総蛋白（T-Pro）値，BUN値が低く，蛋白質合成が低下していることが示唆された．また，蛋白質合成は肝臓で行われるため，AST/ALT, ALP, γ-GPTなどの肝逸脱酵素の値を生理学的に解釈して補正すれば蛋白質代謝を改善できる．ALTはビタミンB_6を補酵素として作用し，ALPは活性中心にZnを有しMgで活性化されるため，ALT低値の場合はビタミンB_6，ALP低値ならZnとMgの欠乏を疑う．ケラチン合成促進の観点からの栄養補充療法では「蛋白質」または「アミノ酸」「ビタミンBコンプレックス」「Zn」の補充が効果的であった．

多くのAGA患者において，初診時から脂肪肝などの軽度の肝機能障害がみられることが多い．高脂血症を伴う肝機能障害の場合は，ビタミンE,

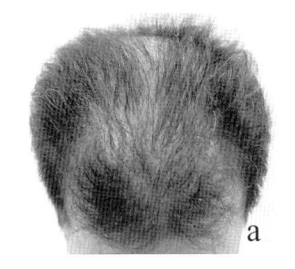

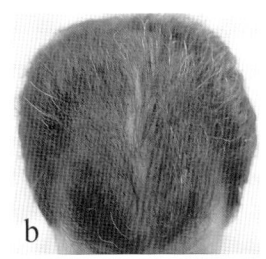

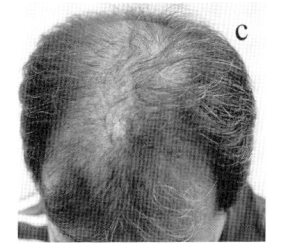

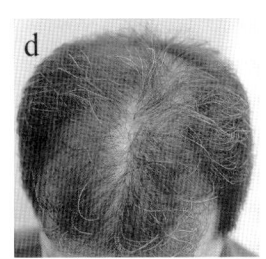

図2　栄養療法による改善例
a：初診時所見
b：治療後1年，著効
c：治療後2年，後退現象
d：栄養療法併用10ヵ月

デュタステリドとミノキシジルで治療開始．1年で著効を得るも，後退現象により2年経過時点では治療前の状態に戻る．栄養療法開始10ヵ月経過．被験者は血液検査で中性脂肪（TG）：356, 総コレステロール（T-cho）：223, BUN：10.7と，動脈硬化による末梢循環不全と蛋白質合成の低下を疑わせる所見であった．蛋白質合成の改善と局所循環の改善を目的に，含硫アミノ酸，DHA，ヘム鉄，亜鉛，アルギニンを補充，10ヵ月後再度増毛の確認．血液検査ではTG：145, T-cho：218, BUN：15と蛋白質代謝の向上を確認した．

第Ⅴ章　トピックス

ω-3系脂肪酸（DHA/EPA），食物繊維，レシチンなどを補い肝機能の改善に努める．

若年性AGA患者の血液検査では，T-pro低値に加えてフェリチン低値が多くみられた．原因として「過剰な運動による消耗」と「痔・胃炎などによる出血」がある．また，鉄欠乏での脱毛は既に周知されており，特に女性の脱毛症では顕著にみられるが，AGAの場合も例外ではない．鉄欠乏はHbだけでなくフェリチン，MCV，MCHCで判断する必要がある．フェリチンは鉄欠乏を正しく反映する項目である．ただし脂肪肝，肝炎がある場合は，フェリチンは見かけ上数値が上昇するので，解釈を誤らないように注意する．フェリチン低値の場合は「鉄」を補充，飲酒に多い大球性貧血（MCV>100）の場合はさらにビタミンB_{12}と葉酸の補充が必要である．

3．DHT阻害剤無効例のAGA，およびF-AGAへのアプローチ

DHTの影響が低い疎毛である場合は，DHT阻害剤の薬理効果も低い．また，F-AGAもDHT阻害剤は無効であったとの報告がある[3]．背景の遺伝的要因が低く，疎毛状態もAGAの典型的なパターンを呈していない場合は，アンドロゲン受容体遺伝子のDNA塩基検査（CAGリピート数）で判断する．CAGリピート数が「25」以上の症例に対してのDHT阻害剤は有効ではない[1]．DHTによらない疎毛の場合は，栄養補充療法に加えてHARG療法（後述）の適応となる．

D 一般的なAGAサプリメントの効果について

AGAのサプリメントとして，市場では「ノコギリヤシ」と「イチョウ葉エキス」がある．「ノコギリヤシ」は強壮剤として北米インディアンが利用，1990年フランス人医師ジャンポールが前立腺肥大に臨床応用し，DHTを阻害する働きがあると認められた．しかし自験例では頭髪に対しては良好な結果は得られなかった．「イチョウ葉エキス」は末梢循環障害の改善があるとされ，頭皮の血行促進に良いとされる．併用剤としての効果は期待できるが発毛に関しては第一選択の栄養成分ではない．また亜鉛欠乏による腸性肢端皮膚炎では脱毛が主症状であることから，亜鉛は脱毛に関わるミネラルとされるが，AGA患者に顕著な亜鉛欠乏はみられなかった．

近年注目される「含硫アミノ酸」「MSM（methyl sulfonyl methane）」にはケラチン合成に不可欠なイオウが含まれている．毛髪ケラチン合成のアミノ酸では特に含硫アミノ酸の「シスチン」の割合が16％と突出して多い．このシスチンのイオウ結合が毛髪の強い弾力性を生む．髪型のパーマネントは強固なシスチン結合を還元作用で一端切り，酸化で再結合させる理論に沿っている．ゆえに太くコシのある毛質にするための栄養補充として有効と思われる．

E HARG療法
（hair regenerative therapy）

HARG療法は，脂肪幹細胞由来の成長因子蛋白（advanced adipose-derived stem cell protein extract：AAPE）を用いた最新の毛髪再生治療である．

2008年，Parkらは脂肪組織から抽出した幹細胞（adipose-derived stem cell：ADSC）を培養して皮膚に注入し，皮膚の若返りが可能であることを報告した[4]．臍帯由来胚細胞（ES細胞）と比較してADSCの利用は，採取の容易さ，組織量の豊富さにおいて臨床応用する際に非常に有利であり，新しい材料として注目を浴びている．

さらに福岡らは，C3H/NeHマウスを用いた動物実験において，培養したADSCから抽出したAAPEを使用して毛髪の誘導を確認し，HARG療法と名付けた（図3）．現在，日本と韓国で同時に臨床治験が進んでおり，近い将来，女性の閉経後脱毛症や壮年期脱毛症における頭髪再生治療として期待されている（図4）．

表1にAAPEに含まれる成長因子を示す．発毛の誘導には，KGF（成長期誘導），IGF-Ⅰ（毛包を発生），VEGF（血管新生），HGF（毛包の成長），PDGF（成長期の維持）の5因子が特に重要である．これらの成長因子のうちTGF-βはヘアサイクルの退行期を誘導し抑制因子となるた

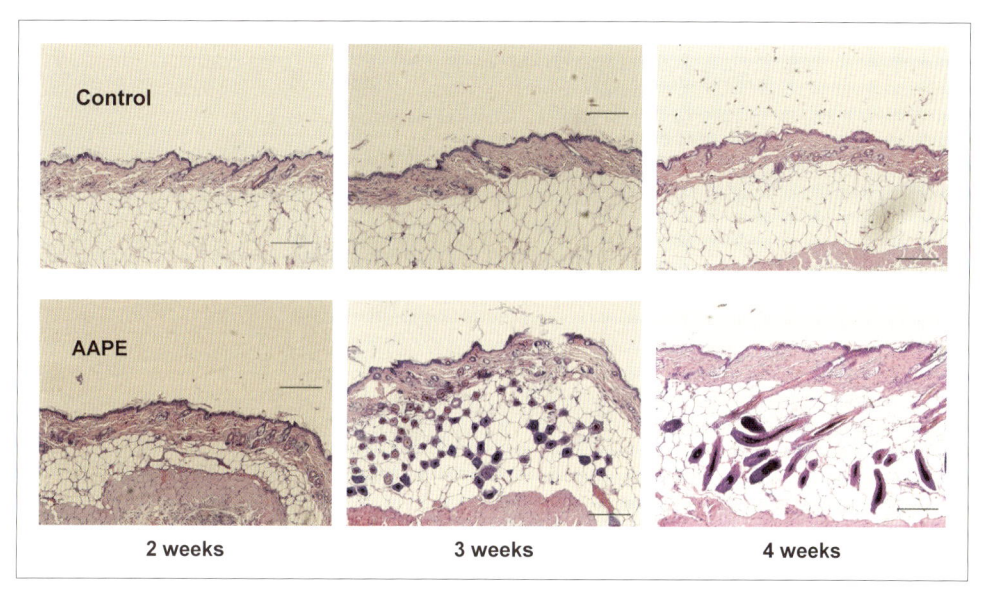

図3　C3H/NeHマウスを用いたAAPEによる発毛誘導
（美容横浜みなとクリニック：福岡氏提供）

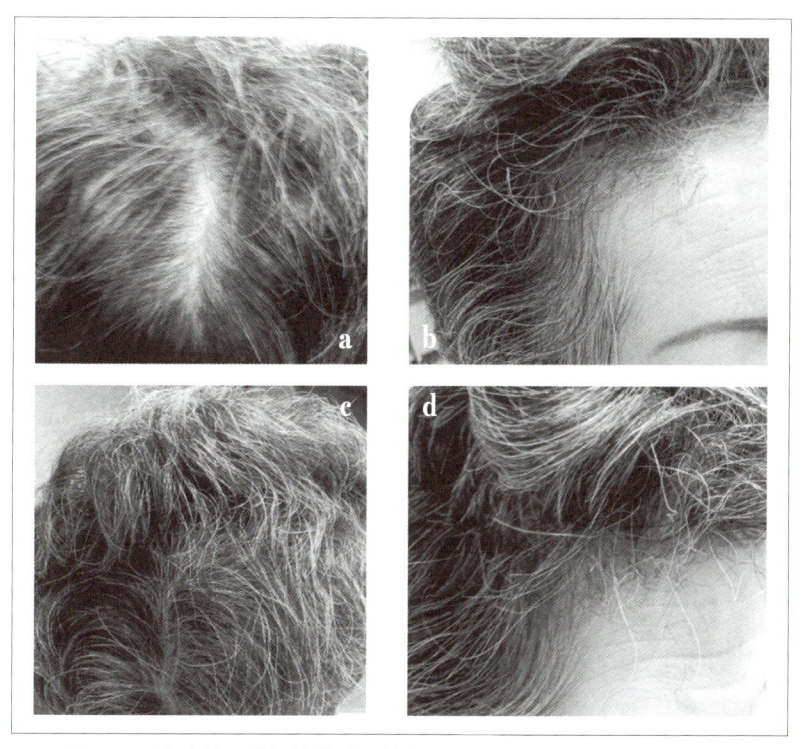

図4　74歳女性の壮年性脱毛に対するHARG療法×3回の治療結果
　　a，b：治療前
　　c，d：HARG治療後18ヵ月
頭頂部，側頭部ともに著名な毛量の増加を認める．

表1 AAPEに含まれる主な成長因子蛋白とヘアサイクルにおける役割

成長因子蛋白	作用
KGF（keratinocyte growth factor）（FGF-7）	induce anagen, cytoprotective
IGF-I（insulin-like growth factor）	essential follicular growth
bFGF（fibroblast growth factor）（FGF-2）	block the follicle morphogenesis
VEGF（vascular endothelial growth factor）	vascularization for growth and follicle increasing
HGF（hepatocyte growth factor）	stimulate follicle growth
PDGF（platelet derived growth factor）	maintain anagen phase
Wnt（wnt inducible factor）	follicular morphogenesis, anagen transition
FGF-5	anagen termination
TGF-β（transforming growth factor）	induce catagen

発毛誘導には，KGF, IGF-I, VEGF, HGF, PDGFが促進因子で重要である．TGF-βは抑制因子であり，Hydrangea macrophyllaを添加して不活化する．

表2 HARG療法に使用する主な栄養素

栄養素	作用
ビタミンBコンプレックス	activate protein synthesis
ビタミンH	actively stimulates hair follicles
ブフロメジル	vascular dilator
システイン	main amino acid of hair protein

め，hydrangea macrophylla（ハーブの一種）を添加して不活化する．また，臨床において良好な結果を得るには，頭皮の再生に必要な栄養素や血管拡張剤を同時に使用して，擬似的に若年者の頭皮環境を整える必要がある．

表2にHARG療法に使用する頭皮環境を整える栄養素を示す．毛髪再生では，これらの栄養素の存在が治療効果に大きく影響を及ぼすと考えられる．

AAPEによる皮膚再生療法は，幹細胞そのものを用いないので癌化などの恐れがなく，安全な治療法とされる．反面，成長因子蛋白の効果は一時的であるため，継続的な効果を得るためには，成長因子蛋白を繰り返し投与する必要がある．

実際の治療では，メソテラピーを用いて，AAPEと栄養素の局所注入を行う．治療間隔は3週間に一度で，発毛が得られるまで約半年間治療を続ける．以後は，一度再生した頭髪の退行期が誘導されないように，3ヵ月に一度の割合で維持療法を行う．

文献

1) 松崎貴：毛の再生技術と創薬研究へのアプローチ．薬学雑誌 **128**（1）：11-20, 2008
2) Elise A Olsen：DISORDERS OF HAIR GROWS 2/E Pattern Hair Loss in Men and Women. McGraw-Hill, New York, 353, 2006
3) Price VH, Roberts JL, Hordinsky M, et al：Lack of efficacy finasteride in postmenopausal women with androgenetic alopecia. J Am Acad Dermatol **43**：768-776, 2000
4) Park BS, Jang KA, Sung JH, et al：Adipose-Derived stem cells and Their Secretory Factors as a Promising Therapy for Skin Aging. Dermatologic Surgery **34**：1323-1326, 2008

7. アンチエイジングとダイエット

順天堂大学大学院加齢制御医学講座
青木 晃
あおき あきら

Key words	内臓脂肪型肥満, メタボリックシンドローム, アディポサイトカイン, DHEA, 美容目的ダイエット, ダイエットドック, アンチエイジングダイエット
要 点	1. 肥満はそれ自体が老化の促進因子と考えられている. 2. 内臓脂肪型肥満はインスリン抵抗性を増大させ, 病的老化を助長させる点でアンチエイジングの観点からも問題である. 3. DHEA が中高年の肥満と関連している可能性があり, 米国ではその抗肥満作用についても注目されている. 4. 抗加齢医療においては内臓脂肪型肥満解消へのアプローチと同様に, 美容的な目的のダイエットにも積極的に介入する必要がある. 5. ダイエットドックで多角的に身体の内外の状態を診断することがアンチエイジングの生活指導にもつながる.

A 肥満とアンチエイジング

 老化(エイジング)の原因として, 遺伝子的要因, 活性酸素・フリーラジカルによる酸化ストレス, ホルモン分泌低下, 免疫力低下などと並んで, 肥満そのものも老化を促進させる要因として重要視されている.

 アンチエイジングにおける肥満は, 内臓脂肪型肥満が動脈硬化性疾患を招き, それによる虚血性心疾患, 脳血管障害の結果, 死に至り健康寿命を全うできないことと, 肥満そのものが老化を促進させるという点で深い関連がある.

 肥満者において, 死亡率が高いことや疾患合併率が高いことはよく知られている. 米国の 75 万人を対象にしたデータでは, BMI 25 以上の肥満者での死亡原因となる主な疾患は, 心血管障害, 糖尿病などの生活習慣病であり, 肥満度が +30% を超えると死亡率は著明に上昇することが報告されている[1]. 我が国においては, 疾病合併率に関しての松澤らの報告で心疾患, 高血圧症, 肝障害, 高脂血症, 糖尿病などの生活習慣病の合併が, 肥満と関係していることが明らかにされている[2]. また肥満と癌の発症率の関係では, 男性では前立腺癌, 大腸癌が, 女性では乳癌, 子宮体癌, 卵巣癌の発症率が高まることや, 乳癌などでは肥満者において 5 年生存率が著しく低下することも知られている. このように『高度な肥満は病気になりやすく死亡率も高くなる』ことが疫学的にも明らかにされている.

 特に動脈硬化性疾患と内臓脂肪型肥満との関連が以前より注目されていて, 我が国においても 2005 年 4 月には内臓脂肪蓄積を必須項目とするメタボリックシンドローム(表1)という統一された概念が出された. 高血圧, 糖尿病, 高脂血症などの生活習慣病の最上流部には内臓脂肪の蓄積があり, 内臓脂肪型肥満にならないようにすることが, これらもろもろの生活習慣病にならない(=動脈硬化を引き起こさない)ためにも重要であることが強調された[3].

 内臓脂肪蓄積が過度になると, アディポサイトカインといわれる脂肪細胞そのものから分泌される生理活性物質の分泌異常により, インスリン抵

第Ⅴ章　トピックス

表1　日本のメタボリックシンドローム診断基準

内臓脂肪（腹腔内脂肪）蓄積　必須項目	
ウェスト周囲径（臍部）	男性≧85 cm 女性≧90 cm
（内臓脂肪面積　男女とも	≧100 cm²に相当）
上記に加え以下のうち2項目以上	
高トリグリセリド血症 かつ/または	≧150 mg/dl
低HDLコレステロール血症	<40 mg/dl
収縮期血圧 かつ/または	≧130 mmHg
拡張期血圧	≧85 mmHg
空腹時高血糖	≧110 mg/dl

* CTスキャンなどで内臓脂肪量測定を行うことが望ましい．
* ウエスト径は立位，軽呼気時，臍レベルで測定する．内臓脂肪蓄積が著明で臍が下方に偏位している場合などには，肋骨下縁と前上腸骨棘の中点で測定する．
* メタボリックシンドロームと診断された場合，糖負荷試験が薦められるが，診断には必須ではない．
* 高TG血症，低HDL-C血症，高血圧，糖尿病に対する薬物療法を受けている場合には，それぞれの項目に含める．
* 糖尿病，高コレステロール血症の存在はメタボリックシンドロームの診断から除外されない．

抗性の増大や糖脂質代謝障害が起こり，動脈硬化が促進されることが想定されている．インスリン抵抗性の増大は，さらに肥満を助長することにもつながり悪循環に陥る．また，インスリン抵抗性の増大によって引き起こされる高血糖は，酸化ストレスの増大を招きこれが細胞の老化を助長することがいわれている．アディポサイトカインの分泌異常は免疫系にも影響をきたし，癌の発生の原因になるとも考えられている．

ホルモン系から肥満とアンチエイジングの関係において，女性の閉経後でのエストロゲンの低下（menopause），男性での加齢に伴うDHEAの低下（adrenopause）が中高年の肥満に関与していることがいわれている[4]．すなわち，従来知られている過食と運動不足という肥満の二大成因のほかに，老化現象に伴うホルモンレベルの変化も肥満を助長する要因の一つであることがわかってきた．これらのホルモンレベルをある程度維持することができれば，肥満予防につながる可能性もあ

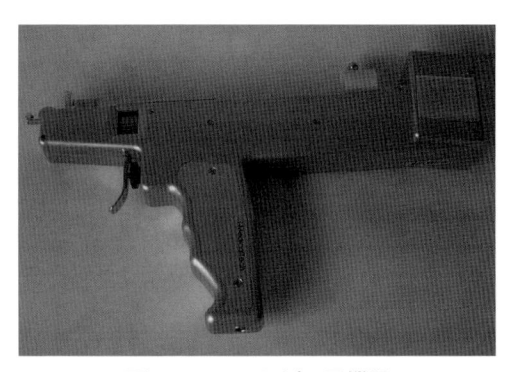

図1　メソテラピー用機器

る．実際，米国ではDHEAでの抗肥満作用を臨床レベルで使用し検証している[5]．

インスリン抵抗性を下げる働きのあるIGF-Ⅰ，テストステロン，DHEAなどのホルモンは加齢とともに減少し，反対に上げる作用をもつコルチゾルは加齢とともに増加し，肥満を助長する．インスリン抵抗性を上げないようにするホルモン環境を生活習慣のコントロールなどで維持することは，アンチエイジング療法として重要なポイントである．

B アンチエイジングにおける美容目的ダイエット

メタボリックシンドロームに代表される代謝・内分泌疾患領域におけるダイエットは，インスリン抵抗性と関連する内臓脂肪型肥満を是正することが医学的な治療の意味で重要であると考えられ，病気・疾患を診る従来の保険診療の分野でのダイエットの標的は内臓脂肪ともいえる．

しかし，一方で美容的アンチエイジングの観点から見たダイエットのポイントは皮下脂肪をいかに効率よく安全に減らしボディラインを整えるかにある．実際，美容形成外科医が中心となって美容外科のフィールドで毎日多くの脂肪吸引の手術が行われている．脂肪吸引術は基本的には皮下脂肪をターゲットにした部分痩身的なアプローチである．最近では，脂肪吸引術以外にも局所の皮下脂肪に対して，phosphatidylcholineを皮下に注入していくメソテラピー（図1），炭酸ガスを皮下に注入するカーボメッド®（図2）など，メス

176

7. アンチエイジングとダイエット

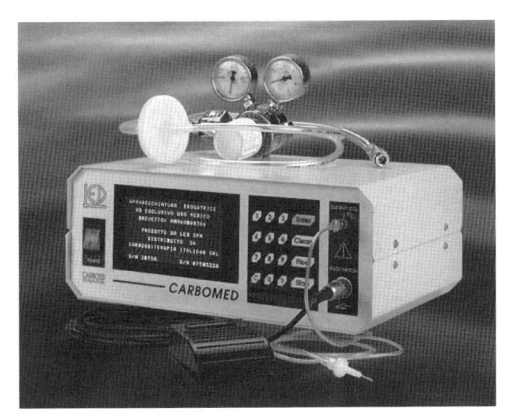

図2　カーボメッド®

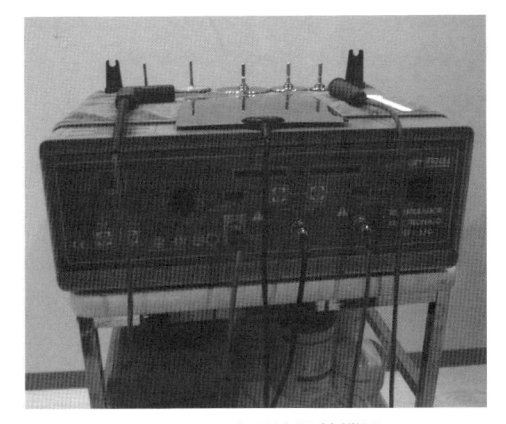

図4　RF高周波温熱機器

を使わない部分痩身法も行われている．また，アンチエイジングクリニックなどでは，外科的手術や皮下注入療法以外にもエンダモロジー®（図3），RF高周波温熱機器（インディバCET & RET）（図4）といった機械を使用した方法も行われている．皮下注入療法やこれら痩身用の機器は美容外科や美容皮膚科などにおいて，セルライトケアにも広く用いられている．セルライトとは，病理学的な定義は今のところ厳密にはなく，局所的に代謝の悪化した皮下脂肪が作り出す皮膚表面の凹凸の状態を指し，美容的アンチエイジング上，シミやシワと同様問題となる．しかしながらこれらの方法に関しての確立した医学的評価は乏しい．

C　ダイエットドック

保険診療におけるダイエットは原則としてBMI 25以上の肥満者が対象となる．その際の検

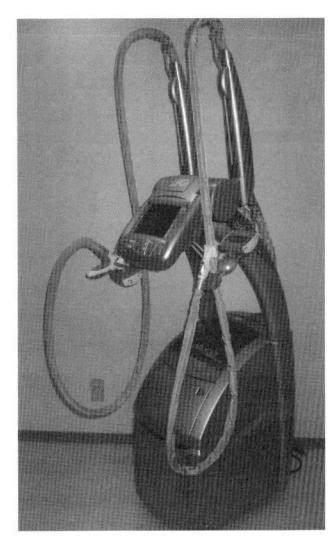

図3　エンダモロジー®

表2　ダイエットドック検査項目

- 体組成検査（生体電気インピーダンス法）
- 自律神経検査
    インナーバランススキャナー（西洋医学的検査）
    良導絡検査（東洋医学的検査）
- 超音波皮脂厚計による部位別皮下脂肪厚検査
- サーモセルテストによるセルライト診断
- 呼気ガス分析法による基礎代謝熱量測定
- 骨密度測定
- 肥満関連遺伝子検査（β_3アドレナリン受容体遺伝子など）
- 毛髪ミネラル検査（オプション）
- 血液細胞分析（オプション）
- 酸化ストレス検査（オプション）
- 唾液ストレス検査（オプション）

査は，耐糖能検査，血清脂質検査，肝機能検査，心電図など糖尿病や高脂血症患者における内科的検査が中心で，加えて腹部CT検査などで内臓脂肪蓄積の程度を知ることが重要である．基本的には病気・疾患のための検査の範疇を超えるものではない．

しかし，筆者らは上記の検査項目以外にもいくつかの検査を取り入れたダイエットドックを行っている（表2）．このダイエットドックによって，肥満症患者はもちろん，肥満症やメタボリックシンドロームではない対象者（美容目的の痩身希望者も含めて）の身体の状態を，体脂肪率，筋肉量，部位別の皮下脂肪量，骨密度，基礎代謝熱量，局

表3 ダイエット診断

体型別診断	原因別診断
1. 完全肥満型	1. 食行動問題型
2. 局所単純皮下脂肪型	2. 運動不足型
3. 固太り型	3. 代謝低下型
4. 内臓脂肪型	4. 自律神経問題型
5. その他	5. 二次性肥満

所代謝の状態,自律神経機能,セルライトの状態,肥満関連遺伝子検査など多角的に解析することで,その個人レベルでの太り方(体型別診断)と太った(痩せにくい)原因(原因別診断)をより精確に知ることができ,緻密なダイエットプログラムやメニューを提供することが可能となる(表3).自由診療下におけるこのシステムはアンチエイジングドックと同じく,病気・疾患の診断ではなく,健康のQOLの状態を見ることができ,痩身以外の点でもそのクライアントに医学的な面で関わりを持てるという利点もある.

D アンチエイジングダイエットとは

メタボリックシンドロームは生活習慣の改善でかなり防ぐことができる.実際,高血圧,糖尿病,高脂血症など個々の異常を薬に頼って治療する前に,内臓脂肪型肥満を作り出すような生活習慣を変えることが重要であることは論をまたない.しかし,30～40代で生活習慣を簡単に変えられないから,多くの人が内臓脂肪型肥満になり,糖尿病,高脂血症,高血圧になってしまうのである.良い生活習慣実践をすぐに行うことができるような人は,メタボリックシンドロームなどにもともとなりはしない.

メタボリックシンドロームに代表される慢性疾患の落とし穴は,当初自覚症状がほとんど出ないことにある.いくら,医者が医学的な見解をもって,説明したところで,一般的には「自分はそこまでは悪くならないから…」と思ったり,「そう言われても,症状は何もないから…」というパターンが多い.病気はネガティブなものである.「糖尿病にならないように食事のコントロールをしましょう」「コレステロールが高くならないように,動物性の脂肪の摂取を控えましょう」「内臓脂肪を溜めないように運動をして,アルコールや甘いものは控えてください」などの指導に限界を感じている臨床家は多い.アンチエイジングダイエットとは,女性には「いつまでも若々しくキレイでいたいでしょう?」,男性には「いつまでも格好良く,元気で仕事をしていたいでしょう?」という切り口でダイエットを捉えさせることにある.医学的な見地から物を言うのではなく,QOLをアップさせることの魅力に訴えることがポイントである.

アンチエイジング的に生きることには誰しもが興味を持ち始めている.病気にならない(マイナスにならない)ようにという指導には耳を貸さなくても,QOLをアップさせる(プラスをより引き上げる)という指導には興味を持つ人は多く,昨今の健康ブームもこういった背景がある.実際,筆者らのクリニックにおいてセルライトケアのためのダイエットプログラムを実践しているクライアントでは,当初存在していた内臓脂肪型肥満の改善,耐糖能異常や血清脂質異常の正常化などメタボリックシンドロームが解消する例が多くみられる.

アンチエイジングに興味を持たせ,「健康と美のQOLアップ」のためにアンチエイジングなライフスタイルの実践を普及させることが,メタボリックシンドロームをはじめとする生活習慣病の撃退につながるのではないだろうか.

文 献

1) Van Itallie TB : Obesity : Adverse effect health and longevity. Am J Clin Nutr **32** : 2723-2733, 1979
2) 松澤佑次, 小谷一晃, 徳永勝人:有病率が最も低くなる理想体重. 肥満研究 **4**(1) 臨増 : 65-69, 1998
3) メタボリックシンドローム診断基準検討委員会:メタボリックシンドロームの定義と診断基準. 日本内科学会雑誌 **94** : 794-809, 2005
4) 大内尉義, 関原久彦:第100回日本内科学会総会シンポジウムホルモンと長寿. 日本内科学会雑誌 **92** : 1683-1710, 2003
5) Dennis T, Villareal : Effect of DHEA on Abdominal Fat and Insulin Action in Elderly Women and Men : A Randomized Controlled Trial. JAMA **292** : 2243-2248, 2004

8. キレーション療法

満尾クリニック
満尾　正

Key words	キレーション療法，EDTA，動脈硬化治療，有害金属排泄，抗酸化療法
要　点	1．キレーション治療は，近年動脈硬化治療としても注目されている点滴治療． 2．1940年代より鉛中毒治療目的で始まり，50年以上の歴史がある． 3．Na2EDTA（Ethylene diamine tetraacetic acid）を繰り返し点滴投与する． 4．治療効果は動脈硬化性血管疾患や金属中毒症状などが主たるもの． 5．プロトコールに従うならばきわめて安全な点滴．

キレーション治療とは，キレート結合により金属を体外へ排泄させる治療方法である．キレーション"chelation"の語源はギリシャ語のカニのハサミ"chele"に由来するといわれている[1]．代表的なキレート剤には，鉛中毒のEDTA（ethylene diamine tetraacetic acid），水銀やヒ素中毒に対するDMSA（dimercaptosuccinic acid），DMPS（dimercaptopropionylsulfonate），銅に対するPenicillamine，鉄を除去するDeferoxamine mesilateなどが知られている．抗加齢医学のなかでキレーション治療が注目される理由として，動脈硬化治療効果や有害金属除去によるさまざまな変性疾患の予防と治療効果が期待できる点がある．本稿ではキレーション治療のなかでも動脈硬化治療の目的で使用されているEDTAキレーション治療について述べる．

A　歴　史

EDTAは1930年代に開発された合成アミノ酸であるが，金属と錯体を形成することが注目され1940年代から重金属中毒の治療薬として臨床的に使用されている．EDTAキレーション治療は重金属，なかでも鉛中毒の治療薬として使用されていた[2]が，鉛中毒患者の治療を行うと動脈硬化による症状が改善することが報告され[3,4]，1950年代以降，心臓疾患を中心とした動脈硬化性心臓血管疾患に対する非侵襲的治療方法として米国を中心に使用されている．近年では心臓や血管の病変治療効果だけでなく，加齢黄斑変性症など一部の眼科疾患に対しても有効な治療方法であることが報告されている[5]．一方，この治療方法のevidenceに対して批判的な報告もあり[6]，米国ではキレーション治療に対する保険適応はされていない．しかし，比較的安価な治療費で心臓疾患の予防と治療が期待できることから，米国政府（NIH；NCCAM：National Center for Complementary and Alternative Medicine）は2003年春より3000万US\$を投じた5年計画の臨床試験を開始している[7]．

B　内容と作用

EDTAキレーション治療はNa2EDTAをビタミン，ミネラルとともに点滴するものである．投与方法の基準はACAM〈American College for Advancement in Medicine（www.acamnet.org）〉が提供している．Na2EDTA 3gを500mlの溶液として3時間かけて投与するものと，半量の1.5gを1時間半で点滴するものとがある．これらを週に1〜3回のペースで20〜30回繰り返し行う．作用メカニズムの大なるものは，EDTAの

第Ⅴ章　トピックス

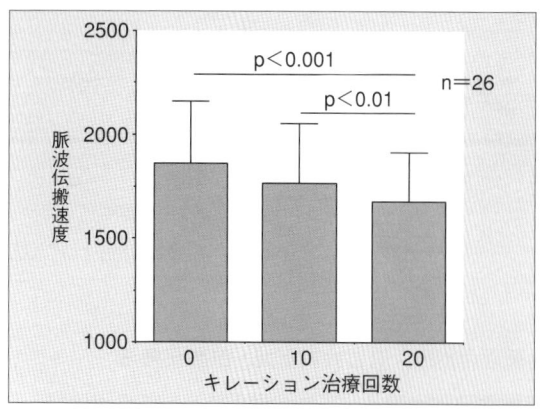

図1　キレーション治療回数とPWV値の変化
（Mitsuo Clinic）

もつ強い抗酸化力である．食品の酸化防止剤としてEDTAが広く使用されている理由も酸化による食品の劣化を防ぐものであるが，点滴投与することで体内の活性酸素による酸化ストレスを抑制することが動脈硬化治療の主たる作用と考えられる．動脈硬化治療のもう一つのメカニズムとして血中の遊離カルシウムの排泄を促すことで，体内カルシウムの分布に変化を与えることが指摘されている．加齢とともに骨に含まれるカルシウム濃度が低下する一方，動脈壁や関節軟骨などにカルシウムの異常沈着が生じる．EDTAはこうした遊離カルシウムの濃度を下げることで，骨以外へのカルシウム沈着を抑制し骨自身へのカルシウム沈着を促進すると考えられている[8]．

C　治療効果

1．動脈硬化性疾患

キレーション治療はさまざまな疾患に有効であるが，なかでも動脈硬化に対する治療効果は顕著であり，冠状動脈移植術が必要といわれた65名の患者にキレーション治療を行ったところ58名の患者で手術が不要になったことや，閉塞性動脈

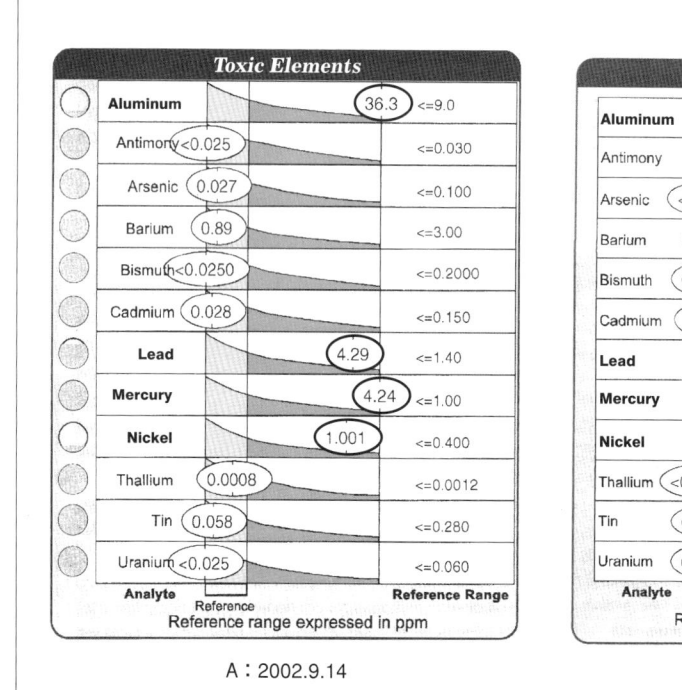

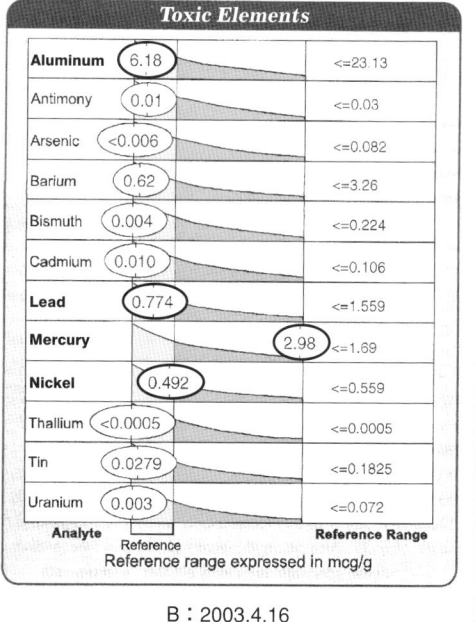

図2　キレーション治療開始前後の毛髪分析結果の変化
　症例は42歳女性．A：2002年9月初診時の毛髪分析結果．B：キレーション治療20回を終了した後の毛髪分析結果．水銀の排泄効果は十分ではないが，ほかの有害重金属（Al, Pb, Ni）はすべて正常範囲内となっている．

硬化症では，下肢切断手術予定患者27名にキレーション治療を行い24名に下肢の血流改善がみられ手術が不要になったことが報告されている[9]．図1で当院で20回以上のキレーション治療を受けた26名の患者のPWV（脈派伝搬速度）の変化を示す．20回のキレーション治療を終了するには通常6ヵ月程度かかるが，図のごとくキレーション治療とともに動脈硬化を示すPWVの数値が低下する傾向にある．これはキレーション治療が動脈硬化に対して有効な治療であることを示唆している．

2．重金属障害

環境汚染が原因の重金属障害は今後臨床的に重要なテーマになると考えられる．2003年初頭，台湾から報告された論文[10]によると，体内に鉛の蓄積がみられる患者でかつ腎機能不全を伴っている場合，EDTAキレーション治療を行うことで腎機能の悪化を防ぐことが可能とされている．これはEDTAにより鉛を対外への排泄を促進したことで活性酸素を減少させ，尿細管壊死を防ぐことができたためと推測されている．有害金属の過剰な体内蓄積は細胞障害を促進するものであり，積極的な排泄を行うことが必要である．図2に示すようにキレーション治療により毛髪中の有害金属の含有量は顕著に減少する．キレーション治療が老人性認知症の予防効果があるとされる理由にはこうした重金属，なかでもアルミニウムなどの弊害を減らすことができるためと考えられる．

D 副作用

EDTA投与による致命的ないしは重篤な副作用の報告は，ACAMの基準ができてからは報告されていない．ごく稀に発疹や虚脱感を訴える例もあるが一時的である場合が多い．若年者では点滴部位の血管痛を訴えることがある．キレーション治療には血糖降下作用もあるため，インスリンなど低血糖を引き起こす薬剤との併用には注意が必要である．

まとめ

キレーション治療のもつ今後の可能性はきわめて大きなものであり，抗酸化治療の一つの方法としてこの治療はこれからますます需要が広がると考えられる．安全とはいえ点滴という医療行為である以上，この治療に関する専門的な知識を備えたうえでの加療が要求される．日本キレーション治療普及協会〈ACT Japan（www.chelation.jp）〉では年に1回キレーション治療を行うための基礎講習会と認定試験を行っている．動脈硬化性疾患や有害金属による弊害が増えつつある我が国において，キレーション治療の需要は高まると思われる．

文　献

1) The protocol for the safe and effective administration of EDTA and other chelating agents for vascular disease, degenerative disease, and metal toxicity. J Adv Med **10**：1-100, 1997
2) Bessman ST：Doorembos NJ. Editorial. Chelation. Ann Intern Med **47**：1036-1041, 1957
3) Clarke NE, Clarke CN, Mosher RE：The in vivo dissolution of metastic calcium, an approach to atherosclerosis. Am J Med Sci **229**：142-149, 1955
4) Clarke NE, Clarke CN, Mosher RE：Treatment of angina pectoris with disodium ethylene diamine tetra-acetic acid. Am J Med Sci **232**：654-666, 1956
5) Rudolph DO, Samuels RT, McDonaugh EW：Visual field evidence of macular degeneration reversal using a combination of EDTA chelation and multiple vitamin and trace mineral therapy. In A Textbook on EDTA Chelation Therapy. 2nd ed Cranton EM ed Hampton Roads Pub. p. 237-46, 2001
6) E Ernst：Chelation Therapy for Peripheral Arterial Occlusive Disease. Circulation **96**：1031-1033, 1997
7) http://nccam.nih.gov/news/2002/chelation/pressrelease.htm
8) Halstead BW, Rozema TC：Calcium metabolism. The scientific basis of EDTA chelation therapy. (2nd ed) TRC Publishing, Landrum, p39-46, 1997
9) Hancke C, Flytlie K：Benefits of EDTA chelation therapy in arteriosclerosis：A retrospective study of 470 patients. J Adv Med **6**：161-171, 1993
10) Lin JL, LinTan DT, Hsu KH, et al：Environmental lead exposure and progression of chronic renal diseases in patients without diabetes. N Engl J Med **348**：277-286, 2003

9. 内科医のためのコエンザイム Q10 基礎知識

東京工科大学応用生物学部
山本　順寛
やまもと　よりひろ

Key words	コエンザイム Q10 (CoQ10), エネルギー産生, 脂溶性抗酸化物質, 加齢とともに減少, スタチン, 心臓病
要　点	1. ミトコンドリアでエネルギー (ATP) を産生するうえで不可欠な物質である. 2. ビタミン E, ビタミン C とならぶ最も重要な抗酸化物質でもある. 3. スタチンにより生合成が阻害され, また多くの臓器で 20 歳以降含有量が減少する. 4. 2001 年以降サプリメントとして補給することが可能となった. 5. 世界中で使用されているが, 深刻な副作用は 1 例も報告されていない.

　ヒトが生きていくためにはエネルギーが必要である. 自動車ではエンジンがエネルギーを作り出すが, 細胞のなかではミトコンドリアと呼ばれる小器官がその働きをしている. 1957 年, ミトコンドリアのなかにこれがないとうまくエネルギーが生産できないというオレンジ色の物質が発見された. それがコエンザイム Q10 (CoQ10) である. 図 1 に示したように, 10 単位のイソプレノイド側鎖を持つものを CoQ10 と呼び, さらに酸化型（オレンジ色）と還元型（無色）が存在する.

　魚や肉を冷蔵庫に入れずに放っておけば数時間で成分の脂質が酸化され, においがつく. ヒトの体も同様に酸化されやすい脂質をたくさん持っている. 脂質の酸化を防ぐ抗酸化物質の代表は, ビタミン E である. しかし, 生体脂質の酸化を効果的に防ぐにはビタミン E だけでは不十分で, CoQ10 が一緒にあることが重要であることが研究で明らかになった[1]. しかも CoQ10 は, ミトコンドリアだけでなく, 体のあらゆる場所に存在して抗酸化物質として働いている. 還元型 CoQ10 のみが抗酸化能を持ち, 体内では主として還元型で存在する. 血漿中の CoQ10 レベルを表 1 に示したが, そのほとんどが還元型である.

表 1　健常人の CoQ10 レベル

還元型 (nM)	717 ± 242
酸化型 (nM)	31 ± 12
トータル (nM)	748 ± 250
酸化型の割合 (%)	4.3 ± 1.1

平均 ± S.D. (n = 22)

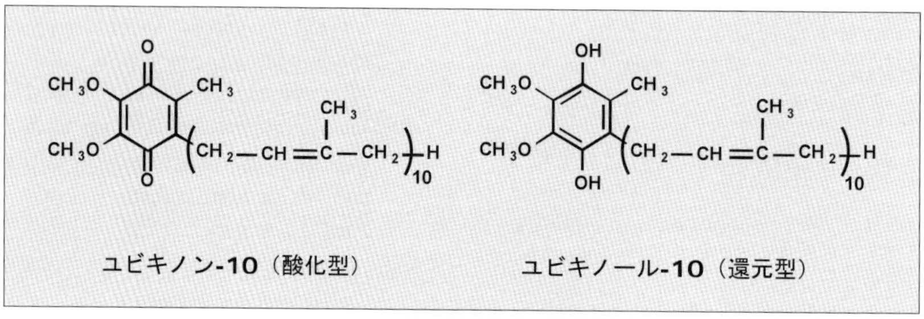

図 1　CoQ10 の化学構造
ユビキノン-10（酸化型）　　ユビキノール-10（還元型）

酸化ストレス下で，還元型 CoQ10 が酸化型となるので，全体のなかでの酸化型の割合は敏感な酸化ストレスマーカーとなることが期待されている[1]．これまで，肝炎・肝硬変・肝癌患者，新生児，パーキンソン病などで血漿 CoQ10 の酸化型の割合（% CoQ10）が健常人に比べ上昇することが見いだされている[1]．

CoQ10 は細胞の元気の素であり，体を錆びつかせないためにも必要で大切な物質であるから，ヒトは自らの体のなかで合成している．しかし，多くの臓器の CoQ10 濃度は 20 代をピークに減少していく．ひとときも休まずに働いている心臓では，40 代で 30%，80 代で 50% 以上の CoQ10 が失われる[2]．これは大変な問題である．これまでいろいろな老化の仮説が提唱されてきたが，もはや CoQ10 を無視することはできない．

コレステロールと CoQ10 の生合成経路は途中まで同じであるため，コレステロール低下薬であるスタチンを飲むと，同時に CoQ10 も減少することが確かめられている．スタチンの副作用を抑えるために，CoQ10 を一緒にとることが常識となってほしい．

CoQ10 を必要としているのはヒトだけではない．植物も動物も同じである．したがって，食物からも CoQ10 を摂取することができる．しかし，せいぜい 1 日 5〜10 mg といわれている．1 日 100 mg が摂取量の目安であるが，毎日イワシ 20 匹あるいは牛肉を 3 kg あるいはブロッコリーを 12 kg 食べなくてはならない．到底無理である．ようやく日本でも 2001 年からサプリメントで摂取できるようになった．日本企業数社が CoQ10 のほとんどを世界中に供給しているが，やっと日本人の元気を支えられるようになったのである．

ほとんどすべての細胞にミトコンドリアがあり，体中のあらゆるところで CoQ10 を必要としているので，サプリメントをとることにより実感できる効果は一人ひとりで違いがある．よく聞かれるのは，疲れにくくなった，元気はつらつになった，肌が美しくなった，二日酔いがなくなった，足のむくみがとれた，集中力が増した，頑張りがきくようになった，風邪を引かなくなった，歯ぐきがしっかりした，頭痛がおさまったなどである．CoQ10 不足になる中年以降の人に強く実感されるようである．

心臓のバイパス手術を予定している患者に 1 日 300 mg の CoQ10 を 2 週間飲んでもらうと，CoQ10 が確かに心臓に取り込まれ，そのミトコンドリアの機能が向上するとの素晴らしいデータが報告されている[3]．またパーキンソン病初期の病状の進行を遅らせたとの報告もある[4]．

CoQ10 は水に溶けず，油に溶けやすい物質なので，栄養バランスのとれたしっかりした食事直後に摂取することが大切である．空腹時では十分に吸収されず効果が半減してしまう．もともと体のなかにある物質のためであろうか，CoQ10 にはこれまでに深刻な副作用は一度も報告されていないのは安心である．

文　献

1) Yamamoto Y：Coenzyme Q10 as a front-line antioxidant against oxidative stress. J Clin Biochem Nutr **36**：29-35, 2005
2) Kalen A, et al：Age-related changes in the lipid compositions of rat and human tissues. Lipids **24**：579-584, 1989
3) Rosenfeldt F, et al：Coenzyme Q10 therapy before cardiac surgery improves mitochondrial function and in vitro contractility of myocardial tissue. J Thorac Cardiovasc Surg **129**：25-32, 2005
4) Shults CW, et al：Coenzyme Q10 therapy before cardiac surgery improves mitochondrial function and in vitro contractility of myocardial tissue. Arch Neurol **59**：1541-1550, 2002

10. アンチエイジングドック支援システム Age Management Check®の使用経験

ひまわりクリニック
伊藤 光
（いとう ひかる）

Key words	DHEA，骨密度，動脈硬化，生活習慣
要 点	1．アンチエイジング（抗加齢）医学は，健康の弱点を早期に見つけ出し，早めにオプティマルヘルスを目指すものである． 2．オプティマルヘルスとは，それぞれの年齢において心も身体ももっともイキイキとした「最善の健康」状態のことを意味する． 3．Age Management Check®は，医療施設のためにつくられたアンチエイジングドック支援プログラムソフトである． 4．同ソフトでは，加齢度の客観的な評価として，神経年齢，ホルモン年齢，骨年齢，血管年齢，筋年齢がペンタグラム・レーダーチャートで提示され，受診者の動機付けに有用と考えられる． 5．症例数を増やしそれを経時的に追跡し，システムの有用性が証明されることが期待される． 6．食事指導，運動指導のシステム，生活習慣の評価システムなど追加されるのが望まれる．

　アンチエイジング（抗加齢）医学は，それ自体が究極の予防医学といわれるように，自分の健康の弱点を早期に見つけ出し，それを補正し早めにオプティマルヘルスを目指すものである[1,2]．アンチエイジングドック[3]では，癌や生活習慣病を早期に見つけるだけではなく，病気になりにくい体質とオプティマルヘルスを目指すための指導を行う．ここでいうオプティマルヘルスとは，それぞれの年齢において心も身体ももっともイキイキとした「最善の健康」状態のことを意味する．

　Age Management Check®は，実際にアンチエイジングドックを実施する医療施設のためにつくられたドック支援プログラムソフトである．京都府立医科大学消化器内科・吉川敏一教授，同志社大学アンチエイジングリサーチセンター・米井嘉一教授の指導のもと開発された．これまで当施設では一般の健診システム（ソフト）を使用してきた．もちろんアンチエイジングドック項目に対応しておらず，事後指導，健診後の経過観察がどうしても不十分になりがちであった．時間をかけて各検査結果の説明をしても，最終的に何をしたら良いのか，つい見失いがちになった．同ソフトでは，事後指導に重点がおかれ健診後の経過を追うのにも容易なシステムとなっている．老化の弱点がどこにあるのか，自分が何をすべきかがわかりやすく提示される．また，事後指導，食事，運動，生活習慣の改善には特に重点が置かれている．本稿では当施設に導入したAge Management Check®について概説する．

A 加齢度客観的評価

　加齢には，遺伝子的な背景，微小循環にも関係する動脈硬化の程度，フリーラジカルの組織障害，ホルモンの加齢に伴う減少，骨，軟骨などの脆弱化，脳の萎縮，無症候性小梗塞の出現，免疫機能

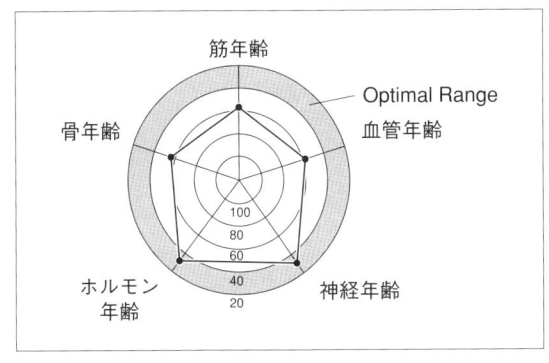

図1 老化度判定グラフ
Age Management Check®の結果表示．結果が，ひと目で理解でき，受診者に強く印象に残る．事後指導，生活習慣の改善に向け動機づけがしやすい．

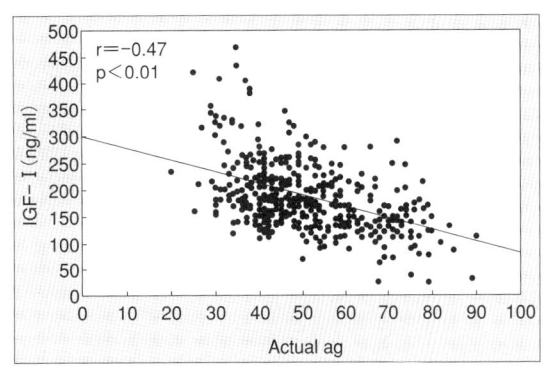

図2 血中 IGF-I 濃度の加齢に伴う変化
$Y = -2.266X + 298.845$, $r = -0.47$, $p < 0.01$
(n = 515, 男性：194, 女性：321)

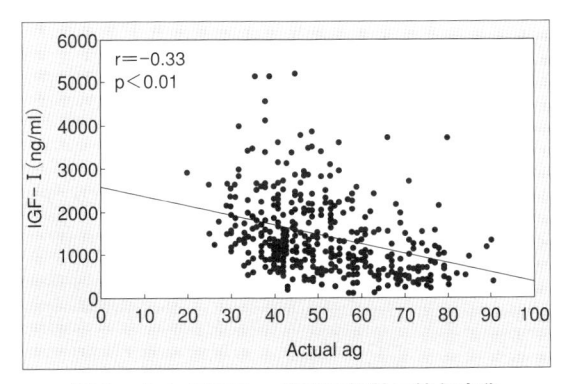

図3 血中 DHEA-s 濃度の加齢に伴う変化
$Y = -21.709X + 2493.235$, $r = -0.33$, $p < 0.01$
(n = 515, 男性：194, 女性：321)

の低下，抗酸化能の低下，ストレス抵抗性の低下などさまざまな因子が考えられる．本ソフトは，個々のデータ表示に加え，神経年齢，ホルモン年齢，骨年齢，血管年齢，筋年齢それぞれの老化度を調べ，バランスチェックを行う．その結果に基づいて受診者に最適な抗加齢療法を考え，必要な処方がなされる．判定結果は，視覚的にもっとも理解しやすいペンタグラム・レーダーチャートで提示される（図1）．

B 神経年齢

本ソフトでは，神経年齢の評価をウィスコンシン大学式カードソーティングテスト（Wisconcin card sorting test）[4]を基に抗加齢QOL共通問診票[5]で補正し行っている．人間ドックに脳ドックを併設する施設が増加しているが，それらの多くはMRIなどの画像検査が主体となっており，話す機能，注意力，認知力，判断力といった高度な脳神経機能の評価はあまり行われていないのが現状である．これらは高次脳機能障害と呼ばれ，大脳半球に障害が広がると顕在化する．当然，このような障害についてもできるだけ初期のうちに見つける必要がある．このtestは，認知症の早期発見にもつながる．

Wisconcin card sorting test は，脳神経機能検査のなかでも，主として前頭葉機能の検査である．本検査は日本脳ドック学会でも推奨されている．本ソフトにデータ入力することにより，簡単に神経年齢を推定評価できるようになった．

C ホルモン年齢

IGF-I，DHEA-s，コルチゾル，甲状腺ホルモン，テストステロン，エストロゲン，プロゲステロン，インスリンを測定する．成長ホルモン，IGF-I（図2），メラトニン，DHEA-s（図3）は，加齢とともに低下していく[6]．IGF-IとDHEAホルモン年齢は，これらのデータを男女別に解析し，回帰曲線よりホルモン年齢を算出する．図は1次回帰直線を示すが，本ソフトではより精度が高い非線形回帰曲線を用いて算出している．

第Ⅴ章　トピックス

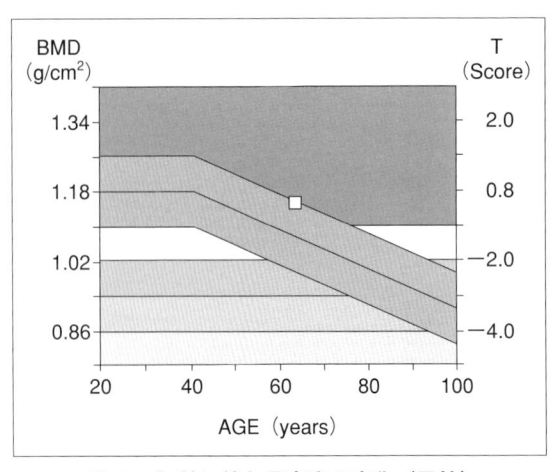

図4　加齢に伴う骨密度の変化（男性）

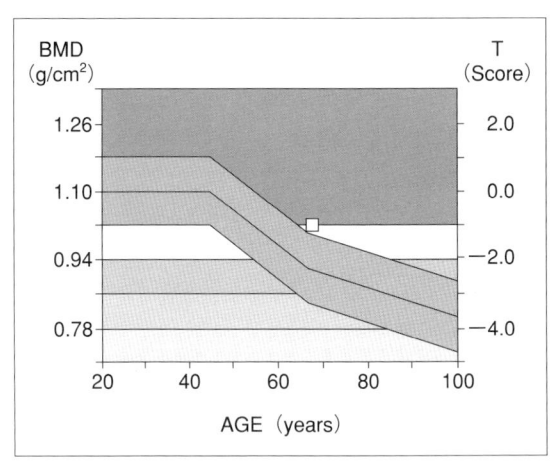

図5　加齢に伴う骨密度の変化（女性）

メラトニンについては「日内変動」があること，環境条件にも左右されやすいこと，検査法自体の再現性が確立されていないことなどにより，日常診療において測定することにあまり意味がない[2]．

成長ホルモン測定は，「日内変動」があること，運動により影響されること，そして，きわめて微量であるため，測定法自体にも再現性が問われるため，成長ホルモンそのものより IGF-Ⅰを測定する方が一般的である[2]．

D 骨年齢

骨密度は加齢とともに低下する．骨や軟骨の老化は，膝や腰の痛みによる運動や行動範囲の制限に加え，ストレスにより老化の悪循環に陥る．このように骨や軟骨の老化は，介護の必要な「寝たきり老人」をつくる大きな原因ともなっている．二重Ｘ線吸収測定法（dual erenrgy X-ray absorptiometry：DEXA）による骨密度測定は，簡便で精度が高く再現性が高いため，広く用いられている[7]．男性では，加齢とともになだらかに低下するが（**図4**），女性では，閉経に伴うエストロゲン低下によって急激に低下する（**図5**）．本ソフトでは，DEXA 法による測定値を入力するだけで，男女別の標準曲線と自動照合して，骨年齢を算出する．

E 血管年齢

加齢度判定検査のなかでも，血管年齢の評価，すなわち動脈硬化度の測定は重要な位置を占める．これまでは，簡便で再現性のすぐれた検査方法が確立されていなかった．指先加速度脈波検査[8]や脈波伝搬速度などは臨床成績の積み重ねとともに，その有用性が認められつつある．動脈硬化の治療においても，血圧や脂質コントロールだけでなく，血管の弾力性のコントロールも行うことで，より質の高い医療が期待される．血管年齢はあくまでも一つの指標にすぎず，大切なことは動脈硬化の危険因子を一つ一つ是正することである．

F 筋年齢

高齢者では，筋肉量が著減していく．筋肉は，年齢とともに，使用機会の少なくなる部分を中心に萎縮する．また，筋肉は，体を動かすだけでなく，体温を保ったり，骨を強くしたり，血液を循環させたり，いろいろな働きを担う．筋力が衰えると，こうした機能も衰えるので，筋力は若さのバロメーターといえる．筋力の指標としての握力の加齢に伴う変化を**図6**に示す．

G 症例提示

38歳，女性．生来健康である．これまで人間

C アンチエイジングを目的とした再生医療の実例

抗加齢を目的とした再生医療の中でも，特に広く一般的に行われているのが美容領域（シワ改善）に関するものである．これは必要な組織量が他臓器と比較し大きくないこと，抗荷重など力学的強度の問題が少ないこと，また自費診療となるため細胞調整などに必要な経費を患者負担させることが可能であることなどの要因によると考えている．以下筆者らの行っている手法も含めて実例を紹介する．

1．培養線維芽細胞移植

耳介後面の皮膚全層を採取し，真皮層から線維芽細胞（図1-A）を単離・培養・増殖させた後，患部真皮内に注入する．注入後数ヵ月からシワ改善効果が出現し，数年効果が持続する．そのメカニズムは移植細胞がコラーゲンなどの細胞外基質を産生する（図1-B）ことによると考えられている．筆者らの施設でも粘膜由来線維芽細胞を使用し，同様の治療を行っている[4,5]．自己血清作成のため自己血採取を行い，また局所麻酔下に口腔粘膜を採取する．得られた自己血および口腔粘膜は細胞調整室内で処理し，線維芽細胞の培養・増殖を6～8週間行う．適切な細胞数が得られた段階で細胞注入を行う．細胞注入は1～2週間隔で合計3回行い，シワ改善希望部の真皮内に30G針で注入を行う．注入後1～3ヵ月で皮膚改善の効果が現れはじめ，年単位で効果が維持される（図1-C～F）．

2．脂肪組織由来幹細胞移植

脂肪吸引などで脂肪を採取後，細切・酵素処理後に脂肪組織由来幹細胞を単離する．本細胞は脂肪移植と同時に使用し，軟部組織の増量に使用されている[6]．脂肪移植単独では吸収や石灰化などの問題があったが，同細胞が分泌する血管内皮細胞増殖因子（vascular endothelial growth factor：VEGF）が脂肪組織の生着率を向上させ，増量効果が得られる．

3．多血小板血漿（platelet rich plasma：PRP）移植

自己血をPRP作成専用真空採血管に採取し，遠心分離を行う．血漿分画中の下半分以下をPRPとする．このため採血量の約4分の1のPRPが得られる．これに塩化カルシウムを添加し活性化を開始させるが，完全に凝集化する前に標的部の真皮内から皮下に注入する．注入後数日は血小板凝集のため一時的に増量効果がある．これも1～2週間で吸収されていくが，その際血小板が分泌する血小板由来増殖因子（platelet-derived growth factor：PDGF）をはじめとする各種生理活性物質が真皮に作用することで，皮膚の若返りが起こるのではないかといわれている．さらに近年，血漿分画に白血球を含めた塩基性線維芽細胞増殖因子（basic fibroblast growth factor：b-FGF）を添加すると，増量効果が促進されるとの報告がある[7]が，臨床上注入部位の肉芽腫などの合併症も知られている．今後b-FGF添加量の至適化を含め，組織形成量の制御が重要な課題である．

4．毛根由来細胞移植

今後が期待される抗加齢を目的とした再生医療として，注目すべきものの一つに毛根再生がある．加齢とともに増加する男性型脱毛症（androgenetic alopecia：AGA）患者は日本国内だけでも1000万人いるといわれている．現在のところ薬物療法や手術が行われているが，その効果には上限があり，そのため毛髪再生医療に期待が寄せられている．Intercytex社（Manchester, UK）は毛根由来細胞（dermal papilla cells：DPs）を培養し，患者頭皮の真皮内に注入する手法で毛髪再生を試みている．現在臨床治験Phase Ⅱ中で，細胞注入後6ヵ月に89％の被験者が毛髪数の増加を認めている．

まとめ

本稿ではアンチエイジングを目的とした再生医療の具体例も含め，再生医療とアンチエイジングに関して記載した．両者の目標は共通する部分も多く，再生医療の発展がアンチエイジングの発展に貢献し，最終的には人々のQOL向上につながると確信している．今後も再生医療に関わり続け，その動向に注目したい．

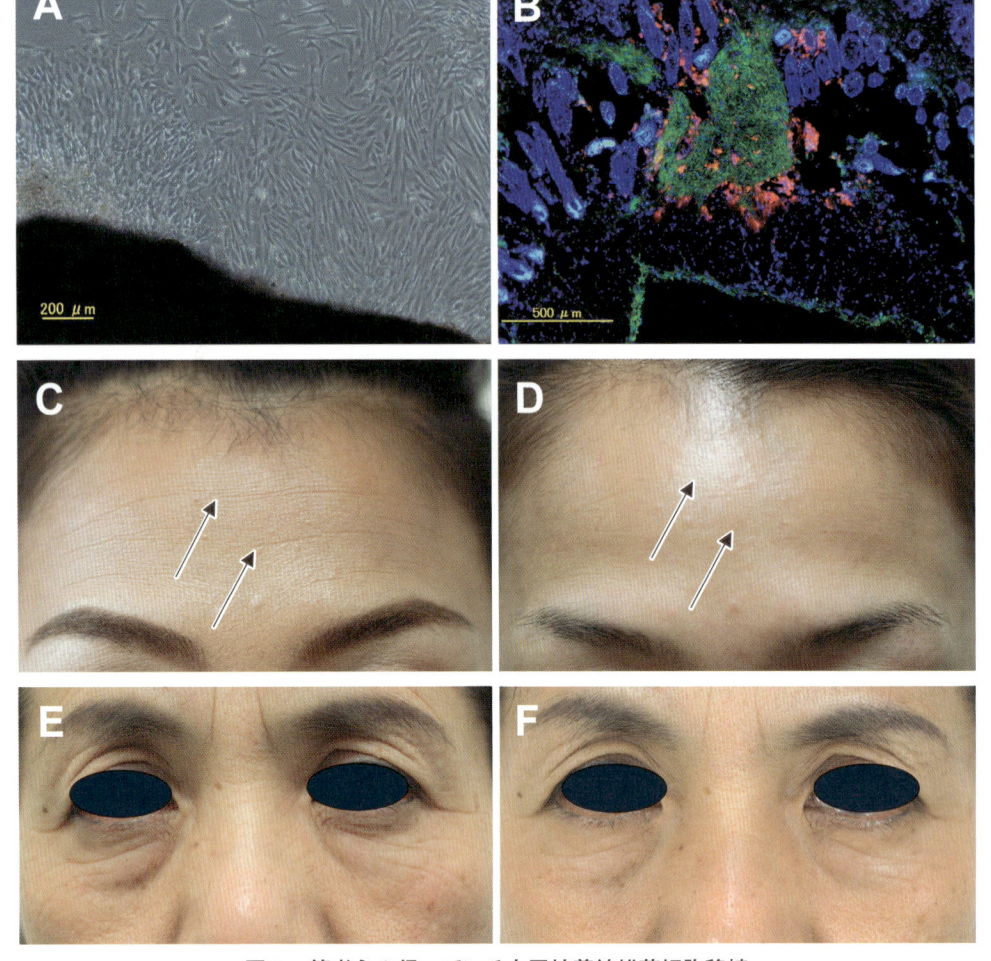

図1　筆者らの行っている自己培養線維芽細胞移植

　A：粘膜下組織（写真左下方の黒い部分）より線維芽細胞が生え出てきている．線維芽細胞は紡錘形である．B：ヌードマウス背部皮膚の免疫染色像．注入した線維芽細胞（赤い部分）が，注入された真皮層内に留まりヒトタイプⅠコラーゲン（緑の部分）を産生している（赤：PKH26，青：DAPI，緑：ヒトタイプⅠコラーゲン．40倍）．

　C，D：36歳女性．線維芽細胞注入前（C），細胞注入2年後（D）．前額部のシワは改善し，2年後も効果が持続している．

　E，F：59歳女性．線維芽細胞注入前（E），細胞注入1年後（F）．両下眼瞼，鼻根部のシワは著明に改善し，1年後も効果が持続している．

注入する臨床試験を行う．結果が待たれるところである．

　ヒトES細胞の使用において懸案であった倫理的問題を解決するために，ES細胞と同等の分化万能性をもった細胞をヒト体細胞より人為的に作成する技術が開発された（induced pluripotent stem cells：iPS細胞）[3]．これにより，患者自身からiPSを樹立する技術が確立されれば，拒絶反応のない移植用組織や臓器の作製が可能になると期待され，再生医療の実現に向けて世界中の注目が集まっている．しかし，臨床応用にはiPS細胞の癌化や，作成効率の低さなど改善すべき問題が残っている．

11. 再生医療とアンチエイジング

名古屋大学大学院医学系研究科細胞情報医学専攻　蛯沢　克己
顎顔面外科学講座

名古屋大学大学院工学研究科化学・生物工学専攻　加藤　竜司
バイオテクノロジー講座

同上　岡田　真衣

名古屋大学大学院医学系研究科細胞情報医学専攻　上田　実
顎顔面外科学講座

Key words	再生医療, 幹細胞, 実用化, 美容再生医療
要　点	1. 再生医療は新たな治療法として期待されている. 2. 再生医療とアンチエイジングには共通部分が存在する. 3. その共通部分に関する基礎研究として, 幹細胞に注目が集まっている. 4. その共通部分に関する臨床応用は, 美容医療の領域で既にはじまっている.

　再生医療とは，疾病や老化などにより機能障害に陥った組織を，細胞，薬剤，工学材料を利用し，その個体の持つ再生能力を引き出し，組織再生や機能再生を行う医療である．再生医療は細胞源採取を比較的低侵襲で行い，自己細胞を使用することから，未知の感染症やアレルギーのリスクが理論上ないため，新たな治療法として期待されている．1975 年に Green ら[1]がヒト培養角化細胞で培養表皮を作成して以来，さまざまな組織再生に関する基礎研究や臨床研究が盛んに行われている．

A 再生医療とアンチエイジング

　一方，アンチエイジングは"健康長寿を目指す医学"であり，その対象は加齢現象に加わる病的因子であり[2]，その治療や予防には種々の選択肢が存在する．老化により機能障害に陥った組織再生を目指す場合，"アンチエイジングのための再生医療"となると考えれば，アンチエイジングの一部が再生医療であり，逆に再生医療の一部がアンチエイジングであったりすることもあり，ここにかなりの共通領域が存在する．具体的にはアルツハイマー病における神経再生，変形性関節症における関節軟骨再生や，美容領域における皮膚再生・軟部組織再生などが挙げられる．

B 再生医療の動向

　再生医療は広範囲に研究が進められているものの，臨床応用されているものは少なく，皮膚，軟骨，骨などの組織に限られている．その理由は，現在までのところ，細胞培養するにつれて細胞増殖能は低下し，また特定の機能をもった細胞が形質転換（脱分化）するため，標的となる組織作成が困難であるからである．再生医療に期待された臓器移植におけるドナー不足解消や，中枢神経疾患の治療法開発にはまだまだ道のりが遠い．
　このためいわゆる"万能細胞"である幹細胞研究に注目が集まっている．なかでも胚性幹細胞（embryonic stem cells：ES 細胞）は，理論上すべての組織に分化する分化多能性を保ちつつ，ほぼ無限に増殖させることができるため，再生医療への応用に注目されている．ES 細胞を樹立するには受精卵あるいは初期胚が必要となり，特にヒトの場合には受精卵を材料として用いることで，生命の萌芽を滅失してしまうために倫理的な問題があり，その取り扱いは各国ごとに規制がある．なお 2009 年 1 月に米国食品医薬品局が，ヒトを対象とする ES 細胞による臨床試験を初めて承認した．Geron 社（California, USA）が，対麻痺患者を対象に，負傷から 2 週間以内に ES 細胞を

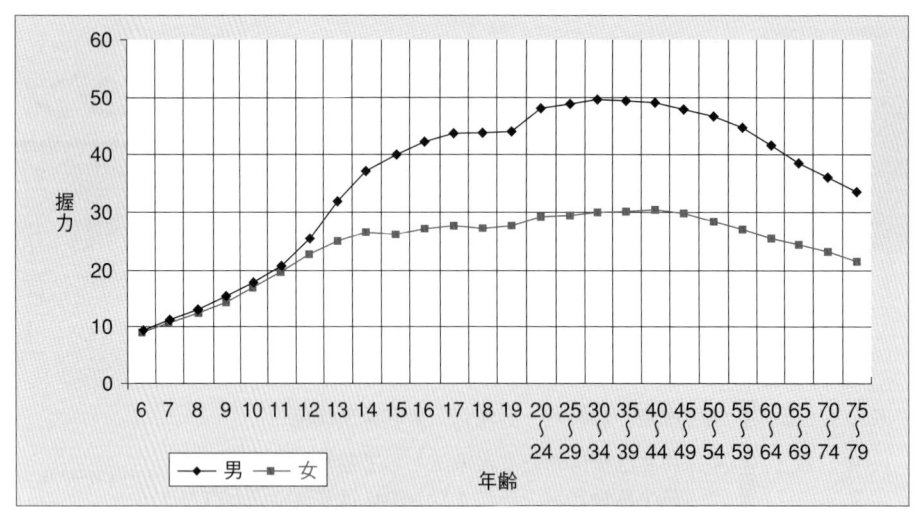

図6 文部科学省の平成15年度年齢別テスト結果

ドックでも異常を指摘されたことはない．家族歴，母，糖尿病治療中．身長156 cm，体重56.6 kg（標準体重53.5 kg），体脂肪率30.2％，BMI 23.3，血圧105/67 mmHg．老化度判定結果，筋年齢56.0歳，骨年齢56.0歳，ホルモン年齢30.6歳，神経年齢30.0歳，血管年齢56.0歳（図1）．この症例は，筋年齢，骨年齢，血管年齢が弱点だということがわかる．体重に比較し体脂肪率が高い．また，生活習慣の問診より日常の運動習慣が不足していた．糖尿病の家族歴もあり，運動習慣の改善，有酸素運動の勧め，筋肉トレーニング，1400 kcal食事指導，骨粗鬆症予防のための食事指導を行った．

まとめ

オプティマルヘルスを目指すため，弱点を見つける手助けをするのがこの健診システムである．食事指導や運動指導，生活習慣の改善に時間をかける．そのことは，生活習慣病の予防や，癌の予防に役立つものと考えられる．健康診断は，癌の早期発見のためだけにあるのではない．受診者が最善の健康状態に近づき生活の質を向上させる一つの機会である．今後，システムの有用性が証明されるよう，経時的に症例を追跡し，症例数を増やす予定である．食事指導，運動指導のシステム，生活習慣の評価システムなど追加されるのが望まれる．

文 献

1) 米井嘉一：抗加齢医学入門．慶応義塾大学出版会，東京，2004
2) 日本抗加齢医学会専門医・指導士認定委員会：アンチエイジング医学の基礎と臨床．メジカルビュー，東京，2004
3) Yonei Y, Mizuno Y：The human dock of tomorrow—Annual health checkup for anti-aging—. Ningen Dock **19**：5-8, 2005
4) 加藤元一郎：前頭葉損傷における概念の形成と変換について新修正Wisconsin Card Sorting Testを用いた検討．慶應医学 **65**：861-885, 1988
5) 米井嘉一，稲垣恭孝，祝田 靖，他：老化度判定ドックに関する報告．川崎市医師会医学会誌 **20**：65-71, 2003
6) Yonei Y, Mizuno Y, Shioya N：Aging and Symptoms of the Gastrointestinal diseases. Anti-Aging Medical Research **3**：2006（in press）
7) Klibanski A, Adams-Campbell L, Bassford T, et al：NIH consensus development panel on osteoporosis prevention, diagnosis, and therapy. Osteoporosis prevention, diagnosis, and therapy. JAMA **285**：785-795, 2001
8) Sano Y：Evaluation of peripheral circulation with accelerated plethysmography and its practical application. Bulletin of the Physical Fitness Research Institute **63**：1-13, 1986

文　献

1) Rheinwald JG, Green H：Serial cultivation of strains of human epidermal keratinocytes：the formation of keratinizing colonies from single cells. Cell **6**：331-343, 1975
2) 藤田哲也：アンチエイジング（抗加齢）医学とは．日本抗加齢医学会専門医・指導士認定委員会編．アンチエイジング医学の基礎と臨床．メジカルビュー社，東京，2-3，2004
3) Takahashi K, Yamanaka S：Induction of pluripotent stem cells from adult human fibroblasts by defined factors. Cell **131**：861-872, 2007
4) 蛯沢克己，上田実：皮膚陥凹変形に対する自家培養線維芽細胞治療．医学のあゆみ **217**：348-349，2006
5) Ebisawa K, Kato R, Ueda M, et al：Regenerative medicine for Anti-aging. Nippon Rinsho **67**：1402-1406, 2009
6) Moseley TA, Zhu M, Hedrick MH, et al：Adipose-derived stem and progenitor cells as fillers in plastic and reconstructive surgery. Plast Reconstr Surg **118**：121S-128S, 2006
7) 川添剛：白血球含有多血小板血漿（W-PRP）とbFGF添加白血球含有多血小板血漿による組織再生に関する検討．第17回日本形成外科学会基礎学術集会（東京），2008年10月2日

12. 喫煙・タバコ

千葉大学大学院医学研究院細胞治療学　大西俊一郎
同　藤本　昌紀
同　横手幸太郎

Key words　禁煙ガイドライン，5Aアプローチ

要点
1. 喫煙は喫煙病（依存症＋喫煙関連疾患）という全身疾患と考えることができる．
2. 喫煙は悪性腫瘍，動脈硬化性疾患，慢性呼吸器疾患に対する主要な危険因子である．
3. 喫煙は疾病の原因の中で防ぐことのできる最大のものである．
4. 禁煙は年齢・性別を問わず，速やかに効果をもたらす．
5. 外来診療の現場で短時間に実施できる禁煙治療方法として「5Aアプローチ」がある．

喫煙は喉頭癌や肺癌をはじめとする悪性腫瘍や，脳梗塞および虚血性心疾患など動脈硬化性疾患，また慢性呼吸器疾患に対する独立した主要な危険因子であり，また皮膚の老化や歯周病も来しうる．逆に禁煙はそれらの死亡や発症のリスク低下をもたらし，その効果は年齢や性別を問わない．また，禁煙の効果はその開始とともに速やかに現れ，禁煙期間に応じてリスクはさらに低下する．近年，外来診療の場で短時間に実施できる「5Aアプローチ」(Ask, Advise, Assess, Assist, Arrange)[1]という指導方法が推奨されている．

A 喫煙問題

世界同様，我が国でも喫煙人口は減少傾向にあるが，20〜30代女性では増加傾向にあり，喫煙開始の低年齢化や受動喫煙による健康被害など問題はいまだに山積している．対して，公共の場における法的な禁煙の推進や，タバコ箱のメッセージの強調など社会的な禁煙啓蒙が強まる傾向にある．2005年9月に禁煙関連9学会合同で「禁煙ガイドライン」[2]が発表され，2006年6月より一定の施設要件下でニコチン依存症管理料の算定が可能になるなど，我が国でもようやく禁煙治療が始動したように思われる．喫煙は防ぎうる最大の疾病原因であり，禁煙は重篤な疾病を確実に・大量に・劇的に減らしうる方法である．すなわち禁煙推進は喫煙者・非喫煙者の健康の推進と莫大な保険財政の節約といった，社会全体の健康増進に寄与する最大のものといえる．また，現行の喫煙者の禁煙のみならず，喫煙者をつくらない防煙など，禁煙環境の整備も重要である．

B 簡易禁煙指導（日常診療などにおける禁煙支援）

喫煙は喫煙病（依存症＋喫煙関連疾患）という全身疾患と考えることができ，喫煙者は「積極的禁煙治療を必要とする患者」という認識が基本である．医療従事者は臨床で多数の喫煙者に出会うため，日常的に禁煙指導を施行すれば，個の禁煙成功率が高くなくとも全体として多数の禁煙を成功しうる．禁煙指導の基本として重要なのは，すべての患者の喫煙状況や禁煙の意思を診察の度に質問し，禁煙の必要性を繰り返し説明し，それによる患者の行動の変容過程を系統的に評価すること，である．

C 禁煙の意思や実行段階に応じた指導法

日常の外来診療で短時間に実施できる禁煙指導の方法としては,「5A アプローチ」(Ask, Advise, Assess, Assist, Arrange)(**表1**)が世界各国で施行されている.

1. 禁煙前の指導

(1) ステップ1(Ask)では,「喫煙状況等の評価」を目的に,すべての受診者に対して,受診の度に問診し記録するシステムを導入する. 具体的には,カルテのバイタルサインを記入する欄に喫煙状況を項目として追加したり,患者の喫煙状況が一目でわかるステッカーをカルテに貼るなどの方法がある.

(2) ステップ2(Advise)では,喫煙中の全患者に対して「はっきりと」「(禁煙の優先度が高いことを)強く」「個々に合わせた」言葉で禁煙を促す. 曖昧な表現は禁煙意欲の低下につながりうる.

(3) ステップ3(Assess)では禁煙する意思を確認する. 意思があればステップ4および5へ進む. 禁煙の意思がない場合は,引き続き禁煙の動機付けを行う.

・禁煙意思のない患者の指導(禁煙の動機付けの強化):意思のない患者には,禁煙の禁断症状や体重増加への不安や過去の失敗経験による躊躇があったり,禁煙は苦しく時間もお金もかかる難しいものだと思い込むなど,禁煙に関する知識に乏しい場合が多い. このような患者には,禁煙の動機付けを強く促すために前述のステップ2(Advise)を,具体的には繰り返し「5つのR」(**表2**)という指導を行う. また,患者の呼気中の一酸化炭素(CO)濃度や尿中ニコチン濃度の測定など,客観的なデータは禁煙の動機付けに役立つ. 議論を戦わせるのではなく,喫煙者の立場を理解し,不安や葛藤に共感し話し合う姿勢が基本的に重要である.

(4) ステップ4(Assist)では,グループ学習,電話や面接による個別カウンセリングなどの技法を用いて禁煙を支援する. 以下のいくつかの方法を組み合わせると効果的である.

① カウンセリング

節煙ではなく完全な禁煙が禁煙達成の近道であること,禁煙開始直後はアルコールを控えること,家族に喫煙者がいる場合の対処方法などを助言する. 禁煙失敗経験がある場合は,禁煙断念の原因を究明し,その対策を助言する.

② 禁煙プランを作成

禁煙開始日をできるだけ2週間以内に設定できるよう,禁煙後の離脱症状(イライラ,集中できない,頭痛など)や喫煙欲求のコントロールのための薬物療法(ニコチン代替療法,内服療法)を説明し,患者が自信を持って禁煙を開始できるよう支援する. そして「今後ずっと」ではなく「今日1日」禁煙するというように達成可能な目標を設定する. 禁煙後は禁煙に対する自身の現状を繰り返し自己評価させ,自己効力感(禁煙できる自信)の高まりを認識させる.

③ 社会的な支援の活用

医療従事者には遠慮なく相談し禁煙のための支援を求めてよいこと,家族・友人・職場の同僚からの支援を上手に利用することなどを助言する.

④ 薬物療法の併用

過去の禁煙で離脱症状が強く出現した人,あるいはニコチン依存度が高く強い離脱症状が出現しそうな人には,ニコチン代替療法や内服療法(次の「D 薬物療法」参照)を用いると,禁煙後の離脱症状の緩和のみならず,禁煙に対する自己効力感を高める効果も期待できる.

2. 禁煙開始後の指導

再喫煙の多くは禁煙開始後3ヵ月以内に発生するため,再喫煙の防止のフォローアップが極めて重要である. 以上を念頭に (5) ステップ5(Arrange)では,禁煙達成に向けたフォローアップの診察などを行う. 1回目の至適時期は,禁煙開始直後(できれば1週間以内),2回目は1ヵ月以内が適当とされる. 禁煙が継続していれば,それを賞賛しともに喜ぶことが患者にとって何よりの励みとなる.

第Ⅴ章　トピックス

表1　外来診療などで短時間にできる禁煙治療の手順〈5A アプローチ〉

ステップ	実施のための戦略
ステップ1：Ask （診察のたびに，すべての喫煙者を系統的に同定する）	● 診察のたびに，すべての患者の喫煙に関して，質問し，記録するよう，医療機関としてのシステムをつくる． ● 血圧，脈拍，体温，体重などのバイタルサインの欄に喫煙の欄（現在喫煙，以前喫煙，非喫煙の別）を追加する，あるいは，喫煙状況を示すステッカーをすべてのカルテに貼る．
ステップ2：Advise （すべての喫煙者にやめるようにはっきりと，強く，個別的に忠告する）	● はっきりと：「あなたにとって今禁煙することが重要です，私もお手伝いしましょう」「病気のときに減らすだけでは十分ではありません」 ● 強く：「あなたの主治医として，禁煙があなたの健康を守るのに最も重要であることを知ってほしい，私やスタッフがお手伝いします」 ● 個別的に：タバコ使用と，現在の健康/病気，社会的・経済的なコスト禁煙への動機付け/関心レベル，子どもや家庭へのインパクトなどと関連付ける．
ステップ3：Assess （禁煙への関心度を評価する）	● すべての喫煙者に，今（これから30日以内に）禁煙しようと思うかどうかを尋ねる 　　もし，そうであれば禁煙の支援を行う． 　　もし，そうでなければ禁煙への動機付けを行う．
ステップ4：Assist （患者の禁煙を支援する） ◎患者が禁煙を計画するのを支援する	● 禁煙開始日を設定する（2週間以内がよい）． ● 家族や友人，同僚に禁煙することを話し，理解とサポートを求める． ● 禁煙するうえでの問題点（特に禁煙後の最初の数週間）をあらかじめ予測しておく．この中には，ニコチン離脱症状が含まれる． ● 禁煙に際して，自分のまわりからタバコを処分する．禁煙に先立って，仕事や家庭や自動車など，長時間過ごす場所での喫煙を避ける．
◎カウンセリングを行う （問題解決のスキルトレーニング）	● 1本も吸わないことが重要：禁煙開始日以降は，1ふかしもダメ． ● 過去の禁煙経験：過去の禁煙の際，何が役に立ち，何が障害になったかを振り返る． ● アルコール：アルコールは喫煙再開の原因となるので，患者は禁煙中は節酒あるいは禁酒するべきである． ● 家庭内の喫煙者：家庭内に喫煙者がいると，禁煙は困難となる．一緒に禁煙するように誘うか，自分のいるところでタバコを吸わないように言う．
◎診療活動のなかで，ソーシャル・サポートを提供する	● 「私と私のスタッフは，いつでもお手伝いします」と言う．
◎患者が医療従事者以外からソーシャル・サポートを利用できるよう支援する	● 「あなたの禁煙に対して配偶者/パートナー，友人，同僚から社会的な支援を求めなさい」と言う．
◎薬物療法の使用を勧める	● 効果が確認されている薬物療法の使用を勧める．これらの薬物がどのようにして禁煙成功率を高め，離脱症状を緩和するかを説明する． 　　第一選択薬はニコチン代替療法剤，および塩酸ブプロピオンSR（日本未認可）．
◎補助教材を提供する	● 政府機関や非営利団体などが発行する教材のなかから患者の特性に合った教材を提供する．
ステップ5：Arrange （フォローアップの診察の予定を決める）	● タイミング：最初のフォローアップの診察は，禁煙開始日の直後，できれば1週間以内に行うべきである．第2回目のフォローアップは1か月以内がよい．その後のフォローアップの予定も立てる． ● フォローアップの診察でするべきこと：禁煙成功を祝う．もし再喫煙があれば，その状況を調べて，再度完全禁煙するように働きかける．失敗は成功へ向けての学習の機会とみなすように言う．実際に生じた問題点や今後予想される問題点を予測する． ● 薬物療法の使用と問題点を評価する．さらに強力な治療の使用や紹介について検討する．

(Fiore MC, Bailey WC, Cohen SJ, Dorfman SF, et al：Treating Tobacco Use and Dependence：Clinical Practice Guideline. Rockville, MD. United States Department of Health and Human Services, Public Health Service, 2000 より)

表2 禁煙の動機付けを強化するための「5つのR」

関連性 (Relevance)	患者個人の特性（自身の病気，健康への不安，家庭での子どもへの影響，社会的立場，過去の禁煙経験や失敗の原因など）と関連付けた情報の提供を行いながら励ます．禁煙の意欲を起こさせる情報が，患者個人の特性と関連する場合は，その影響力が大きいものになる．
リスク (Risks)	患者が喫煙の健康影響についてどのように考えているかを尋ね，その中から，その患者に最も関係のありそうな健康影響に焦点を当てて情報を提供する．低タールや低ニコチンまたはその他のタバコ（かぎタバコ，パイプタバコなど）を使用した場合でも，様々なリスクを排除することは不可能であることを強調する． 具体的には，喫煙による急性リスク（息切れ，喘息の悪化，妊娠への悪影響など），慢性リスク（心疾患，脳卒中，肺癌などの悪性腫瘍，慢性閉塞性肺疾患など）および環境リスク（受動喫煙による家族のリスクなど）を念頭に置く．
報酬 (Rewards)	禁煙の効果について患者自身がどのように考えているかを尋ねるとともに，その患者に最も関係のありそうな禁煙の効果についての情報を提供する． 具体的な効果の例としては，健康（感）の回復，味覚や嗅覚の回復，経費の節約，自分自身を良く思える，部屋・車・衣類のタバコ臭や口臭の消失，禁煙を思い悩むことからの開放，子どもへの良い見本となる，運動能力や体力の回復，肌のシワや老化現象の緩和などがある．
障害 (Roadblocks)	患者の禁煙を妨げる要因（障害）となっているものは何かを尋ね，それを解決するための方法（問題解決型のスキルトレーニング，ニコチン代替療法などの薬物治療）について助言する． 典型的な障害としては，禁断症状，失敗への恐怖，体重増加，不十分な支援体制，うつ状態，喫煙の楽しみなどである．
反復 (Repetition)	禁煙の動機付けを強化するための働きかけは，患者の来院ごとに繰り返し行うことが重要．過去に禁煙の失敗を経験した患者には，反復の挑戦で禁煙に成功した患者が多いことを伝える．

(Fiore MC, Bailey WC, Cohen SJ, Dorfman SF, et al：Treating Tobacco Use and Dependence：Clinical Practice Guideline. Rockville, MD. United States Department of Health and Human Services, Public Health Service, 2000 より，一部改変)

D 薬物療法

個人差はあるものの喫煙習慣は「ニコチン依存」との関係が深く，喫煙習慣から脱却するためには，禁忌でない限りニコチン代替療法や内服療法も推奨される．内服薬として海外では抗うつ薬として開発された塩酸ブプロピオンも使用されている．

1．ニコチン代替療法剤

メタアナライシスで禁煙率を有意に上昇させることが示されており，その使用が推奨される．ニコチン代替療法剤はタバコ煙に含まれる有害物質を含まず，ニコチンのみを含み，口腔粘膜や皮膚の接触面から徐々に体内に吸収されて，禁煙に際して起こる離脱症状を軽減し禁煙を補助する．まずは，ニコチン摂取をタバコから完全にニコチンガムやニコチンパッチに置き換えることから始め，その後ニコチン補給量を段階的に減量する．治療中の喫煙欲求には行動療法で対処するが，一時的に使用量を増量して対処する場合もある．副作用として，喫煙との併用によりニコチンの過剰摂取の危険がある．また，心筋梗塞や脳梗塞などニコチンでリスクが増大する疾患の罹患直後の使用には注意が必要である．妊娠中の使用は日本では禁忌だが，欧米では妊娠中の喫煙継続の多大な危険性から十分な説明と同意の下，妊婦にも使用される場合がある．

2．バレニクリン酒石酸塩（チャンピックス®）

2006年より我が国でもバレニクリン酒石酸塩が保険適応となり，一定の施設基準（病院構内禁煙，専任看護師の配置など）を満たす病院で，簡易な書類を提出し許可された医師により，一定の基準（スクリーニングテストやブリンクマン指数200以上）を満たした患者に対して処方が可能となった．作用としてはニコチン受容体に結合し，作動（離脱症状を軽減）と拮抗（喫煙による満足感を抑制）の側面を有する．副作用としては内服開始時を中心とした嘔気が比較的高頻度にあり，精神的変容の可能性も指摘されている．内服量にもよるが，52週後に約6～35%（プラセボ約4～23%）ほどの禁煙が継続したとの報告がある[3]．

今後のさらなる検討に期待する．

文献

1) Fiore MC, Bailey WC, Cohen SJ, Dorfman SF, et al : Treating Tobacco Use and Dependence : Clinical Practice Guideline. Rockville, MD. United States Department of Health and Human Services, Public Health Service, 2000
2) 日本口腔衛生学会，日本口腔外科学会，日本公衆衛生学会，日本呼吸器学会，日本産科婦人科学会，日本循環器学会，日本小児科学会，日本心臓病学会，日本肺癌学会合同研究班：禁煙ガイドライン．Circulation Journal **69** (Suppl. IV)：1005-1103, 2005
3) Garrison GD, Dugan SE : Varenicline : A First-Line Treatment Option for Smoking Cessation. Clinical Therapeutics **31**：463-491, 2009

13. 睡 眠

東京医科歯科大学教養部生物学教室
服部 淳彦
はっとり あつひこ

Key words	メラトニン，概日リズム，睡眠負債，レム睡眠，ノンレム睡眠
要 点	1．睡眠は概日リズムと睡眠負債の2つの関数より作られる． 2．高齢者では，総睡眠時間とレム睡眠の割合が減少する． 3．高齢者では，睡眠が実時間に対して前進する「睡眠相前進型」の睡眠障害が多い． 4．加齢に伴い，夜間のメラトニンは激減する． 5．メラトニンは，概日時計に作用し，睡眠の位相を調節する． 6．メラトニンには，深部体温降下作用と催眠作用も報告されている．

誰しも人生の3分の1は，「睡眠の世界」ですごし，快適な睡眠が保障されれば，残りの3分の2の「覚醒の世界」も充実してくる．しかしながら，高齢者になると，睡眠障害の現れる頻度が高くなり，我が国においては，40～59歳で18.9％，60歳以上では29.5％と，3人に1人が何らかの睡眠障害を訴えているのが現状である．

A 睡眠と加齢

ヒトの睡眠は，急速眼球運動（REM：rapid eye movement）がみられるレム睡眠とノンレム睡眠に分けられる．ノンレム睡眠は，睡眠の深化に合わせてさらに睡眠段階1～4に分けられる．特に深い睡眠である段階3と4では，睡眠徐波と呼ばれる高振幅のδ波が多く出現するため，徐波睡眠と呼ばれることもある．睡眠の大半はノンレム睡眠であり，一般に「脳の休息」に重要な役割をする睡眠と考えられている．一方，レム睡眠は，眼球が大きく左右に動き，骨格筋の脱力が起こり，この時に夢を見ていることが多いのが特徴である．これまでの研究からレム睡眠は「記憶の処理や記憶の固定」との関連が指摘されている．図1，図2は，加齢に伴う睡眠量および質の変化を示したものである[1]．加齢に伴い総睡眠時間が減少するとともに，ノンレム睡眠よりもレム睡眠の時間が激減していることがわかる（図1）．特に50歳以上になるとレム睡眠が15％以下に減少している．一方，ノンレム睡眠の方も，高齢者では，深い睡眠である睡眠段階3や4の出現頻度や時間が減少し，代わりに睡眠段階1や2が増加し，また夜間に覚醒する頻度も増加している（図2）．さらに，高齢者では，睡眠が実時間に対して前進し，入眠や覚醒時刻が早くなる「睡眠相前進型」による睡眠障害という問題も生じてくる．

B 睡眠──「概日リズムと睡眠負債」の2つの関数よりなる

睡眠時刻が一定の人でも，徹夜や心身が疲労した翌日は睡眠時間が長くなり，一方，アメリカやヨーロッパへ旅行したときは，夜なのに眠れないという経験をされた方は多いと思う．睡眠の出現時刻や深さは，実は，概日リズム（サーカディアンリズム）と睡眠負債（覚醒の長さや疲労などの要素）の2つの関数により影響を受ける．すなわち，概日リズムが自律的な振動体機構であり，睡眠負債が砂時計型機構であり，この2つの要素の

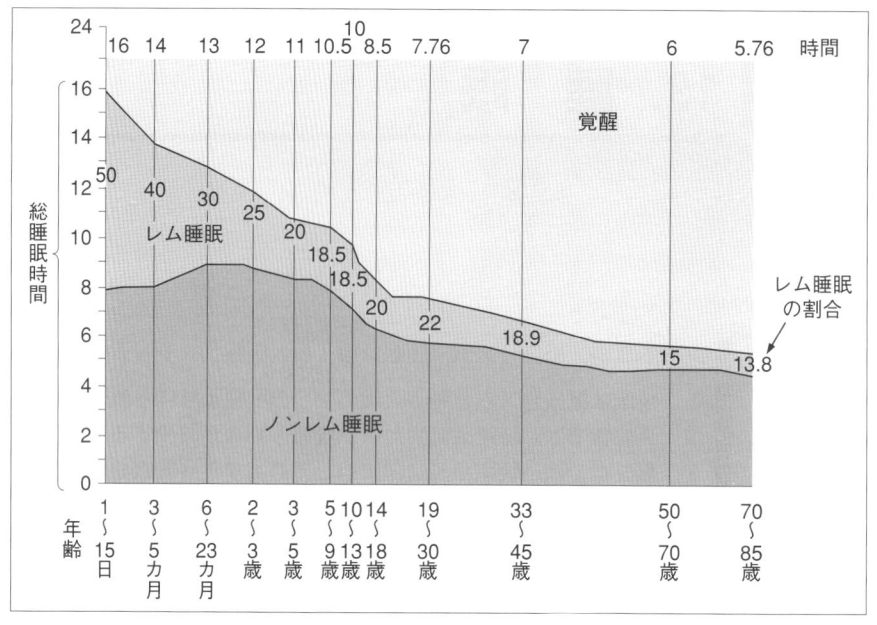

図1　加齢に伴う睡眠の変化
(Pandi-Perumal SR, Seils LK, Kayumov L, et al. Ageing Research Reviews 1：559-604, 2002[1]より，改変)

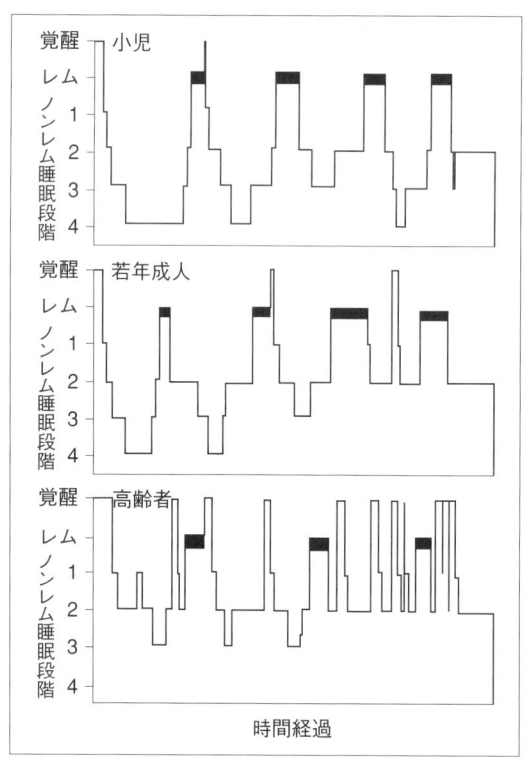

図2　各年代の睡眠経過に伴う睡眠相の変化
(Pandi-Perumal SR, Seils LK, Kayumov L, et al. Ageing Research Reviews 1：559-604, 2002[1]より，改変)

関数として睡眠をとらえたモデルが，図3のTwo Process Modelである．たとえば，普段，図3-Aのような睡眠覚醒リズムを示した人が，徹夜をすると図3-Bのように睡眠負債のみが増加し，その結果2つの関数でくくられる面積（■部分），すなわち睡眠量が増加する．一方，図3-Cのように概日リズムが乱れると，睡眠負債は同じでも，2つの関数でくくられる面積（睡眠量）は減少し，眠りたくても眠れない，すなわち不眠症になるというものである．

C 生体リズムの同調因子としてのメラトニン

　メラトニンは，必須アミノ酸の一つであるトリプトファンからセロトニンを経て松果体で合成されるホルモンであり，概日時計の同調因子としての作用が知られている．松果体では，メラトニン合成の律速酵素であるAANAT（arylalkylamine N-acetyltransferase）が夜間のみ活性化され，その結果，夜間に血中にメラトニンが分泌される[2]．一方，昼間はAANATがほとんど活性

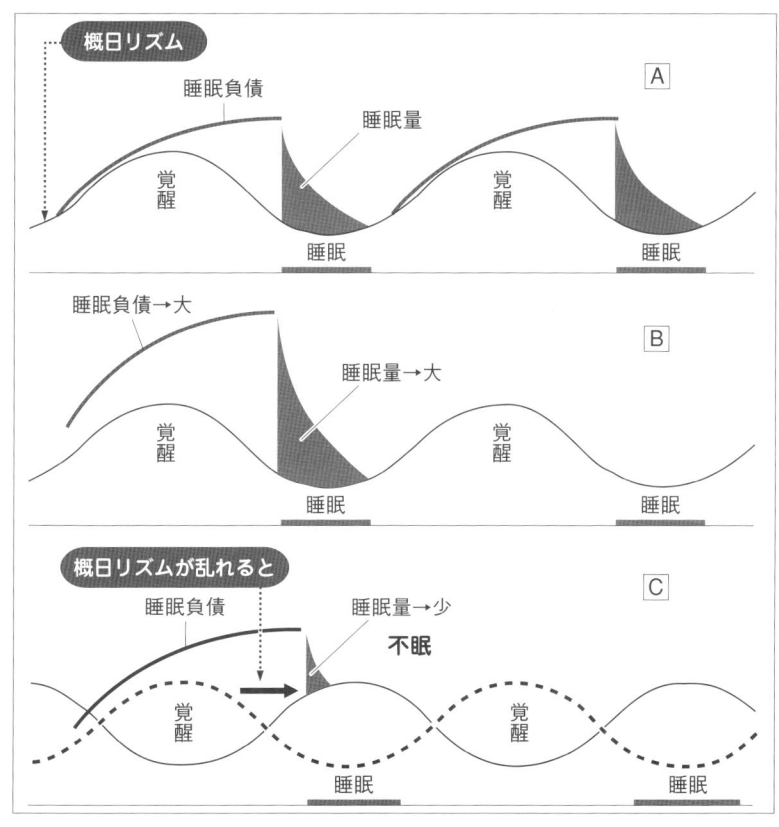

図3 Two Process Model（概日リズムと睡眠負債の関数）により説明される睡眠構造と睡眠障害

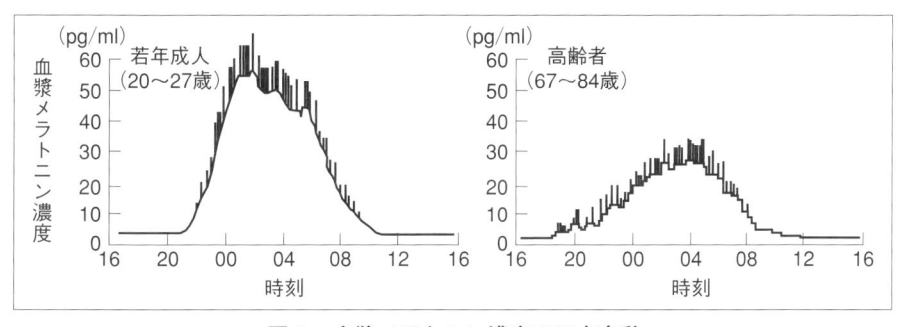

図4 血漿メラトニン濃度の日内変動
(Pandi-Perumal SR, Seils LK, Kayumov L, et al. Ageing Research Reviews 1 : 559-604, 2002[1]より，改変)

化されないため，血中のメラトニン濃度は昼間に低く，夜間に高いといった明瞭な日周変動を示す．この高濃度の夜間のメラトニンは，加齢とともに減少することが知られている（**図4**）．ヒトにおいては，1歳から3歳頃までが最も高く，思春期以降減少し，70歳以上になるとピーク時の1/10以下にまでなる．また，この明瞭なメラトニンの日周変化は，血液だけでなく，脳脊髄液，唾液，前眼房水，卵胞液，胆汁さらに母乳といったあらゆる体液中に認められる．したがってこのようなメラトニンの濃度変化がそのまま時刻情報として全身の組織に伝えられていると考えられる．さら

に興味深いことは，メラトニンのレセプターが，概日時計の存在部位である視交叉上核にも存在していることである．

1983年，Redmanらは，外界からの情報がまったくない条件下でラットを飼育し，フリーランニング（自由継続）リズムを示している個体に毎日一定の時刻にメラトニンを投与すると，その時刻に合わせて活動を開始し，24時間周期に同調したと報告した[3]．その後，夜行性のラットだけではなく，昼行性の動物においても，同様にメラトニンが同調因子として働くことが報告された．これまでにヒトでも多くの報告があり，健常者に夕方の一定時刻に毎日あるいは単回メラトニンを投与すると，入眠時刻や深部体温の位相が前進することが知られている[3]．一般に，個体が示す概日リズムは，一定時刻に与えられる外部刺激（同調因子）により位相変位を起こし，環境サイクルに合わせることができるのである．メラトニンに関しても位相反応が認められ，しかも光に対する位相反応曲線とはちょうど逆の関係，すなわち主観的夜（夕方から就寝数時間前）のメラトニン投与が位相の前進を引き起こすことが報告されている．このような同調因子として位相変位を起こす作用は，概日時計の存在部位である視交叉上核において，レセプターを介したメラトニンの直接作用であることが示唆されている．

D メラトニンの効果

1．催眠作用と深部体温降下作用

昼間にメラトニンを投与すると，多くの場合催眠効果と深部体温降下作用が認められる．この効果は，1958年にメラトニンの構造が決定されて以降，現在までに多くの報告がなされている．特に1994年のDollinsら[4]による研究は，わずか0.1 mgの投与で，催眠効果（入眠までの時間の短縮および睡眠持続時間の延長など）と体温低下を引き起こし，その後の多くの研究が1 mg前後を中心とした低用量の研究に移るきっかけを作ったといっても良いであろう．なお彼らは，0.1あるいは0.3 mgのメラトニン服用1〜2時間後には，血中メラトニン濃度がほぼ夜間のレベルに達

するというデータも併せて報告している．さて，これまでの多くの報告を眺めると，この昼間におけるメラトニンの催眠効果と深部体温降下作用は，投与後30分から2時間の間に現れるようである．現段階ではメラトニンの深部体温降下作用機序は不明であるが，これによって中枢神経系の放熱，ひいては眠気を誘発している可能性が考えられる．メラトニン服用後の感想として，良質の睡眠がとれたというコメントが多いのもそのせいなのかもしれない．いずれにしても，この急性の作用は，睡眠の恒常性維持機構（砂時計型機構）との関連から再度検討されても良いのではないだろうか．

2．概日リズム睡眠障害に対する効果

睡眠障害国際分類によると，生体リズムに基づくと考えられる睡眠障害は，概日リズム睡眠障害として分類されている．この概日リズム睡眠障害は，時差の大きい地域への旅行や夜勤などによる急性症候群（時差症候群，交代勤務睡眠障害）と，概日時計自体あるいは同調機構の障害によって睡眠スケジュールを望ましい時間帯に合わせることが困難な慢性症候群（睡眠相後退症候群，睡眠相前進症候群，非24時間睡眠覚醒症候群，不規則睡眠・覚醒型症候群）に大きく分けられる．

概日リズム睡眠障害に対するメラトニンの有効例の報告は多い．Dahlitzら[5]は睡眠相後退症候群の患者に対して，二重盲検を行い，5 mgのメラトニンを毎日22時に投与すると，遅れている入眠時刻と覚醒時刻を前進させることができたと報告した．また，McArthurらは，非24時間睡眠覚醒症候群の患者に対して，0.5 mgのメラトニンを21時に投与したところ，投与前には25.1時間周期を示していた睡眠覚醒リズムと内因性のメラトニンリズムが，24時間周期に同調したと報告した[3]（**図5**）．これらの報告を眺めてみると，メラトニンの投与時刻の重要性がうかがえる．すなわち，あらかじめ睡眠覚醒のリズムを調べたうえで，それに応じたメラトニンの投与時期を決めることが，より早く有効に同調させられるポイントのようである．

3．高齢者に対する効果

メラトニンの不眠症に対する有効性を報告したものの中には，高齢者を対象としたものも多い[6]．

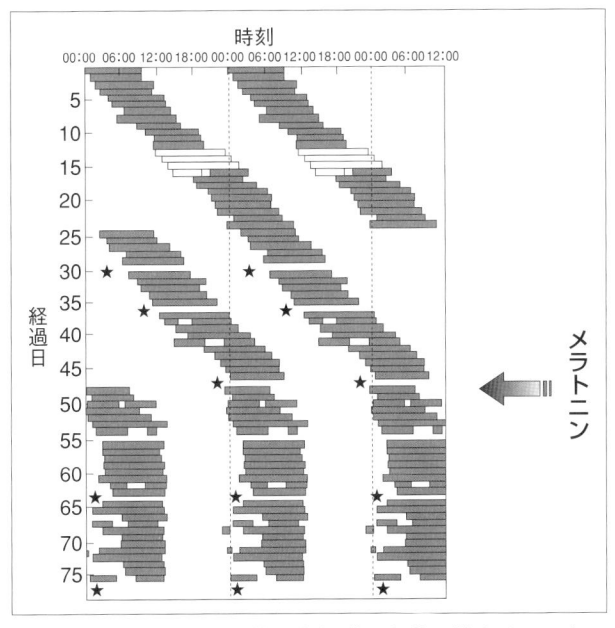

図5 非24時間睡眠覚醒症候群の患者に対するメラトニン投与の効果

(服部淳彦:メラトニンと睡眠.Annual Review 神経 2002. 中外医学社,東京,7-17,2002 より,一部改変)

睡眠時間を横棒で,内因性メラトニンの分泌開始時刻を★で示した.

その理由は,高齢者では前述したように,概日リズム睡眠障害の一つである「睡眠相前進型」(入眠・覚醒の時刻が早くなる)が多いことが挙げられる.もう一つの理由は,加齢により松果体からのメラトニン分泌量が有意に減少するため,高齢になると昼夜のメラトニンレベルに差がなくなり,その結果,昼夜のメリハリが低下する.このことが主な原因であると考えられている「不規則睡眠・覚醒型睡眠障害」(夜間にしばしば目覚め,昼間にも眠くなる)が多いからである.メラトニンに関してはほかにも,慢性の原発性不眠症患者の夜間のメラトニンレベルが,健常者に比べて有意に低いことや,さらに5年以上の罹患者でその傾向が顕著であることなども報告されている.多くの人が睡眠障害を抱えるであろう超高齢社会では,メラトニンは今後ますます重要な物質になるものと思われる.

文 献

1) Pandi-Perumal SR, Seils LK, Kayumov L, et al : Senescence, sleep, and circadian rhythms. Ageing Research Reviews **1** : 559-604, 2002
2) 服部淳彦:メラトニンに関する基礎.Modern Physician **27** : 1053-1056, 2007
3) 服部淳彦:メラトニンと睡眠.Annual Review 神経 2002. 中外医学社,東京,7-17,2002
4) Dollins AB, Zhdanova IV, Wurtman RJ, et al : Effect of inducing nocturnal serum melatonin concentrations in daytime on sleep, mood, body temperature, and performance. Proc Natl Acad Sci USA **91** : 1824-1828, 1994
5) Dahlitz M, Alvarez B, Vignau J, et al : Delayed sleep phase syndrome response to melatonin. Lancet **337** : 1121-1124, 1991
6) Haimov I, Lavie P, Laudon M, et al : Melatonin replacement therapy of elderly insomniacs. Sleep **18** : 598-603, 1995

14. 臨床現場のストレス

埼玉県済生会栗橋病院 本田 宏
元東京家政学院大学 重久 剛

Key words ストレス，医療崩壊，性格分類，精神神経免疫学，生老病死

要点
1. 治療の基本は患者とのこころの交流
2. 医療崩壊の現場では医師も患者も大きなストレスを感じている
3. 互いの性格の違いを認識し臨床に活かす
4. 生老病死を直視して生きよう

心身のストレスは老化を加速する危険因子の一つである．臨床の場においてストレス対策は重要であり，健康増進，健康長寿のためのアンチエイジング指導に欠かすことはできない．本稿ではストレスとは何かを考え，臨床の場に活かす方法について解説する．

ウィリアム・オスラーは「医師にとって大切なことは，知識や技術だけではなく，病気と闘っている患者に耳を傾けることができ，そのこころと交流できる感性を持つことである」とその著『安らかなこころ』(1906)[1]で述べている．しかし3時間待ち・3分診療やたらい回しに代表されるように，国の医療費抑制策による医師やコメディカル不足で日本の医療現場は崩壊寸前だ．医療に対する不満の一因に「医師の説明が不十分」が挙げられるが，余裕のない現場で丁寧な説明は至難のわざで，多くの医療者が日夜苦悩している．

A ストレスとは

"ストレス"は種々の外部刺激が重圧として働くときの心身に生ずる機能変化であり，その原因となる要素（ストレッサー）は寒暑・騒音・化学物質などの物理化学的なもの，飢餓・感染・過労・睡眠不足などの生物学的なもの，そして精神的緊張・不安・恐怖・興奮など心理社会的なものなど多様である[2,3,4]．

1. 患者が受けるストレス（こころの負担）

患者のストレスには，受診する契機となった疾患の症状，検査や治療における身体的苦痛と経済的負担，さらに疾患によって変化する家族関係や休学や休職・職場の人間関係・失職などの社会的不安，病態の悪化や再発による死の不安や恐怖など多彩なものがある．

これらの精神状態を癌患者で報告したのが，エリザベス・キューブラー・ロスで，「死に行く過程のチャート」で，患者が癌を自覚して死に至るまでの精神状態を「衝撃，否認，部分的否認，怒り，取引，抑制，準備的悲嘆，受容，あきらめ」などに分類した[5]．その経過の中でも患者には大小は別にしてもすべての時期に「希望」が存在するのである．このことは医療者が忘れてはならない重要な示唆を含んでいる．

2. 医療者のストレス

さて多様なストレスを抱えた患者に対して，医療者のストレスはどうだろう．医療崩壊の日本では，多くの勤務医は圧倒的な医師やコメディカル不足のために，労働基準法無視の長時間労働に加えて一人何役も余儀なくされている．たとえば外科医は「主治医」として癌患者を担当すると，検査・診断・告知・手術・麻酔・抗癌剤治療，緩和治療，患者・家族のこころのケアに至るまで全面的に関わることを余儀なくされている．そのうえ学会からは論文発表などの研究業績が要求される．

タイプ1 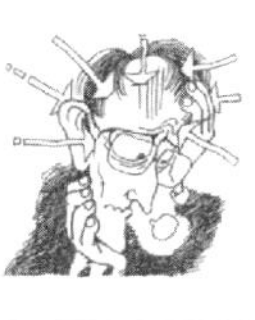	大切な上司や，最愛の妻，恋人，子供との関係や，仕事上の成功，名誉などを自分の幸福にとってかけがいのないものとみなし，それに依存している．そのため，大切な人との関係悪化や，仕事の失敗，名誉の喪失などが精神的に大きなダメージとなり，ストレス状況をコントロールできず，絶望感や無力感を深めていく．
タイプ2 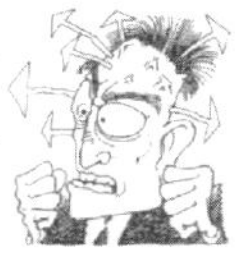	タイプ1と同様に，大切な人や仕事上の成功などの幸福感に依存し，それを失ったときに，大きな精神的ダメージを受ける．しかし，タイプ1とは異なり，その時に受けた不幸感や苦悩を，その対象となる人たちが原因ととらえ，それに対して怒りを示し，攻撃的になる．
タイプ3 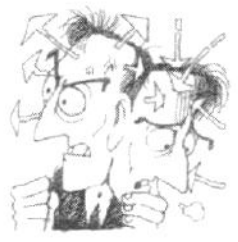	タイプ1とタイプ2のパターンの両面を持ち，時によって反応が異なる．自分にとって大切な対象を，幸福の基本と感じたり，不幸の原因と感じたりして，それによって絶望感や怒りなどが交互に起こってくる．
タイプ4 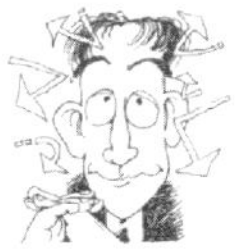	人格自律型とよばれ，自分の自律性や自分にとって大切な人の自律性を重視することで，自分と他人との関係を現実的に築き上げていくことができる．そのため，他人の感情や行動が自分のストレスの原因となることは少ない．

図1 アイゼンクの性格（パーソナリティ）分類[6,7]
（喜多克尚：がんを癒す心理療法．週刊朝日 1995 年 1 月 20 日号：28-29 より，一部改変．イラスト・かすや たかひろ）

さらに現在の医療現場の窮状を正しく知らされていない患者からは，年を追うごとに，医療は常に安全で，迅速で，正確で，最先端の技術で，専門的で，そしてさらに慈悲深いこころにあふれた温かく人間的な対応でというような，マンパワー不足では到底すべてを同時に満たすことはできない要求が神のような完璧さで求められるようになった．その結果，担当する患者からは「主治医」として外来診察時に内科や精神科，皮膚科領域，さらに患者家族のことまで当然のことのように相談され，万一のことがあれば「医療の不確実性と限界」は脇において，「命を預かる現場では不確実さなどあってはならない」と責任を追及されることが常態となった．

「精も根も尽き果てるような働き方をせずとも，安全な医療を提供できること．―今年の目標」，これは筆者が勤務している済生会栗橋病院の16年目の中堅女性医師からの2006年の年賀状で述べられていた言葉だが，このこころの奥底からの叫びこそ，勤務医が自らを犠牲にした過剰適応とさえいえる献身的な医療活動，さらに患者の希望や願いに対して十分に応えられないという苛立ちや焦りを如実に示している．

B ストレスを感じる性格の違い

貧弱な日本の医療現場では，不幸なことに患者・医療者ともに大きなストレスを抱えている．そして時にその問題をさらに悪化させるのが，医師・患者関係だ．多くの患者から信頼されているある医師の説明や治療が，時に別の患者からは怒りのクレームを受けるという事態が発生するのだ．もちろんその大きな背景として，過労などで医療者自身に余裕がない事情も少なくないのだが，長年医療現場で多くの医師・患者間のトラブルを観察していると，ある意味，馬が合う，合わないという（相性の問題がある）ことも否定できないと感じるようになった．

1．人間の性格分類

医師も患者もそれぞれ固有の性格を持っている．英国の心理学者，ハンス・アイゼンクは人間の性格（パーソナリティ）を図1にみられるような4つのタイプに分類している．医療者であるあなたと馬が合いにくい患者さんがいるとしたら，果た

表1　アイゼンクによる性格のタイプと癌・心臓病などの病態との結びつき[6,7]

性格のタイプ	心理・行動様式の特徴	性格と結びつく病態
1, C	感情を抑える・表さない（無力感・絶望感・抑うつ傾向などが著しい）	癌・悪性腫瘍
2, A	感情を表す・コントロールできない	心臓病・脳血管障害
3, D	タイプ1とタイプ2の特徴を交互に持つ	いずれの病態との結びつきも少ない（互いに相殺される）
4, B	タイプ1とタイプ2の特徴をいずれも持たない（自律的・いずれにも偏らない）	いずれの病態とも結びつかない

※注：1, 2, 3, 4というタイプは，主として西ヨーロッパで用いられている．A, B, C, Dというタイプは主として米国やカナダなどで用いられている．

してどの性格だろうか．

2．性格と癌病態との関係

アイゼンクらはこのようなタイプ別に約2000人を対象に15年間追跡調査し，タイプ1性格がほかのタイプより明らかに癌の発症率や死亡率が高く，タイプ4が最も低いこと，タイプ1でも日常生活でのストレスの多い群のほうが少ない群より，癌による死亡率が高く，生存率も低い事実を報告している．**表1**はこれらの性格のタイプの特徴がそれぞれ異なる病態と結びついていたことを示している．

現在の日本の医療現場では，性格と疾患の関係はほとんど注目されていないが，性格と癌病態などとの間の関連性は古来よりヒポクラテス[8]やガレヌス[9]なども指摘し，演劇や文学の世界では人種や宗教を問わず，怒りや興奮が心臓や脳の発作の誘引となり，思い悩んだ主人公が癌で亡くなるなど，ストレスを左右する性格と疾患の関係は認識されていた．筆者らはこれらの知見（「**まとめ**」参照）に，医師・患者間のトラブルを解決するだけでなく，医療の質を向上させうる智恵が隠されているのではないかと期待している．

C こころを臨床に活かす

日本でも「赤ひげ」に象徴されるように，かつて医療者は患者のこころに寄り添うことが重要視されていた．しかしその後，めざましい薬剤や治療技術の進歩によって，以前は難治とされた疾患が克服されるようになって，こころと体の関係はいつのまにか忘れ去られてしまった．しかし「全人的医療」という言葉がもてはやされ，キュアだけでなくケアも重要視されるなど，医療にパラダイムシフトが訪れている．

2002年10月に開催された第40回日本癌治療学会で，米国のM.D.アンダーソンがんセンターの上野直人氏は，「最先端医療におけるチーム医療とは？」という講演で乳癌患者を例にとって「○○がんセンターなど，名前に癌がつく病院の治療成績が，全国平均より良いのは，始めから患者さん自身が癌と知り，強い意欲と希望をもって治療を受けていることが影響していると考えられる」と述べている．九州大学精神病態医学分野教授の神庭重信氏も「こころと体を切り離しては十分な治療にはならない．こころを支えることはヒューマニズムの面から強調されるべきではなく，体を癒すことになることを精神神経免疫学は科学的な根拠をもって訴えかけている」と指摘している[10]．このことはロンドン大学のアイゼンク教授も指摘するように「患者・医療者双方の性格は，体を癒すこころの働きに大きな影響を与える」ことを物語っている[6,7]．

まとめ／四苦八苦を見つめて

「四苦八苦する」の四苦は「生・老・病・死」で，2500年前の釈迦の時代から人類の根源的な悩みは変わっていない．その四苦を抱えた患者と日々対峙しているのが私たちの医療現場である．

こころと体の関係の知見にヒントを得て，少しでも医師・患者ともにストレスが軽減できればと願っている．なおこれらの知見に関しては，筆者らの共著『人間の心理とがん医療：―その人にとって一番良い医療とは―』を近日中に上梓予定だ．この方面に興味がある方はぜひ手にとっていただければ幸いである．

文　献

1) Osler W：Aequanimitas. McGraw-Hill, New York, 1906
2) Lazarus RS, Folkman S：Stress, appraisal and coping. Springer, New York, 1984（本明　寛，他監訳：ストレスの心理学―認知的評価と対処の研究．実務教育出版，東京，1991）．
3) Selye H：The stress of life. McGraw-Hill, New York, 1956
4) Selye H ed：Selye's guide to stress research（Vol. 1）. Van Nostrand Reinhold, New York, 1980
5) E・キューブラー・ロス（川口正吉訳）：死にゆく瞬間．読売新聞社，東京，1971
6) Eysenck, HJ：Personality, stress and cancer：Prediction and prophylaxis. British Journal of Medical Psychology **61**：57-75, 1988
7) Eysenck HJ：Cancer, personality and stress：Prediction and prevention. Advances in Behaviour Research and Therapy **16**：167-215, 1994
8) Mettler CC and Mettler FA：History of medicine. Blakiston, Philadelphia, 1947
9) Schwartz R：Melancholie und krebs. Zeitschrift für Psychosomatische Medizin **33**：101-110, 1987
10) 神庭重信：こころと体の対話：―精神免疫学の世界―．文藝春秋，東京，1999

15. 筋におけるアンチエイジング

酪農学園大学酪農学部食品流通学科
食・健康スポーツ科学研究室　山口　太一

同志社大学スポーツ健康科学部　石井好二郎

Key words　サルコペニア，廃用性筋萎縮，レジスタンストレーニング，筋肥大，筋力

要点
1. 筋は加齢あるいは不活動に伴って萎縮し，筋力が低下する．
2. 筋の萎縮ならびに筋力の低下を食い止める最善の方法はレジスタンストレーニングである．
3. 筋肥大のレジスタンストレーニングは，ある程度の負荷を筋に与えながら可能な限り反復する方法を用いる．
4. 筋力向上のトレーニングは大きな負荷を筋に与え全力で力発揮する方法を用いる．
5. 低速のレジスタンストレーニングや，レジスタンストレーニングと有酸素性トレーニングとを組み合わせることで，血圧や動脈スティフネスの増大を防ぐことができる．

　骨格筋は我々の身体活動の遂行に必要不可欠なものであり，加えて，エネルギーを最も消費する器官でもある．よって，筋量の減少は身体活動の低下およびエネルギー消費の減少を引き起こし，さらに身体活動の低下によって筋量がより減少していく．その結果，ボディラインは崩れ，見ためは若々しいとは言えなくなる．一方，筋量を増大あるいは維持させることは，健康で活発な生活を営むことを可能とし，見ための若々しさが保たれる．本稿では加齢ならびに不活動に伴う筋における変化について，そして，それら変化を食い止める筋のトレーニング方法およびその効果についてアンチエイジング的観点から概説していく．

A 筋におけるエイジング

　加齢に伴い筋肉量が減少していく事象をサルコペニア（sarcopenia）と呼ぶ．一方で，身体不活動が原因で筋量が減少していく事象を廃用性筋萎縮という．前者の主な原因は（α前角細胞から筋への入力，すなわち）運動単位数の減少であるのに対し，後者ではそれがほとんど認められない．このほかにも両者には神経解剖学的変化について多くの相違がある．よって，厳密には両者を区別しなければならない．しかしながら，実際のところはサルコペニアと廃用性筋萎縮が同時に進行することが多く，両者を切り離して考えることは不可能である[1]．すなわち，ヒトは何かしらの手立てをしなければ，加齢と不活動に伴う筋萎縮を経験せざるを得ない．また，筋萎縮は筋機能，すなわち筋力の低下をも引き起こす[1]．このような筋萎縮ならびに筋力の低下については数多くの横断的研究より明らかになっている．Janssenらは磁気共鳴画像法（MRI）を用いて測定した全身の骨格筋の筋量が，男女ともに50歳代から減少し始めることを明らかにした[2]．また，福永は超音波法を用いて算出した筋量が上肢の筋では若者と高齢者との間に差がないにも関わらず，下肢の筋においては男女ともに若者よりも高齢者で著しく低く，特に大腿前部の筋（大腿四頭筋群）においては20歳代よりも70歳代で60%の減少が認められることを明らかにした[3]．一方，筋力につい

て福永は上肢および下肢の屈筋ならびに伸筋の関節トルク/筋量比（固有筋力指数）を求め，いずれの部位においても男女ともに40歳以降から顕著に低下し，20〜40歳代と比較して70歳代でおおよそ50%減少することを報告している[3]．

B 筋におけるアンチエイジング療法

加齢あるいは不活動に伴う筋萎縮ないし筋力低下を食い止める方法として運動療法やホルモン充填療法など種々の方法の効果が検討されてきた．その中で比較的効果が高いと報告されているのがレジスタンストレーニングである[4]．レジスタンストレーニングは筋に負荷を与え，筋機能の向上に主眼を置くトレーニング手段の総称であり[5]，主な効果が筋肥大および筋力向上である．しかしながら，これらの効果が同一期間で容易に現れるわけではなく，筋力向上の効果が比較的短期間で現れるのに対し，筋肥大の効果はある程度の期間トレーニングを継続しなければ現れない．これにはトレーニングの初期段階において，神経から筋への信号量増大や力発揮に参画する運動単位数の増加によって，筋の太さが変わらずとも大きな力発揮が可能となり，それらがある程度頭打ちとなってから，筋肥大とそれに伴う筋力向上が生じることが関与している[5]．ところが，単純に筋力が向上した後に筋が肥大するわけではなく，実際のところは筋肥大と筋力向上の各々の効果を最大限に引き出すための方法は異なる．

C レジスタンストレーニングの方法

筋肥大のためのレジスタンストレーニングは，「ある程度の負荷を筋に与えながら可能な限り反復する」方法が基本とされる．具体的には，一般健常者を対象とした場合，最大挙上重量（one repetition maximum：1RM）の70〜85%程度の負荷重量を用いて，最大反復回数（推定で6〜12回）まで挙上し，それを3セット以上（〜6セット）繰り返す方法が推奨されている[6]．また，筋肥大のレジスタンストレーニングでは，セット間の休息時間も大変重要であり，30〜90秒程度が望ましいとされている[6]．なぜなら，この休息時間においてレジスタンス運動を繰り返し行った場合に血中成長ホルモンなどの蛋白同化ホルモン濃度が十分に高まり，実際に筋を肥大させる効果が明らかにされているからである[7]．

しかしながら，短時間の休息時間では，セット数を重ねていくと70〜85% 1RMの負荷重量の挙上が不可能となる．このような場合には，負荷重量を漸減させ，挙上回数を保つことのできる負荷に設定し直して繰り返す方法（weight reduction法）が勧められており，有効性も確認されている[8]．

このほかに筋肥大の効果を高めるうえで，動作速度を低速とする方法（スロートレーニング：通称スロトレ）も有効とされている．スロトレにも蛋白同化ホルモンの分泌量増大などの要因が関わっているとされ，80% 1RMの高負荷で一般的な速度でトレーニングを実施する場合と50% 1RM以下の低負荷で低速でトレーニングを実施する場合との間で筋肥大の効果に差がないことが明らかになっている[9]．

したがって，高齢者や筋力の低い者を対象とした場合には，50% 1RM程度の低負荷あるいは自重であっても，ゆっくりと動作を遂行することで筋肥大を促す効果が得られると考えられる．よって，対象者の元の筋力レベルも加味して負荷設定することが望まれる．また，トレーニングの頻度は2〜3日に一度とし[6]，トレーニングの継続期間は8週間以上で効果が得られるとされている[10]．

ところで，筋肥大のレジスタンストレーニングは方法によってはシェイプアップ，すなわち脂肪燃焼にも大きく貢献するとされている．一見，筋肥大とシェイプアップは相対するものと思われがちであるが，Gotoらはレジスタンストレーニング後に分泌される成長ホルモンが脂肪燃焼を促進することに着目し，実際にレジスタンス運動20分後に有酸素性運動を実施することで，有酸素性運動のみを実施する場合よりも運動中の脂質利用が高まることを明らかにしている[11]．すなわち，シェイプアップを目的とした場合に，有酸素性運動を実施する前にレジスタンス運動を取り入れることが有効であると考えられる．

一方，筋力向上のためのレジスタンストレーニングは「大きな負荷を筋に与え，全力で力発揮する」方法が適切であると考えられている．具体的には，一般健常者を対象とした場合，85% 1RM以上の負荷重量を用いて，全力で1～5回（余力を残して）挙上し，それを1～5セット繰り返す方法が推奨されている[6]．また，毎セットしっかりと全力で運動ができるよう，セット間には2～5分の長めの休息をとることが推奨されている[6]．加えて，トレーニング頻度はしっかりと筋力が回復するよう休んで3～4日に一度[6]，トレーニング継続期間は比較的短期間（4週間程度）でも対象者のもとのトレーニングレベルによって筋力向上（2～40%）がみられるが，大きな筋力向上をもくろむのであれば，やはり8週間以上トレーニングを継続することが勧められる[10]．一方，高齢者を対象とした場合には，筋肥大同様50% 1RM程度あるいは自重でもあっても十分に筋力の向上効果が得られることが明らかとなっている[12]．

ところで，最近トレーニングの順序について大変興味深い知見が発表された．Gotoらは，30分間の自転車漕ぎ運動後にレジスタンス運動を実施した場合と，5分間自転車漕ぎ運動を行いレジスタンス運動を実施した場合とで，レジスタンス運動後の成長ホルモン濃度の推移を比較した[13]．その結果，30分間自転車漕ぎを行った場合では，5分間自転車漕ぎを行った場合よりも成長ホルモン濃度が低値を示すことを明らかにした．この要因は定かではないが，30分の自転車漕ぎ運動によって分泌した血中遊離脂肪酸あるいは成長ホルモンが，レジスタンス運動後の成長ホルモン濃度を低下させたのではないかと推察されている．いずれにせよ，このことは筋肥大ならびに筋力向上のレジスタンストレーニング前に長時間の有酸素性運動を実施すべきではないということを示唆している．併せて，空腹状態でも血中遊離脂肪酸濃度が高まっていることから同様のメカニズムが関与する可能性が考えられ，筋肥大ならびに筋力向上のトレーニング前には食事を済ましておく必要があるといえるだろう．

D レジスタンストレーニングの実施上の注意点

筋肥大ならびに筋力向上に有効なレジスタンストレーニングであるが，実施するうえで注意しなければならない点もある．例えば，比較的高重量を挙上する際に息むことで血圧は急激に上昇する[14]．また，レジスタンストレーニングの実施によって血管が硬くなることも明らかとなっている．Miyachiらはレジスタンストレーニングを実施している若年者ならびに中年者ともに同世代の一般健常者よりも頸動脈コンプライアンス（伸展性）が低いことを明らかにし[15]，さらに，4ヵ月のトレーニング介入によって頸動脈スティフネス（↔コンプライアンス）が増大することを明らかにしている[16]．

しかしながら，50% 1RM以下の負荷を利用し低速で行うトレーニング（スロトレ）では，血圧を上昇させず[9]，動脈スティフネスを低下させる[17]ことが明らかとなっている．また，レジスタンストレーニングと有酸素性トレーニングを組み合わせたコンバインドトレーニングによっても，レジスタンストレーニングのみを実施する場合でみられた頸動脈スティフネスの増大を抑制したことも報告されている[18]．よって，血圧上昇や動脈硬化が懸念されるトレーニング実施者については，低速のレジスタンストレーニング（スロトレ）あるいはレジスタンストレーニングとともに有酸素性トレーニングを組み合わせることで，それらの問題は解消されると考えられる．

まとめ

加齢や不活動に伴って筋の萎縮や筋力の低下が生じるものの，それらはレジスタンストレーニングによって食い止められる可能性がある．実際にレジスタンストレーニングは加齢や不活動に伴って生じた筋萎縮や筋力低下を抑え，さらには回復させることも明らかとなっている．また，それらの効果により健康的な日常生活を送ることも可能となることが報告されている[12]．よって，レジスタンストレーニングは，筋のアンチエイジング療法として最適であると考えられよう．今後は，ボ

ディラインに対するレジスタンストレーニングの効果を検討することで，違った視点からアンチエイジング療法としてのレジスタンストレーニングの有効性を明らかにできるのではなかろうか．

文　献

1) 大高洋平，近藤国嗣，里宇明元：高齢者における筋肉の加齢変化．関節外科 27：1096-1101, 2008
2) Janssen I, Heymsfield SB, Wang ZM：Skeletal muscle mass and distribution in 468 men and women aged 18-88 yr. J Appl Physiol 89：81-88, 2000
3) 福永哲夫：「生活フィットネス」の性年齢別変化．体力科学 52(Suppl)：9-16, 2003
4) Borst SE：Interventions for sarcopenia and muscle weakness in older people. Age Ageing 33：548-555, 2004
5) 金久博昭：レジスタンストレーニングに伴う筋の肥大．トレーニング科学 18：39-48, 2006
6) 有賀誠司：基礎から学ぶ！筋力トレーニング．ベースボール・マガジン社，東京, 2008
7) Kraemer WJ, Marchitelli L, Gordon SE, et al：Hormonal and growth factor responses to heavy resistance exercise protocols. J Appl Physiol 69：1442-1450, 1990
8) 崔　鳥淵，高橋英幸，板井悠二，他：「パワーアップ型」と「バルクアップ型」筋力トレーニング手段のトレーニング効果の相違—筋断面積，筋力，無気的パワーおよび無気的持久力に着目して．体力科学 47：119-130, 1998
9) Tanimoto M, Ishii N：Effects of low-intensity resistance exercise with slow movement and tonic force generation on muscular function in young men. J Appl Physiol 100：1150-1157, 2005
10) Deschenes MR, Kraemer WJ：Performance and physiologic adaptations to resistance training. Am J Phys Med Rehabil 81(Suppl)：S3-S16, 2002
11) Goto K, Ishii N, Sugihara S, et al：Effects of resistance exercise on lipolysis during subsequent submaximal exercise. Eur J Appl Physiol 39：308-315, 2007
12) 金久博昭：高齢者におけるレジスタンストレーニングの効果．トレーニング科学 19：173-191, 2007
13) Goto K, Higashiyama M, Ishii N, et al：Prior endurance exercise attenuates growth hormone response to subsequent resistance exercise. Eur J Appl Physiol 94：333-338, 2005
14) MacDougall JD, Tuxen D, Sale DG, et al：Arterial blood pressure response to heavy resistance exercise. J Appl Physiol 58：785-790, 1985
15) Miyachi M, Donato AJ, Yamamoto K, et al：Greater age-related reductions in central arterial compliance in resistance-trained men. Hypertension 41：130-135, 2003
16) Miyachi M, Kawano H, Sugawara J, et al：Unfavorable effects of resistance training on central arterial compliance：a randomized intervention study. Circulation 110：2858-2863, 2004
17) 岡本孝信，増原光彦，生田香明：スローレジスタンストレーニングは動脈コンプライアンスを低下させる？ 第22回健康医科学研究助成論文集　平成17年度：7-15, 2007
18) Kawano H, Tanaka H, Miyachi M：Resistance training and arterial compliance：keeping the benefits while minimizing the stiffening. J Hypertens 24：1753-1759, 2006

索 引

数　字

1RM　207
1秒率　98
1秒量　98
2SC　53
3-デオキシグルコソン　51
3つのR　71
5α-リダクターゼ　169
5Aアプローチ　192, **193**, **194**
5つのR　**193**, **195**
8-OHdG　**46**, 166

欧　文

【A】

α-secretase　161
αトコフェロール　49
αリポ酸　81, 121
AAPE　**172**, 173, 174
AAQOL（Anti-Aging QOL Common Questionnaire）　18, 44
ABR（auditory brain-stem response）　121
ACAM（American College for Advancement in Medicine）　179
ACT Japan　181
ADAM（androgen decline in the aging male）　43
ADL　67
adrenopause　40
AGA（androgenetic alopecia）　**169**, **170**, 171, 172, 190

Age Management Check®　20, **184**
AGEs（advanced glycation end products）　51
――生成阻害剤　**53**
AMS（Aging Male Symptom）Score　43
andropause　40
ART（androgen replacement therapy）　44
ATP産生　126

【B】

β-secretase　161
β-カロテン　101
b-FGF（basic fibroblast growth factor）　190
BMI　130
Borg　68
BPPV（benign paroxysmal positional vertigo）　122

【C】

Ca感知受容体作動薬　109
CAGリピート数　169
CAM（complementary and alternative medicine）　3
CAVI（cardio ankle vascular index）　34
cGMP（cyclic guanosine monophosphate）　165
COPD（chronic obstructive pulmonary disease）　99
CoQ10　**48**, 81, 121, **182**, **183**

CP（clinical path）　153
CRP　158

【D】

DDSP（DHEA induced dual specificity protein phosphatase）　86
DEXA（dual energy X-ray absorptiometry）法　35
DHA（docosahexaenoic acid）　60, 172
DHEA（dehydroepiandrosterone）　**34**, **41**, **83**, **85**, 107, 176, 185
――補充療法　**86**, 87
DHEA-s　34, **41**, 107, 185
DHT阻害剤　**169**, **171**, 172
dietary fiber　61
DMPS　179
DMSA　179
DPs（dermal papilla cells）　190

【E】

ED（erectile dysfunction）　44, **164**, 165, 166, 167, 168
EDTA（ethylene diamine tetraacetic acid）　158, **179**
――キレーション治療　**179**, 181
EPA（eicosapentaenoic acid）　60, 101, 172
ES細胞（embryonic stem cells）　**188**

索　引

【F】
F-AGA（female androgenetic alopecia）　169
flushing　136
FMD（flow-mediated dilatation）　34, 167
FRAP（ferric reducing antioxidant potential）　49

【G】
γ-secretase　161
γトコフェロール　49
genomics　7
GERD（gastro-esophageal reflux disease）　134
GH（growth hormone）　23, 39, 40, 107, 109
───補充療法　109
GHS（GH secretagogues）　109
Green　188

【H】
HARG療法（hair regenerative therapy）　172, 173, 174
Helicobacter pylori　135
HGF　172
HMG-CoA還元酵素阻害剤　101, 162
HO-1　50
HOPE-TOO研究　74
HRT（hormone replacement therapy）　39, 111
hydrangea macrophylla　174

【I】
IGF-I（insulin-like growth factor-I）　23, 24, 34, 39, 40, 59, 107, 109, 172, 185
ILO（International Labour Organization）　91
IMT（intima-media thickness）　34, 38
intracrine作用　86
iPS細胞（induced pluripotent stem cells）　189

【K】
KEEPS/ELITE　42
KGF　172
Kugel法　155, 156

【L】
LC（laparoscopic cholecystectomy）　153
Lichtenstein法　155
locomotive syndrome　126
LOH（late onset hypogonadism）　43, 114

【M】
menopause　40
Mesh-Plug法　155
MRI（magnetic resonance imaging）　38
MSM（methyl sulfonyl methane）　172

【N】
n-3：n-6の摂取比率　60
n-3系多価不飽和脂肪酸　59, 114, 172
n-6系多価不飽和脂肪酸　59
N-メチル-D-アスパラギン酸受容体　160
Na2EDTA　179
NASH（non-alcoholic steatohepatitis）　25
NCCAM（National Center for Complementary and Alternative Medicine）　5
NERD（non-erosive reflux disease）　134
neurosteroid　86
NMDA　160
NO　165
NO_2　100
non-REM　84
Nrf2　50
NSAIDs　162

【O】
ω-3：ω-6の摂取比率　60
ω-3系多価不飽和脂肪酸　59, 114, 172
ω-6系多価不飽和脂肪酸　59
Omics　7
one repetition maximum　207
Onlay patch　154
ORAC（oxygen radical absorbance capacity）　49

【P】
PADAM（partial androgen deficiency of the aging male）　43
Patch　154
PDE5阻害薬　167, 168
PDGF（platelet-derived growth factor）　172, 190
PEM　59
proteome　7
proteomics　7
PRP（platelet rich plasma）　190
PSA（prostate specific antigen）　115
PTH（parathormone）　107, 109
PWV（pulse wave velocity）　34, 37

【Q】
QOL 改善　153

【R】
REM（rapid eye movement）　84, **197**
Roux　64
RPE（rating of perceived exertion）　68

【S】
sarcopenia　206
SARM（selective androgen receptor modulator）　109
SERM（selective estrogen receptor modulator）　109, 111
sliding type hiatal hernia　134
SO$_2$　100
SOD　80
somatopause　40
SU. VI. MAX スタディー　74

【T】
TBA（thiobarbituric acid）　47
Tension free 鼠径ヘルニア修復術　154
TGF-β　172
THP　91
TRAP（total radical-trapping antioxidant parameters）　49
type Ⅰ 5α-リダクターゼ　169, 170
type Ⅱ 5α-リダクターゼ　169, 170

【U】
Underlay patch　**154**, 155

【V】
VEGF（vascular endothelial growth factor）　172, 190
VISP 研究　**74**

【W】
WCST-慶応-FS version　35
well-being の改善　87
WHI（Women's Health Initiative）　42
WHO（World Health Organization）　91
Wisconcin card sorting test　185
WMA（World Medical Association）　11, 13

和　文

【あ】
アイゼンクの性格（パーソナリティ）分類　203, 204
アウターマッスル　126
握力　186
アスコルビルラジカル　49
アスコルビン酸　**49**
アセチル L カルニチン　121
アセチルコリンエステラーゼ阻害薬　160
アディポサイトカイン　175
アディポネクチン　25, 96
アマドリ転位物　51
アマルガム　145
アミノグアニジン　53
アミロイドカスケード仮説　**161**
アミロイド前駆蛋白　161
アミロイド β 蛋白　161
アラントイン　49
アルギニン　171
アルコール性肝障害　24
アルコール性脂肪性肝炎　25
アルツハイマー病　123, **160**
アロマセラピー　72
安全性　156
アンチエイジング医療支援事業　16, 18
アンチエイジングダイエット　178
アンチエイジングドック　**15**, 16, **19**, 33, 44, 151, 184
アンチエイジング療法　60, 94
アンドロゲン　41, 85

【い】
胃　135
硫黄酸化物　100
医学研究　11, 12
胃癌　137
医師・患者関係　203
医師の責務　11
萎縮性胃炎　135
胃食道逆流症　134
位相反応　200
イソフラボン　110, **111**, 114
イソプロスタン　**48**
イチョウ葉エキス　172
一価不飽和脂肪酸　59
医療関係者の「健康食品」への対応等に係る調査　4, 5
医療の質　204
医療崩壊　202
インナーマッスル　126
インフォームド・コンセント　12, 13

【う】
ウィスコンシン大学式カードソーティングテスト　185
ウェルシュ菌　103

索 引

ウォーキング 68, 95
ウォーミングアップ 66
うつ病 165
馬が合いにくい患者 203
運動 100
運動器 125
　　――症候群 126
　　――のアンチエイジング 126
運動処方作成 69
運動不足 129

【え】
エイコサペンタエン酸 60
栄養補助食品 3, 4
栄養療法 170, 171
疫学研究 13
エストラジオール 42
エストロゲン 42
エネルギー 182
塩基性線維芽細胞増殖因子 190
エンプティ・カロリー 59

【お】
オタワ憲章 91
オプティマル値 39
オプティマルヘルス 19, 34, 184
オリゴ糖 104

【か】
介護予防 19
概日リズム（サーカディアンリズム）72, 197, 198
　　――睡眠障害 200
階層化 151
解糖系 23
介入試験 10, 14
過酸化脂質 47, 60, 79
過剰適応 203
加速度脈波 34

活性型ビタミン D 111
活性酸素 60, 78, 121
　　――に対抗する消去系 23
活力や知力の源 83
カドミウム 158
下部尿路症状 113
加味逍遥散 111
カルボニル 51, 52
加齢 27, 113, 158
加齢黄斑変性 140, 179
加齢男性性腺機能低下症候群 43, 114
カロテノイド 60
カロリー制限 121
肝，五臓における 29
肝血流量 136
還元 23
眼精疲労 140
感染症 101
肝臓 23, 25, 136
　　――障害 24
冠動脈疾患 158
漢方エキス製剤 111
顔面紅潮 136
含硫アミノ酸 172

【き】
気管支喘息 100
企業文化 93
喫煙 99, 158, 192
　　――病 192
気道 98
機能的残気量 98
嗅覚識別 123
急速眼球運動 197
虚血性大腸炎 135
キレーション治療 179, 180, 181
キレート剤 179
禁煙 99, 192, 193, 195

　　――ガイドライン 192
　　――指導 192, 193
　　――補助剤 99
筋組織厚 66
筋肉負荷トレーニング 64, 66, 96
筋肉率 130
筋肉量 140, 206
筋年齢 35, 95, 186
筋肥大 207
筋力 206, 207

【く】
口閉じトレーニング 96
グリコーゲン 23
グリコールアルデヒド 52
クリップレス腹腔鏡下胆囊摘出術 153, 154
クリニカルパス 153
グルタチオン 49
クロストリジウム 103

【け】
頸動脈 IMT 38
頸動脈エコー 37, 38
けいれん性便秘 62
血管石灰化 108
血管内皮機能 165
血管内皮細胞増殖因子 190
血管年齢 18, 34, 95, 186
血色素量 59
血小板由来増殖因子 190
血流依存性血管拡張反応 34, 167
解毒・薬物代謝能 136
ゲノミクス 7
ケラチン 171
研究計画書 11
健康寿命ドック 76
健康食品 3～6
健康増進 91

健康長寿　30, 94
健康日本21　19
減量　130

【こ】
抗加齢医学　146
抗加齢QOL共通問診票　18, 44
抗加齢歯科医学研究会　146
後期高齢者　69
口腔乾燥症　143, 144
口腔筋機能療法　144
口腔粘膜　146
高血圧　157, 165
抗酸化作用　82, 121
抗酸化物質　60, 80, 182
高CRP血症　158
黄帝内経　27, 29
更年期障害　35, 41, 43, 110
後方アプローチ法　154
高ホモシステイン血症　158
高齢社会　154
コエンザイムQ10　48, 182
呼吸器　98
呼吸筋力　98
五行説　28
国際労働機関　91
国立補完代替医療センター　5
こころと体の関係　204
こころのケア　202
個人情報保護　13, 150
五臓　28, 29
骨質　107
骨粗鬆症　35, 95, 106, 108, 111
骨代謝　106, 107
骨年齢　18, 35, 94, 186
骨密度　18, 108, 186
骨リモデリング　106
コラーゲン　59, 116, 118
コレステロール　59

コンプライアンス　100, 208

【さ】
サーカディアンリズム（概日リズム）　72, 197, 198, 200
再喫煙　193
再生医療　188, 190
最大挙上重量　207
細胞同化作用　83
催眠効果　200
魚の摂取　114
サプリメント　3〜9, 73, 141, 146, 172, 183
　──ドック　76
　──による有害事象　6
　──の開発　10
サルコペニア　206
酸化ストレス　18, 22, 46, 49, 50, 80, 95, 165, 183
三管理　91
産業医　91
産業保健　91
三世代同居率　149
三半規管　122

【し】
シェイプアップ　207
歯科　143, 146
紫外線　117, 118
自覚（主観）的運動強度　68
弛緩性便秘　62
磁気共鳴画像法　38
視交叉上核　200
自己診断票　42
脂質異常症　107, 157, 165
歯周病　143
自体重　68
脂肪肝　136
脂肪組織由来幹細胞移植　190

社会復帰　156
重金属　145
　──障害　181
　──中毒治療薬　179
自由継続リズム　200
主治医　202, 203
術後疼痛　155
受動喫煙　99
消化器癌　136
松果体　198
小腸壁　135
食育基本法　10
食道癌　136
食道裂孔ヘルニア　134
食の多様性　63
食の二次機能　58
食物繊維　61, 62, 104, 105
女性の男性型脱毛症　169
徐波睡眠　197
徐福　27
自律神経系機能　140
シルデナフィルクエン酸塩　167
シワ　117
心，五臓における　29
腎，五臓における　29
神経原線維変化　161
神経年齢　35, 95, 185
心身ストレス　95
腎精（気）　28
深層筋　126
心拍数　68
深部体温降下作用　200

【す】
水銀中毒　145, 179
水晶体　139
推定最高心拍数　68
睡眠　197
　──時無呼吸症候群　72, 100

──障害　84, 197
　　──相前進型　201
　　──パターン　83
　　──負債　197
水溶性食物繊維　62
スタチン　**102**, 162, 183
スティフネス　208
ストレス　70, **71**, 103, 140, **202**, 203, 205
　　──症候群　**71**
　　──対策　**71**, 202
　　──マーカー　46
ストレッサー　**71**
ストレッチ　66, 96
スロートレーニング（スロトレ）　207, 208

【せ】
性格　204
　　──と疾患の関係　204
生活習慣　24, 95, 184
　　──病　51, 107, 165
制限能力者　12
精神状態　202
精神神経年齢　18
精神的ストレス　144
精神療法　**70**
成長因子蛋白　**172**
成長ホルモン　**23**, 39, **40**, 106, 185, 186, 207, 208
生物の発育発達の三原則　64
性ホルモン　106
整容性　156
生理的再生能力　23
生理的老化　116, 134
世界医師会　11, 13
世界保健機関　91
赤筋　129
線維芽細胞　116

前期高齢者　69
全身検査　144
「漸進性」の原則　66
全人的医療　204
浅層筋　126
選択的アンドロゲン受容体モジュレーター　109
選択的エストロゲン受容体モジュレーター　108
選択的type Ⅱ 5α-リダクターゼ阻害剤　169
前庭　122
前方アプローチ法　154
前立腺癌　114
前立腺特異抗原　115
前立腺肥大　113

【そ】
相克　30
相生　30
相補代替医療　3
続発性副甲状腺機能亢進症　106, 107
鼠径ヘルニア修復術　153, **154**
ソマトスタチン　**162**
疎毛　172
素問・陰陽応象大論篇　29
素問・上古天真論篇　27

【た】
ダイエットドック　**177**
大気汚染物質　100
体細胞数　134
体脂肪率　18, 130
代謝　**22**, 95
大豆製品　114
代替医療　3, 6, 8
大腸　135
　　──癌　**137**

　　──憩室　135
体内時計　82
胎盤抽出製剤　111
代理人　12, 13
唾液　**144**
　　──中テストステロン濃度　44
　　──テストステロン　166
多血小板血漿移植　**190**
タダラフィル　**167**
脱水症状　62
タバコ　**192**
たるみ　117
男性型脱毛症　**169**, 190
弾性線維　117
蛋白質分解機構　126, 128

【ち】
チオバルビツール酸反応物質　47
窒素酸化物　100
腸管　135
長寿のバイオマーカ　83
聴性脳幹反応　121
調節力　139
腸内フローラ　103, 104
腸年齢　103, 104
沈黙の臓器　25

【て】
低アンドロゲン血症　43
ディーゼル排気微粒子　100
低侵襲性　153
デイリーハッスル　71
適度の刺激　66, 68
テストステロン　41, **165**, 166, 167
　　──補充　44, 114
鉄　179
デヒドロアスコルビン酸　49
デュタステリド　**170**, 171
天台烏薬　27

索　引

伝統医療　5, 6, 8

【と】
糖化反応後期生成物　**51**
統計処理　13
糖新生　23
糖代謝　23
同調因子　198
糖尿病　107, 158, 165
　　──網膜症　140
頭髪再生治療　172
動脈血酸素分圧　98
動脈硬化　37, 38, 107, 108, **157**, 158, 180, 186
　　──治療　179
　　──度測定　18, 34
トータルアンチエイジング　132
トータルウイメンズヘルスケア　110
トータル・ヘルスプロモーション・プラン　91
特定健診・特定保健指導　150
ドコサヘキサエン酸　60
トコトリエノール　49
徒手運動　66
ドネペジル　160
トマト　101
ドライマウス　**144**
トレーナビリティ　**64**

【な】
内耳　121
内臓脂肪　**136**
　　──型肥満　175, 178
　　──症候群　7
内膜中膜複合体厚　34, 38
中食　63
鉛　158
　　──中毒　179

【に】
肉食　103
ニコチン依存　195
ニコチン代替療法　193
　　──剤　195
日内変動　186
日本キレーション治療普及協会　181
日本抗加齢協会　7, 14, 20
乳酸菌　104
入眠障害　84
尿酸　49
認知症　181
認知療法　70

【ぬ】
ぬり絵　72

【ね】
ネプリライシン　**162**

【の】
脳のタイムキーパー　82
ノコギリヤシ　172
ノンレム睡眠　84, **197**

【は】
パーキンソン病　123, 183
ハーブ　5, 6
肺，五臓における　29
肺炎　101
肺活量　98
肺癌　99
肺気腫　98
胚性幹細胞　**188**
排泄　23
肺弾性収縮圧　98
ハイドロキシプロリン　118
肺年齢　**99**

ハイブリッド　129
廃用症候群　126, 129
廃用性筋萎縮　206
培養線維芽細胞移植　**189**, 190
白内障　141
白筋　129
バリアンス発生率　154
バレニクリン　**100**, 195
半規管体操　**122**, 123
ハンス・アイゼンク　203

【ひ】
脾，五臓における　29
ピエゾ電位　95
日帰り手術　156
光老化　116, **117**, 141
非ステロイド性抗炎症薬　162
ビスフォスフォネート製剤　108
ヒ素中毒　179
ビタミン　25
　　──A　75, 101
　　──B_6　74
　　──B_{12}　74
　　──C　101, 118, 121
　　──D　75, 118
　　──E　49, 75, 101, 121, 182
　　──ドック　76
ヒト培養角化細胞　188
ヒドロキシリノール酸　48
非びらん性胃食道逆流症　134
ビフィズス菌　103
皮膚の老化　**116**
肥満　**175**
　　──外来　126, 128
病的老化度　33
美容目的ダイエット　**176**
ピリドキサミン　53
ピロリ菌　135, 136
ピンク筋　129

索　引

【ふ】
フィナステリド　169, 170, 171
フェリチン　172
不規則睡眠・覚醒型睡眠障害　201
ふくい若さ度チェック推進事業　149
副栄養素　81
腹腔鏡下胆嚢摘出術　153
副甲状腺ホルモン　107
副腎アンドロゲン　106
副腎性男性ホルモン　83
フマル酸　53
不溶性食物繊維　62
プラセボ　13
フラボノイド　60
フリーラジカル　60, 78, 79, 141, 145
フリーランニングリズム　200
ブルーベリー　142
プロテオーム　7
プロテオミクス　7, 8
プロトコール　13
分岐鎖アミノ酸　59

【へ】
平衡覚　122
閉塞性動脈硬化症　180
ヘッティンガー　64
ペルオキシナイトライト　53
ヘルシンキ宣言　11, 13
ヘルスプロモーション　91, 92
便潜血　137
便秘　135
ベンフォチアミン　54

【ほ】
飽和脂肪酸　59, 114
補完代替医療　3

保健機能食品制度　73
埃　100
補助食品　3
勃起不全　44, 164
ホモシステイン　158
ポリフェノール　61
ボルグ　68
ホルモン年齢　18, 34, 39, 44, 95, 185
ホルモンの不活性化　23
ホルモン補充療法　111

【ま】
マスターズスポーツ　131
マルチスライス CT　38
慢性気管支炎　100
慢性閉塞性肺疾患　99

【み】
ミオスタチン　96
ミトコンドリア　78, 80, 182
　——DNA 変異　121
ミノキシジル　170, 171
未病　30, 33
脈波伝搬速度　34, 37

【む】
無毒化　22

【め】
メイラード反応　51, 52
メソテラピー　174
メタボリックシンドローム　7, 8, 114, 136, 175, 176, 178
　——健診　126, 150
　——診断基準　176
メチルグリオキサール　52
メッシュ　154
めまい　122

メラトニン　40, 82, 84, 121, 185, 186, 198, 200
メラニン　118
免疫機能　95

【も】
毛根由来細胞移植　190

【ゆ】
有酸素運動　68, 95
有訴者率　134
遊離テストステロン　114
ゆる体操　126, 129

【よ】
葉酸　74
ヨガ　126, 129
予防医療　18

【ら】
ラザロイド　121
ラジカル連鎖反応　60
ラロキシフェン　111

【り】
リコペン　101
リハビリテーション　94, 95
リポフスチン　79
良性発作性頭位眩暈症　122
緑内障　140, 141
リンゴ　101
臨床試験　10, 14
倫理指針　13
倫理審査委員会　14

【る】
ルー　64
ルテイン　142
るんるんペース　68

索　引

【れ】
レジスタンストレーニング　207, 208
レセプター　200
レム睡眠　84, 197

【ろ】
老化危険因子　19, 33, 95
老化現象　10
老化度　94
老化時計　82
老眼　139
老人性難聴　120
老人斑　161
労働災害　92
ロコモティブ検診　126
ロコモティブシンドローム　126
六腑　28

【わ】
ワクチン療法　162

【編者略歴】

米井　嘉一（よねい　よしかず）

　2000年，日本抗加齢医学会設立に尽力し，アンチエイジング医療普及活動を行っている。

1958年　東京都生まれ
1982年　慶應義塾大学医学部卒業
1986年　慶應義塾大学大学院医学研究科修了
1989年　日本鋼管病院内科
2000年　日本鋼管病院アンチエイジングドック設立
2005年　同志社大学研究開発機構アンチエイジングリサーチセンター教授
2008年　同志社大学大学院生命医科学研究科教授，現在に至る。

専　門
抗加齢医学会理事，日本内科学会認定医，日本消化器病学会専門医，日本肝臓学会専門医，
日本人間ドック学会評議員

著　書
『陰陽五行による　癒しの音楽』廣済堂出版，2001
『老化と寿命のしくみ』日本実業出版社，2003（中国語版，台湾語版あり）
『アンチエイジングのすすめ』新潮社，2004
『抗加齢医学入門』慶應義塾大学出版会，2004
『愛犬を元気で長生きさせる育て方―ワンちゃんのためのアンチエイジング』PHP研究所，2006
『加齢に克つ！　サビない体のつくりかた』草思社，2007
『早く老ける人，老けない人』PHP研究所，2008（中国語版，台湾語版あり）

©2010　　　　　　　　　　　　　　　　　　　　　　第1版発行　2010年2月1日

抗加齢医療 ―その最前線の実際―

（定価はカバーに表示してあります）

検印省略	編者　　米井嘉一
	発行者　　服部治夫
	発行所　　株式会社 新興医学出版社
	〒113-0033　東京都文京区本郷6丁目26番8号
	電話　03(3816)2853　　FAX　03(3816)2895

印刷　三報社印刷株式会社　　ISBN978-4-88002-696-1　　郵便振替　00120-8-191625

・本書の複製権・翻訳権・上映権・譲渡権・公衆送信権（送信可能化権を含む）
　は株式会社新興医学出版社が保有します。
・JCOPY 〈(社)出版者著作権管理機構　委託出版物〉
　本書の無断複写は著作権法上での例外を除き禁じられています。複写される
　場合は，そのつど事前に，(社)出版者著作権管理機構（電話 03-3513-6969，
　FAX03-3513-6979，e-mail：info@jcopy.or.jp）の許諾を得てください。